Detengan la Locura Tiroidea

Detengan la Locura Tiroidea

La Segunda Edición de la Revolución de los Pacientes en Contra de Décadas de Tratamiento Tiroideo de Mala Calidad

JANIE A. BOWTHORPE, M.ED

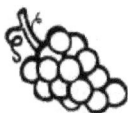

Laughing Grape Publishing LLC

Copyright @ 2013 por Janie A. Bowthorpe, M.Ed.

Laughing Grape Publishing, LLC; Apartado Postal (P.O. Box) 984; Fredericksburg, Texas 78624

Library of Congress Cataloging-in Publication Data BOWTHORPE, JANIE A.
Stop the Thyroid Madness: A Patient Revolution Against Decades of Inferior Treatment / Janie A. Bowthorpe M.Ed
    Incluye referencias bibliográficas e índice.
    ISBN 978-0-9856154-2-0
    1. Hypothyroidism - Popular Works I. Title

LCCN: 2011906208   LOC Classification: RC648-665   Dewey: 616.4/44

Diseño de la portada por Chantelle Griffin-Boudreau de Toronto

Fotografía de la portada: Leon, Samantha, Andrew, Janie, Jamie, Gregory y JoAnne.

Traducción: Gabriela Boylan. Contacto: gabyboylan@gmail.com

Traducción y Edición: Eliyashira Franco. Contacto: elicopyproof@yahoo.com

Muchas gracias a los muchos, muchos pacientes con problemas tiroideos alrededor del mundo, quienes me han enviado correos electrónicos agradeciéndome por la revolución presentada en el libro "Detengan la Locura Tiroidea". Ustedes han sido mi inspiración.

Dedicado a la "Mamá Miserable"- la encantadora mujer quien posteó en un sitio de salud en el internet, obtuvo una pésima respuesta del doctor la cual sólo la mantuvo enferma, y quien fue el impulso final para que yo empezara la dulce venganza de la revolución presentada en el libro "Detengan la LocuraTiroidea". Espero que encuentre este libro.

AGRADECIMIENTOS
(DE LA PRIMERA EDICIÓN)

Ni un pedacito de este libro hubiera sido posible sin la multitud de pacientes con problemas tiroideos alrededor del mundo, quienes se han unido a través de grupos en internet, hicieron sus preguntas, demandaron un cambio a sus doctores, tomaron riesgos con sus tratamientos, y lo compartieron todo para que así pudiésemos aprender los unos de los otros. Yo era una de esos pacientes y he trabajado al lado y he sido bendecida por muchos otros.

El internet ha sido un regalo divino para los pacientes con problemas tiroideos ayudándonos a descubrir que nunca hemos estado solos en nuestras tan complicadas vidas. De hecho, nos hemos asombrado y enojado ante nuestros síntomas físicos y emocionales similares sufridos durante más de cinco décadas de escandaloso tratamiento tiroideo. También, el internet nos ha provisto un lugar para investigar, estudiar e implementar un cambio en el tratamiento de los problemas tiroideos mientras estamos en el confort de nuestros hogares. Dios bendiga al Internet y a todos los pacientes que lo han urilizado.

Gracias a esta recién nacida revolución, muchos pacientes increíbles con problemas tiroideos se han puesto de pie. Los siguientes son aquellos con los que he trabajado muy de cerca. Sin importar el orden, ya que todos ellos son increíblemente grandiosos, les presento a: Kerry Bergus, una paciente con problemas tiroideos, que ha sobresalido por su conocimiento acerca de los problemas tiroideos en los niños; Phil Georgian, un paciente con problemas tiroideos, de hipopituarismo y en las suprarrenales, que se especializa en problemas masculinos y tiene un excelente ojo para los detalles; Missy Hartman, vocera con problemas tiroideos y en las suprarrenales, quien se tomó el tiempo de especializarse en los niveles bajos de ferritina, hierro y vitamina B12; y Perry Ross, un paciente con problemas tiroideos y en las suprarrenales, con un interés en los problemas masculinos, y quien su perspicacia, sabiduría y creatividad nos han mantenido riendo.

También está Joyce Bickford, una paciente con problemas tiroideos y en las suprarrenales, quien comparte su importante experiencia y conocimiento con otros pacientes que han recibido tratamiento con yodo radioactivo para tratar el hipertiroidismo (Radioactive Iodine Treatment, RAI por sus siglas en inglés); Bob Harvey, un paciente con problemas tiroideos, en las suprarrenales y con hipopituarismo, quien ha dedicado mucho de su tiempo especializarse en problemas masculinos, incluyendo lo niveles bajos de testosterona; Lisa, una paciente con problemas tiroideos y poseedora de una encantadora personalidad, quien aprendió todo lo relacionado con la enfermedad de la tiroides y los problemas de salud mental; Stephanie Buist, una paciente con problemas en las suprarrenales y cáncer tiroideo, quien además cursa un doctorado en Naturopatía y es experta en el uso del yodo; y por último Lynda, nuestra vocera para los pacientes con problemas tiroideos en el Reino Unido, quien está a cargo del grupo Natural Thyroid Hormones (Hormonas Tiroideas Naturales) con el fin de mantener a todos informados, así como también Linda y Tracy.

Dedico un aplauso para Deborah, quien se encargó de los foros Real Thyroid Help y quien es brillantemente asistida por su equipo de pacientes voluntarios que llevan los foros. Éste es sólo otro maravilloso ejemplo de pacientes retroalimentando a otros pacientes, para que así ellos puedan abordar a sus doctores de una manera sabia, inteligente y valentía.

La amistad, grandes risas y una sabiduría compartida abundan cuando se poseen amigos y camaradas con hipotiroidismo, tales como Sandy, Kirsty, Helen Trimble, Kiki y Betty.

Estoy extremadamente en deuda con Chantell Griffin-Boudreau de Canadá y por su gran creatividad, gracias a sus extremadamente talentosas habilidades de diseño gráfico plasmadas en la portada de este libro; Kerry Bergus, quien sus habilidades para la edición refinaron la transcripción; Valerie, por sus recomendaciones en lo relacionado con la hormona T3 y los capítulos sobre las suprarrenales, así como también con los comentarios realizados por Perry sobre las secciones de las suprarrenales.

Y ningún paciente con problemas tiroideos estaría donde hoy se encuentra sin la sabiduría de los doctores como David Derry, MD; Barry Durrant Peatfield, LRCP MRCS; John Dommisse, MD; Joseph Mercola, DO; Bruce Rind, MD; Michael Lam, MD; Gina Honeyman, DC y John C. Lowe, DC. Entre aquellos libros que nos han inspirado más allá de las palabras se incluyen *The Great Thyroid Scandal and How To Survive It*, por el Dr. Barry Durrant Peatfield, y *Safe Uses of Cortisol* por el Dr. William McK Jeffries. Y por último, pero no menos importante, el libro que fue el catalizador de todo, escrito por el Dr. Broda Barnes: *Hypothyroidism: The Unsuspected Illness*.

Finalmente, pero con igual importancia, agradezco a mi esposo por prepararme muchas cenas, por nunca quejarse cuando su esposa pasó incontables horas en la computadora (probablemente porque le permitió ver programas de póker, boxeo y caza en la televisión) y por tener la paciencia ante los muchos improperios cada vez que me frustraba; a mis hijos Aren, Micah y Leigh, por su ayuda con lo relacionado con el software o técnicas, justo cuando estaba a punto de darme de golpes contra la pared, y a mi gato Hershey, por sus continuos intentos de acurrucarse en mi regazo justo cuando no lo deseaba.

P.D. Le agradezco profundamente a la traductora Gabriela Boylan (Veracruz, México), quien tradujo el libro al español. También, a Eliyashira Franco (Charlotte, NC), por su colaboración en la traducción y edición de este libro.

AGRADECIMIENTOS PARA LA SEGUNDA EDICIÓN

Las cosas buenas no han cambiado.

El mismo ímpetu que ayudó a crear la Primera Edición ha sido el mismo para poder agregar información en la Segunda. ¡Seguimos aprendiendo! Yo sólo puedo darle el crédito que se merecen a aquellos pacientes que han continuado compartiendo sus descubrimientos para un mejor tratamiento, de un grupo de pacientes a otro o de un foro a otro, así como también a través de correos electrónicos y llamadas telefónicas. Todos sabemos que esto es algo de "nosotros", que trabajamos para crear un buen corpus de información y descubrimientos sobre los tratamientos.

¡Y en mi rol como mensajera de toda esa información compartida, sólo puedo agradecer a muchas más personas en ésta ocasión! Le agradezco a aquellos quienes abiertamente han compartido descubrimientos adicionales, me han apoyado en este esfuerzo de representar la experiencia de los pacientes, quienes han llegado a ser grandes conocidos, amigos y colegas, quienes han ayudado excelentemente a otros pacientes en los foros, quienes han expresado tantas cosas bonitas sobre mí en los grupos de Facebook, en mensajes privados por correo electrónico, en los grupos y foros de pacientes. La lista sería interminable y temo que olvidaría a alguien.

Por lo tanto, sólo me enfocaré en decirles a todos ustedes: *Gracias.*

Gracias por ser quienes son, no saben cuánto han contribuido a este movimiento paciente de información, todos significan mucho para mí en lo personal. Algunos lo saben; otros quizás nunca adivinen que estaba pensando en ellos aquí. Pero sí lo hice.

TABLA DE CONTENIDO

Apéndices

PREFACIO

La repugnancia puede tener efectos beneficiosos. Era alrededor del verano del 2005, y había estado revisando por varios meses un sitio de internet relacionado con la salud. En el foro sobre tiroides, había notado que ciertos foreros comenzaban a desaparecer, uno por uno, hasta no volver a postear más. ¿Por qué? Podía notar que había un patrón. Si ellos se atrevían a mencionar la hormona tiroidea disecada a alguien más, en vez de la Synthroid tan alabada por el doctor; si acaso se les ocurría no estar de acuerdo con el doctor en que la TSH es una buena guía de tratamiento; si acaso se atrevían a decir que la T3 libre podía ser un mejor estudio de laboratorio, los comenzaban a echar fuera del foro. Era repugnante.

Fue entonces, cuando también vi por primera vez las palabras de una mujer se hacía llamar "Mamá Miserable". Ella describía un montón de síntomas miserables; sólo para que el tan bien intencionado pero claramente ignorante doctor le dijese que las dos pastillitas de Armour que tomaba eran lo adecuado y que desde una perspectiva endocrinológica, no había mucho más que hacer. Yo estaba horrorizada. Ella claramente recibía una dosis inferior, había sido infeliz durante diez años, y seguiría así para el resto de su vida según lo que se aconsejaba en ese foro.

Y justo ese mismo día, motivada por mi coraje y repugnancia, comenzó a rodar en mi mente la idea de "Detengan la Locura Tiroidea". Si los doctores iban a continuar actuando como descerebrados tan duros como una piedra, dejando a los pacientes enfermos, confundidos y cansados, entonces se debía tomar una dirección opuesta: pacientes educando a pacientes, y dicha información se llevaría de la manera más asertiva y en confianza hasta el consultorio del doctor.

Este libro no expresa mi opinión, mi observación o mi rumbo. Su compilación representa la opinión, la observación y el rumbo de miles de millones de pacientes, que han luchado unidos para encontrar respuestas a través de grupos y foros en internet. Yo soy simplemente la mensajera que nombró la revolución y recopiló el conocimiento que los pacientes con problemas tiroideos han aprendido.

Me atrevería a decir que nada en este libro da perfectamente en el blanco. Pero la gran mayoría está bastante cerca, lo menos casi lo es, y el resto irá desarrollándose conforme esta revolución continúe.

¿Y qué esperanza nos brinda este libro? La esperanza de que usted será iluminado por este conocimiento y éxito que han sido duramente adquiridos y otorgados en estas páginas, y de la misma forma usted llevará dicha información al consultorio de su doctor y le exigirá un mejor protocolo de tratamiento, como también respeto por su propio conocimiento y sabiduría. Y si usted no lo obtiene de ese doctor, usted buscará otro... y otro, hasta que encuentre uno que sí lo haga. Nosotros, como pacientes, cambiaremos de arriba abajo el descuidado monstruo del tratatmiento tiroideo médico a través de nuestro conocimiento, nuestra persistencia y nuestros bolsillos.

PREFACIO PARA LA SEGUNDA EDICIÓN

No tomó mucho tiempo. Rápidamente, justo después de que la primera edición de *Detengan la Locura Tiroidea* fue publicada, los pacientes continuaban obteniendo y compartiéndo información importante en línea los unos con los otros.

Por ejemplo, se descubrió que algunos pacientes pueden obtener un resultado óptimo de ferritina, y aún así los exámenes de laboratorio en un panel completo de hierro revelan que existe un problema, tales como un índice bajo de hierro sérico o de saturación, un alto TIBC, etc. Resulta ser que la ferritina puede aumentar ante la presencia de inflamación en algunos individuos. Por lo tanto, es sabio asegurarse que su doctor le realice un examen de panel completo de hierro con ferritina. Vea el Capítulo 13.

A lo largo del libro, utilizaré el término "disfunción suprarrenal" para describir tanto la mezcla de índices altos y bajos, o todos los bajos. Para todos los índices bajos, el término "fatiga suprarrenal" parece ser la descripción más adecuada.

Para la disfunción de las suprarrenales, descubrimos una posible causa: niveles bajos de T3 cuando las glándulas suprarrenales necesitan más T3- en las horas tempranas de la mañana antes de que la persona despierte. El Método Circadiano T3 para las suprarrenales está explicado en el Capítulo 6. Para aquellos que no pueden beneficiarse del examen de protocolo y saliva que compruebe una necesidad de HC (Hidrocortisona), puede ser sabio iniciar con una dosis de 20-30 mgs de hidrocortisona, en vez de ir aumentándola hasta alcanzar dicha dosis para prevenir esos incómodos aumentos repentinos de adrenalina.

Nos enteramos que justo después de la reformulación del Armour, los pacientes tenían mejores resultados si la masticaban, para que así el exceso de celulosa necesaria se rompiera para lograr una mejor absorción de la hormona tiroidea disecada contenida. Algunas tabletas pueden sersuaves, pero esto podría funcionar para cualquier hormona tiroidea disecada en tabletas si es que no se pudiese tomar de manera sublingual.

Esta edición contiene mejor información para poder identificar el radio de T3/RT3 libres en uno mismo, lo cual resulta de gran importancia saber que muchos pacientes con disfunción suprarrenal o índices de ferritina o hierro bajos producen demasiado RT3.

También existe información actualizada sobre las distintas marcas de hormona tiroidea disecada, las marcas de T3 y de hidrocortisona.

También encontrará más en el Capítulo "Misceláneos Importantes", así como también las adiciones sobre el Cáncer Pituitario y de Tiroides en dicho capítulo.

Usted descubrirá en el Capítulo 15 información sobre la importancia de alimentos y suplementos buenos, los cuales los pacientes con problemas en las glándulas suprarrenales y la tiroides reportan que han jugado un papel importante en la renovación de su salud y el porqué de ello.

Al final de cada capítulo hallará unos puntos muy valiosos, los cuales recalcan la información o presentan información nueva.

En los apéndices también se ha agregado información relacionada con el cómo interpretar sus resultados laboratoriales, cómo prepararse para un estudio de laboratorio, y formas para hacer la conversión.

De hecho, se ha agregado información actualizada a casi cada capítulo y apéndice. El trabajar en la segunda edición ha sido casi tan laborioso como el trabajar en la primera. ¿Es éste acaso un libro perfecto? No. Pero tal como se plantea con anterioridad, se basa en la experiencia de los pacientes donde mucha de la información es bastante acertada, otra lo es medianamente y el resto continuará desarrollándose.

Y tan cierto como fue para la primera edición, este libro de paciente a paciente tiene como fin el educar e inspirarle, para que así usted entre al consultorio de su doctor informado y confiando en su relación con él. Trabaje para encontrar un doctor de mente abierta, bien informado, con el cual pueda usar esta información, especialmente uno que valore su sabiduría y educación.

INTRODUCCIÓN

*Si durante nuestra marcha hacia la verdad se arruinasen miles de
creencias antiguas, aun así deberíamos seguir marchando.*

~ *Stopford Brooke*

Mi Historia

No fue hace muchos años atrás que me encontraba sentada
en la terraza de cedro al frente de mi casa mirando fijamente al
color rojizo de las nubes vespertinas... llorando. Disfrutaba de un
matrimonio feliz con un vaquero alto, y me sentía sobrecogida
ante las vistas de las montañas y los valles que se observaban
desde la terraza delantera y trasera. Cuando has vivido en las
planicies de Texas la mayor parte de tu vida, nada podía superar
lo que yo podía observar desde mi casa en ese entonces.

Pero mi capacidad para físicamente vivir mi vida se estaba
yendo por el caño.

Claro, los pasados 20 años habían sido lo suficientemente
difíciles, aun cuando 20 de esos años la pasé tomando Synthroid
y después Levoxyl. Sin embargo, me las había arreglado y traté
de sacar lo mejor de ello, aun estando frustrada, limitada y la
mayoría de las veces miserable.

Ahora estaba presenciando un declive mucho más debilitante
por casi dos años. No podía permanecer de pie por más de treinta
minutos sin sentir que el cansancio extremo se acomodaba en la
planta de mis pies, causándome dolor como si estuviese parada
sobre vidrio roto. Si mi esposo y yo asistíamos a algún evento que
involucraba estar de pie, me veía obligada a llevar un banquito
para poder sentarme.

Pero aun peor, si acaso se me ocurría atreverme a traspasar
mi ya de por sí limitado rango de día, me producía la misma ex-

traña y debilitante reacción física que había tenido que soportar por dos décadas.

Justo el día anterior, mientras estaba sentada y acababa de usar una lija para pulir las orillas de un pequeño proyecto de madera, terminé igualmente exhausta que un maratonista. Mi corazón latía violentamente en mi pecho. La fatiga era horrenda. Había sufrido de insomnio esa noche. Y al día siguiente me sentía incapacitada.

Cuando mi esposo salió y se sentó a mi lado en la terraza, tuve que mirarlo con lágrimas en mis ojos y decirle: *"Necesito tu ayuda para solicitar el Seguro Social para Discapacitados"*. También supe que dependería de mi esposo hasta para hacer las compras. Fue un momento en el que caí muy, muy bajo.

Cómo empezó todo

Era 1979, y estaba embarazada esperando a mi segundo hijo. Cerca del octavo mes, comencé a presentar unos muy extraños e inquietantes desvaríos mentales. A veces me despertaba por la noche sintiéndome extrañamente desconectada de mi cuerpo, como si mis pensamientos estuvieran muy lejos y se dificultara expresarlos. Fue aterrador, pero dejó de sucederme cuando mi bebé nació.

Sin embargo, después del nacimiento del bebé, estaba a punto de empezar nueve meses infernales mientras amamantaba a mi hijo. Tuve varios padecimientos, los cuales incluían un mínimo de cuatro resfriados (así como terminaba uno empezaba el otro), una infección bronquial, una enfermedad similar a una gripe y por último, una neumonía viral. Dos años y medio después tuve un escenario similar mientrs amamantaba a mi tercer hijo, es decir, una sucesión de enfermedades virales, seguida de una neumonía bacteriana, y meses después, la peor gripe que jamás había tenido.

Finalmente,, las enfermedades acabaron pero una nueva saga de frustrantes enfermedades estaba por comenzar. Era incapaz de poder cargar a mis bebés por más de algunos minutos, mis brazos se sentían pesados y estaban extremadamente débiles. Continuamente tenía que pasarle a mi esposo los bebés. A la edad de veintinueve años con tres hijos saludables, llegué a la conclusión de que la fatiga en mis brazos y mi falta de energía se debía a que no estaba en forma. Fue entonces cuando decidí empezar una carrera como instructora de ejercicios, recibiendo las más importantes certificaciones por parte del Aerobic Institute en Dallas. Inicié mi propio negocio en el sótano de una iglesia cuando tenía treinta años, enseñando cinco clases de una hora semanalmente.

Pero algo sumamente extraño estaba sucediendo después de cada clase. En lugar de recuperarme después del ejercicio, mi ritmo cardiaco permanecía alta, y para cuando daban las 8 ó 9 de la noche, me encontraba en un estado de profunda y debilitante fatiga. Cuando me iba a dormir, en la noche, mi corazón daba golpes en mipecho como si tuviese un martillo adentro. Me sentía tan débil como si alguien hubiera tomado una pajilla y hubiese succionado toda mi energía. Mi fatiga era tan fuerte que llegaba a sentir náuseas y me la pasaba insomne por horas y sudaba como un cerdo. A la mañana siguiente, me sentía como si me hubiese pasado encima un tractor y me hubieran aplastado contra una pared de concreto.

Al creer que esta extraña reacción se me iba pasar, insistí en construir mi negocio y crear un boletín de ejercicios para mis clientes. Pero el malestar no me abandonó. Me la pasaba bostezando en los eventos escolares que asistía por mis hijos y sufriendo.

Hice una cita con nuestro doctor, y por medio de un análisis de la TSH, me indicó que yo "rayaba en el hipotiroidismo" con un resultado de 5.2. Me prescribió Synthroid y fue aumentando hasta los 100 mcg. Cuando mi TSH bajó al rango de los 2, lo cual estaba dentro del llamado rango "normal", ¡se me indicó que ya estaba siendo tratada adecuadamente y ¡que no tendría más problemas! Está demás decir que estaba contentísima. Yo adoraba mi nueva profesión y soñaba con construir un negocio bien cimentado.

Error.

Después de dos años de dar clases de ejercicios, me vi obligada a renunciar a mi tan amada carrera, debido a las extrañas y debilitantes continuas reacciones presentadas por mi cuerpo después de cada clase. Estaba simplemente exhausta de los pies a la cabeza y comprometiendo también mi capacidad como madre madre.

Casi dos décadas de problemas

Por los próximos 17 años, mientras estaba siendo "tratada adecuadamente" con Synthroid y luego Levoxyl con una "TSH apuntando al objetivo", estaba a punto de entrar a un infierno más periódico.

- No podía ir de compras o caminar largas distancias con mis amigas debido a mi falta de energía.
- Mi habilidad para hacer cosas estaba limitada durante las vacaciones debido a mi falta de energía y mis reacciones altamente extremas al ejercicio o al sol.
- No podía jugar voleibol en el equipo de un vecindario local debido a una debilidad que paralizaba mis brazos después de estar quince minutos jugando sentía una debilidad que paralizaba mis brazos.
- Tenía que elegir mis trabajos cuidadosamente para evitar tener que moverme o estar parada por mucho tiempo
- Tenía que vivir con una depresión crónica ligera, a pesar de que estaba siendo "tratada adecuadamente".
- Debía tomar siestas frecuentemente para poder pasar el día.
- Si intentaba realizar alguna actividad fuera de casa, me veía obligada a tomarme un día o dos para poder "recuperarme" de los debilitantes resultados.

Recuerdo estar de vacaciones con mi familia caminando a través de un amplio campo para ver unos montículos arqueológicos antiguos. Era un hermoso y caluroso día de verano, y el terreno era plano. Cuando regresamos al auto una hora después, y continuamos nuestro viaje, mi fatiga y la reacción de mi cuerpo fue tan excesiva que le tuve que decir a mi esposo que me llevara al hospital. Sentí rotundamente como si la muerte se cerniera sobre mí y no podía mantener los ojos abiertos. Sin embargo, continuamos manejando hasta nuestro siguiente motel, y colapsé en la cama.

A través de esos años gasté miles y miles de dólares intentando descubrir qué era lo que pasaba y llegué a acumular un buen montón de documentos y estudios de laboratorio inútiles. Y siempre estuve siendo "tratada adecuadamente".

Exámenes, tratamientos y demasiados diagnósticos

Durante esos 17 años, manejé miles de millas, visité una amplia serie de doctores y me hicieron análisis y experimentos para cada condición imaginable:

- Me hice exámenes para ver si tenía hipoglucemia
- Fui el conejillo de indias de un doctor para probar su trat amiento hormonal
- Me realizaron una dolorosa biopsia muscular
- Me hice el examen de estimulación ACTH para las glándulas suprarrenales
- Probé remedios homeopáticos
- Me sacaron sangre para cada problema hormonal imaginable
- Realicé la prueba en la caminadora
- Tomé betabloqueadores
- Usé un monitor cardiaco
- Me realizaron absurdos y dolorosos exámenes neurológicos

Me dijeron que estaba deprimida. Me dijeron que padecía el Síndrome de Fatiga Crónica (CFID'S, por sus siglas en inglés). Me dijeron que padecía de un raro "desorden del metabolismo energético". Me hicieron análisis para detectar la Enfermedad de Almacenamiento de Glucógeno. Me dijeron que tenía un serio y desconocido "desorden mitocondrial", un pronóstico que sólo podía empeorar. En mi opinión, observé en mis síntomas similitudes con la disautonomía, una reacción exacerbada del sistema nervioso autónomo, a lo cual llamé a mi padecimiento "disautonomía post-ejercitación". Sin embargo, nunca hubo un diagnóstico concluyente sobre lo que me sucedía y "nunca era mi tiroides".

Cuando mi cabello se volvió más y más delgado, simplemente me dijeron que tenía alopecia y que no había mucho que ellos pudieran hacer. Y como a millones de pacientes en silencio, me uní al Club de los Hipolocos (ver Capítulo 10) cayendo en la premisa de que yo DEBÍA tener un problema psicológico, que estaba causando todo esto. ¡Qué montón de estupideces! Fue un desperdicio de mi dinero.

La fachada para lucir normal

Y el aspecto más destacado de todo lo anterior: yo dudo que cualquiera que me ha conocido se atrevería a decir que no me veía bien. A pesar de todo lo mencionado con anterioridad sucedió tal como usted lo leyó, logré criar a tres hijos, tuve mi propia línea de joyería, atendí casas de gran tamaño, hice que cada Navidad y cada cumpleaños fuera especial, obtuve un Grado de Maestría, seguí muchas clases universitarias de educación continua, di clases en una escuela pública por algunos años, participé en excavaciones arqueológicas y seguí ejercitándome a través de la caminata. Pero a menudo y a solas, pagué un horroroso y nauseabundo precio, y adapté mi vida sólo para poder realizar algo de lo antes mencionado. Muchos de nosotros pasamos por esto al tomar medicamentos sólo con tiroxina T4 como Synthroid, Levoxyl o cualquiera de las numerosas marcas de levotiroxina disponibles alrededor del mundo, incluyendo Oroxine, Eltroxin y otras.

Para el 2002, la fatiga física y las reacciones exacerbadas de mi cuerpo se volvieron tan fuertes que me vi a mí misma sentada en aquella terraza presenciando el hermoso atardecer teniendo que preguntarle a mi esposo si me ayudaría a solicitar el Seguro Social para Discapacitados. Este había sido un largo camino, luciendo normal y saludable ante los ojos de amigos y conocidos a mi alrededor. No me cabe la menor duda de que cualquiera que me conociera en aquel entonces se sorprendiese de saber por lo que estaba atravesando. Sin embargo estaba viviendo miserablemente, algo típico de las enfermedades invisibles. Y hasta donde yo sabía, tenía un pie en la tumba.

El inicio del cambio

El 2002 iba a ser un nuevo comienzo. Dedido a que no podía hacer nada más, me obsesioné con el investigar y mi computadora estaba que echaba humo. Siempre pienso en las cinco etapas del duelo identificadas por la psiquiatra Elizabeth Kübler-Ross: Negación, Ira, Negociación, Depresión y Aceptación. A mi favor, nunca me mantuve en la etapa de "Aceptación" por mucho tiempo. Yo continuaba negando la idea de que iba directo a estar discapacitada.

A pesar de que me llevó algunos meses, encontré a pacientes en un pequeño grupo de Yahoo quienes mencionaban un medicamento bajo prescripción llamado hormona tiroidea disecada natural, sus problemas con el tratamiento con sólo tiroxina, y la falacia del examen de laboratorio de la TSH. ¡Caramba! Mis ojos saltaron como en los dibujos animados; ¡había encontrado una posible respuesta! Lo que yo leía parecía insinuar que la hormona tiroidea disecada, y que por aquellos días la marca popular conocida era Armour, estaba cambiando sus vidas.

Y así lo comprobé. Encontré una Enfermera Practicante a una hora de distancia de mí que me ayudaría a cambiarme a Armour en julio del 2002. Desafortunadamente, ella me dejó con una dosis inicial de 3/4 de pastilla durante nueve semanas, lo cual causó que mis síntomas de hipotiroidismo regresaran. Luego cambié de Enfermera Practicante, quien sabía más acerca de cómo aumentar la dosis. ¡Y lo juro, no es broma, mi vida dio un giro de 180 grados!

Primero pude notar que ya no tenía esa reacción física exacerbada y debilitante al realizar actividades físicas. ¡Se había ido! ¡Acabado! Tuve que pellizcarme. ¿Acaso esto era cierto? ¿Volvería a regresar al darle la espalda? No, no lo hizo. Tomando en cuenta qué tan debilitantes habían sido esas reacciones al realizar cualquier actividad durante tanto tiempo, esto en sí mismo, era un inmenso milagro.

Mientras aumentaba la hormona disecada, prestando mayor atención a la eliminación de mis síntomas, en vez de simplemente hacerlo viendo los rangos en los exámenes de laboratorio, pude ver cómo mi cabello y piel se volvieron más suaves. Ahora tenía cabello suave y manejable, en vez de una fibra dura como para lavar platos. Y hasta tenía raíces con un nivel de hidratación saludable en vez de aquella resequedad que no me dejaba lavarme el cabello hasta por una semana.

Después observé una disminución en mi depresión crónica ligera. Recobré la sonrisa interna que por y años no había sentido. Luego noté un cambio en mi estreñimiento, mis brazos y piernas débiles se volvieron fuertes y mis adoloridos pies dejaron de doler. ¡Por primera vez en tantos años, podía estar parada por horas y sobrevivir!

Ahora podía llevar un día activo y NO tenía que acostarme en el sillón para ver las noticias de las 5:30 P.M. y entrar en la tierra de los sueños. ¡Ahora podía llegar a casa después de un día activo y realizar las tareas domésticas! (Una muy dudosa alegría, pero aun así una alegría).

Algunas mejorías tomaron más tiempo que otras, tales como el regreso de mi grueso cabello, pero al final de cuentas sucedieron. Y lo mejor de todo recobré mi energía.

Para el 2003, yo era otra persona y me encantaba. Podía permanecer de pie por largos periodos y ejercitarme sin problema alguno. Podía ir a de compras al supermercado sin problema alguno. Podía VIVIR... sin problema alguno.

¿Acaso fue y ha sido una transición fácil hacia una salud mejor y una energía renovada? No. Cuando recobré la mayoría de lo anteriormente mencionado, tuve que descubrir que tenía la ferritina baja, conocido como bajo almacenamiento de hierro, el cual hizo que me pusiera anémica dos veces y presentara nefastos síntomas similares al más horrendo hipotiroidismo. Por lo tanto tuve que corregirlo dos veces. Tuve que proporcionarme mejores suplementos para poder cubrir las nuevas demandas de energía de mi cuerpo. Tuve que corregir los problemas de hormonas femeninas que muy probablemente habían sido causados por los años de permanecer en hipotiroidismo. Tuve que enfrentarme a unas glándulas suprarrenales altamente estresadas. También descubrí que tenía niveles bajos de potasio y magnesio, los cuales debían ser corregidos. Sin embargo, superé esas piedras de tropiezo en el camino.

Hasta que uno no ha tocado el fondo de su propio pozo y logrado salir de él, uno no puede saber qué se siente ser humano otra vez; el poder pasar horas haciendo lo que más te gusta, trepar hasta aquellos lugares que soñabas, salir y poder disfrutar del recuerdo de haberlo hecho, poder llevar un negocio, poder participar en actividades físicas grupales y simplemente poder VIVIR. ¡Ahora me puedo sentar en cualquier terraza y maravillarme ante toda la belleza a mi alrededor, y luego bajar las escaleras y hacer lo que se me antoje sin tener que pagar horribles consecuencias!

Experiencias comunes que todos compartimos

Hay facetas únicas e individuales en mi historia. Puede que se identifique con algunas, y con otras no. Aun así, hay factores comunes en mi historia compartidos por casi la mayoría de los pacientes con hipotiroidismo alrededor del mundo. Estos son:

1. Millones de nosotros bajo un tratamiento que sólo utiliza la T4 no estamos siendo tratados adecuadamente, y esto empeora c a medida que envejecemos.

2. La mayoría de nosotros tenemos, o hemos tenido, doctores obsesionados con los exámenes de laboratorio, y quienes no están prestando atención a nuestras manifestaciones clínicas de ese fracaso.

3. Cuando traemos a la luz esos síntomas, se nos trata de bloquear esa luz a través de medicinas para poder esconderlos o se nos dice que veamos a un psicólogo o a un psiquiatra.

4. Todos somos rehenes del nefasto rango en los exámenes de laboratorio de la TSH.

5. Y se nos deja con síntomas de algún tipo y de algún grado como resultado de un (tratamiento estandarizado, el cual puede hacerle caer en la miseria de la disfunción suprarrenal, así como otras condiciones, tales como niveles bajos de hierro o ferritina, vitamina B12 o D, niveles bajos de minerales, problemas de salud mental y mucho más.

Del otro lado de la moneda, tal como yo, un número creciente de pacientes con problemas tiroideos poseen ahora la experiencia de haber cambiado a un producto recetado de hormona tiroidea disecada natural de buena calidad, o por lo menos, añadir la T3 a nuestro tratamiento, y sentirse MUCHO mejor. Una revolución para un mejor tratamiento se ha levantado entre los pacientes, quienes se revelan en contra de décadas de tratamiento tiroideo deficiente, inferior, rígido y simplemente estúpido. Estoy alzando la bandera y espero que usted se una a mí y al creciente grupo de pacientes con problemas tiroideos alrededor del mundo que al unísono gritan:

¡Detengan la Locura Tiroidea!

CAPÍTULO 1

Los Tratamientos que sólo Utilizan la Tiroxina T4 Fallan la Prueba

Es algo que ha venido sucediendo desde la década de los sesenta: un paciente finalmente recibe un diagnóstico con hipotiroidismo por un doctor, y la medicina prescrita es la *levotiroxina sódica sintética*, también llamada l-tiroxina o T4. Las marcas pueden incluir a *Synthroid, Levoxyl, Levothroid, Eltroxin, Oroxine, Unithroid, la Levotiroxina genérica y otras.*

Solíamos pensar que estábamos siendo adecuada y competentemente tratados con nuestros medicamentos para la tiroides. ¿Por qué? Porque nuestros doctores nos dijeron que así era, porque los exámenes de TSH nos dijeron que así era, porque los doctores saben lo que es bueno para nosotros y porque hubo "algunas" mejorías. Diligentemente hemos recogido nuestras prescripciones en la farmacia y mecánicamente nos hemos tragado la pastilla cada mañana. Nos hemos sentido seguros con nuestro tratamiento y mantuvimos la fe en nuestro doctor.

Sin embargo, todo ha sido una metida de pata y ha estado escandalosamente mal.

Cómo fue que sucedió

Desde el momento en que fueron creadas en forma de pastillas, las medicinas que contienen la hormona T4, han sido lanzadas al mercado global y confiadas por miles de millones Vías de Conversiónde sedientos pacientes con hipotiroidismo. Ha sido utilizada en estudios y promovida en revistas médicas. Han sido ensalzadas en congresos farmacéuticos y se les ha puesto el sello de aprobación en conferencias educativas. Sus amigables representantes médicos las han llevado a incontables consultorios, claro está junto con muestras gratuitas y jugosos incentivos. Busque en Google cualquier marca de hormona T4 y obtendrá una enorme cantidad de resultados. Miles de millones de dólares se han invertido en su promoción, en su capacidad de venta y en la maquinaría de información.

Y qué gran desperdicio de tiempo, dinero y energía para los pacientes. A pesar de alguna mejorías que han sido reportadas, detrás de toda la promoción farmacéutica hay millones de pacientes con problemas tiroideos que han sido tratados con menores dosis o tratados de manera deficiente sólo usando T4. Es un tratamiento que ha disminuido, de una manera u otra, su calidad de vida y salud.

El fracaso del tratamiento con T4 en mi propia familia

Muchos años antes de que yo naciera, cuando ella tenía alrededor de veintiún años, mi madre desarrolló hipertiroidismo antes antes de alcanzar a desarrollar hipotiroidismo (también conocida como enfermedad de Graves). Una condición de hipertiroidismo se refiere es cuando a una tiroides demasiado activa, causanto un exceso de hormonas tiroideas. Mi madre se puso flaca como una escoba. La solución que se le recomendó fue que a través de cirugía se le extrajera la mayoría de la tiroides, dejándola sólo con una pequeña porción. Años después, después de casarse y tener dos hijos pequeños, su hipertiroidismo se desarrolló nuevamente, con todo y ojos saltones, un síntoma común. (Cuando, niña, pensaba que mi mamá se estaba convirtiendo en un insecto gigante). Esta vez, usaron el tratamiento con yodo radiactivo[1] (RAI, por sus siglas en inglés) para matar cualquier parte restante de su tiroides y prevenir daño futuro a su condición debido a su estado hiper.

En algún momento después de haber recibido el tratamiento con yodo radioactivo, cuando la lentitud característica del hipotiroidismo comenzaba a aparecer, le prescribieron levotiroxina sódica, también llamada l-tiroxina o simplemente T4, un "novedoso y moderno" tratamiento para el hipotiroidismo bajo la marca Synthroid. La T4, la hormona tiroidea de almacenamiento, es la hormona más abundante producida por la tiroides. Su función principal es convertirse en la activa y generadora de vida hormona T3. Esta debió haber sido una historia con un final feliz.

Sin embargo esa historia se convirtió en una pesadilla de levotiroxina

Conforme pasó el tiempo, ella desarrolló una debilitante depresión crónica y se convirtió en un miembro invisible del Club de los Hipolocos (ver el Capítulo 10). Mi madre pasó incontables horas en terapia, tanto con profesionales recomendados por su doctor o con un misionero calificado de su iglesia.

Cuando yo tenía diez años, su depresión era tan severa que ella misma se inscribió para recibir Terapia Electro-Convulsiva (EST, por sus siglas en inglés), a simple vista era un salvaje procedimiento que se creía que podía alterar el cerebro y mejorar la depresión. Nunca ha habido un tratamiento más fútil. No sólo atontó su aguda inteligencia, sino que continuó deprimida y le prescribieron antidepresivos por el resto de su vida.

Al pasar los años mientras tomaba la T4, ella subió de peso y el hacer dietas produjo pocos resultados. Ella debía tomar siestas todos los días. Ella necesitaba dormir laras horas. Ella nunca tenía la energía que sus amigas tenían. Ella no podía estar de pie por mucho tiempo. Ella debía privarse de ciertas actividades. Su cabello siempre estaba seco. Ella desarrolló colesterol alto años después y debió someterse a una angioplastía coronaria. A pesar

---

1   *22 razones para no tomar el tratamiento con yodo radioactivo: http://www.stopthethyroidmadness.com/top-reasons-not-to-have-rai/*

de todo, mi madre vivió hasta los 83 años y tuvo sus momentos memorables, su vida siempre fue un poco de ceder y otro poco de retribución. Y aunque nadie pudo decifrarlo en aquella época, y mi madre se fue a la tumba sin saberlo, todo lo antes mencionado sedebió a su inadecuado tratamiento sólo con T4; su pastilla trataba la depresión, su aumento de peso, su falta de energía, sus problemas del corazón y colesterol alto, el tener que dejar de hacer ciertas actividades... todo eso. Era un tratamiento que dejaría a millones de nosotros en hipotiroidismo en cierto grado u otro.

Algo común en millones de personas que llevan un tratamiento sólo con T4

Los detalles y la severidad podrán ser diferentes, pero el resultado es el mismo; una vida que por siempre tiene que enfrentar el efecto de un tratamiento inadecuado con tiroxina. Y casi igual de malo, son las incontables ocasiones en que notamos un síntoma por aquí y otro por allá, nos quejamos con nuestro doctor sólo para que se nos diga que es otra cosa, y aquí otra pastilla para aliviar el síntoma.

"¡Pero yo me siento bien!", usted podrá exclamar cuando lee esto, y yo le creo. Sin embargo, también conozco tres verdades provenientes de mi propia experiencia y del comunicarme u observar a miles de millones de pacientes bajo tratamiento con sólo T4 a través de los años

1. No importa cuán bien se sienta, usted puede estar viviendo con síntomas relacionados a un tratamiento inadecuado.

2. El sentirse bien es subjetivo y los pacientes tratados con tiroxina bajan sus estándares de qué es "bien" verdaderamente.

3. El cuerpo no está diseñado para vivir solamente de la hormona de almacenamiento.

La T4 es simplemente eso, *una hormona de almacenamiento*, guardada dentro de sus células para uso futuro en su conversión a T3, tal como usted guarda en la alacena ese frasco de mermelada que hizo su abuelita para otra ocasión. Sin embargo, una glándula tiroides no sólo produce T4, sino también T3 directa, T2, T1 y calcitonina. En otras palabras, hay más en la casa que lo que hay en almacenamiento.

Síntomas persistentes mientras lleva un tratamiento con sólo T4

Cuando ya estaba quedando claro que la hormona tiroidea disecada, con su combinación de T4, T3, T2, T1 y calcitonina, estaba cambiando vidas, le pregunté a un amplio grupo de pacientes con problemas de tiroides qué síntomas tenían mientras eran tratados de manera "óptima" usando medicinas T4 sintéticas como Synthroid, Extroxin, etc. La lista resultante fue asombrosa: la lista no es sólo impactante, pero si uno realmente piensa en lo que ella implica, desagradable. No es sólo una larga cuenta de los síntomas experimentados por los pacientes al estar bajo tratamiento con tiroxina, ¡sino que casi todos ellos son síntomas no tratadose de hipotiroidismo! ¡En otras palabras, los síntomas revelan que su tratamiento con levotiroxina (usando sólo T4) lo deja hipotiroidismo! ¡No obstante, la mayoría de los tan obsesionados con la TSH proclaman que usted está "normal"!

Una segunda calificación irónica fue esta: SÓLO nombrar síntomas que tuvieron durante el tratamiento con sólo T4 el cual ahora ha sido mejorado en gran medida o erradicado desde que toma la hormona tiroidea disecada. Sí, dichos síntomas habían sido todos disminuidos, mejorados o eliminados cuando los pacientes se cambiaron a la hormona tiroidea disecada y la dosis la habían regulado totalmente en base a la eliminación de los síntomas, en vez de simplemente usar los exámenes de laboratorio. Revisaremos la hormona tiroidea en el siguiente capítulo.

Síntomas persistentes mientras lleva un tratamiento con sólo T4 (Página siguiente)

Menos resistencia que otras personas	Vejiga adolorida
Menos energía que otras personas	Cejas que se adelgazan o ausencia de ellas
Agotamiento exacerbado	Cabello reseco
Un largo periodo de recuperación tras realizar una actividad	Piel reseca
	Talones agrietados
	Uñas estriadas
Reacción negativa hacia el ejercicio	Pérdida del cabello
	Crecimiento de canas
Necesidad frecuente de dormir la siesta	El cabello se parte más rápido de lo que crece
Incapacidad de cargar niños por mucho tiempo	Cabecear
Brazos que se sienten pesados tras alguna actividad	Necesita tomar siestas por las tardes
Depresión crónica ligera	Apnea del Sueño
Depresión crónica severa	Necesidad de aire
Necesidad de tomar antidepresivos	Incapacidad para concentrarse
	Ser olvidadizo, Pensamiento confuso
Pensamientos suicidas	Facilidad para subir de peso
Sentir frío constantemente	Incapacidad para perder peso
Siente sus manos o pies fríos	Problemas con las relaciones personales
Colesterol alto	
Tomar estatinas	Carencia de libido
Colitis	Mal humor, refunfuñón
Síndrome del Colón Irritable	Síndrome Pre Menstrual
Estreñimiento	Períodos menstruales copiosos
Deposiciones pequeñas, redondas y duras	Fallas para ovular y/o sangrado constante

Problemas para quedar embarazada

Hinchazón

Huesos/músculos adoloridos

Osteoporosis

Piel con mala apariencia

Sarpullido

Agotamiento en todos los niveles

Lentitud como un caracol

Ortografía ilegible

Comezón interna en los oídos

Uñas débiles

Ansiedad

Zumbido en los oídos

Incapacidad para comer por las mañanas

Dolor en las articulaciones

Síntomas del síndrome del túnel carpiano

Inapetencia

Retención de fluido cardíaco

Palpitaciones del corazón

Piernas hinchadas que impiden caminar

Problemas con la presión sanguínea

Niveles de colesterol en aumento

Venas varicosas

Problemas internos en el oído

Temperatura corporal baja

Opresión en la garganta o garganta irritada

Ganglios linfáticos inflamados

Reacción exacerbada a las medicinas para la gripe

Alergias (lo cual también puede ser relacionado con la fatiga suprarrenal)

Trasero frío

Disfagia

Daño al nervio vago incapacidad para tragar fluidos, comida

Neumonía

Facilidad para enfermarse

Niveles bajos de hierro

Niveles bajo de Cortisol

Problemas con el sistema digestivo

Empeoramiento del Trastorno por Estrés

Postraumático (PTSD, por sus siglas en inglés)

Incapacidad para trabajar tiempo completo

Sistema Nervioso Autónomo (Disautonomía)

La historia del uso de la T4

A este punto, usted debe de estar preguntando "¿Si el medicamento hipotiroideo que sólo usa la T4 es tan inadecuado, por qué existe de todas formas".

Su la historia comienza alrededor de 1914, cuando de la hormona tiroidea T4 fue aislada por primera vez del resto la tiroides por el bioquímico llamado Edward C. Kendall, suceso que fue todo un logro. En asociación con la Universidad de Minnesota, él fue el Director de la Sección de Bioquímica de la Escuela de Postgrado de la Fundación Mayo. Usted puede encontrar información biográfica sobre Kendall en el sitio web *www.nobelprize.org/*, y se dará cuenta que en 1950 recibió el Premio Nobel por descubrir la cortisona. Su trabajo sobre el aislamiento de la T4 fue reportado en el *Journal of Biological Chemistry (JBC)*, y revela que el aislamiento provino de 6,500 libras de glándulas tiroides porcinas.

Doce años después, en 1926-27, los químicos británicos Charles Harrington y George Barger fueron los primeros en producir y usar tiroxina T4 sintética, y el New York Times reportó dicho suceso en la edición del 12 de diciembre de 1927, el artículo llevaba por título "Británicos descubren la tiroxina sintética" (Britons discover synthetic thyroxin) escrito por T. R. Ybarra. Ambos también escribieron en 1927 el libro *"Química de la Tiroxina: Constitución y Síntesis de la Tiroxina (Chemistry of Thyroxine–Constitution and Synthesis of Thyroxin)*.

Los primeros experimentos prometedores con la tiroxina

Originalmente la tiroxina se usó en dos pacientes, el primero era una ama de casa de 61 años llamada la Sra. A.S., la cual había tenido éxito previo con el uso hospitalario de extracto tiroideo (el nombre antiguo, para lo que ahora conocemos como hormona tiroidea disecada).

Las observaciones de la Sra. A.S. incluían que ella presentaba lentitud mental, sobrepeso, hinchazón y su rostro lucía reseco y áspero. Se le administró tiroxina T4 vía intravenosa y notaron que hubo cambios. Ella se veía "mucho más inteligente y animada, sus inflamaciones estaban disminuyendo y las arrugas eran obvias en sus manos y bajo sus ojos". Cuando ellos retiraron el tratamiento, observaron que su piel volvió a ser áspera y su tasa de metabolismo basal declinó.

El segundo caso fue el de una ama de casa de 35 años, la Sra. M.M., quien había sido diagnosticada con mixedema (término antiguamente usado para referirse al hipotiroidismo) en 1920, y la cual no había tomado su extracto tiroideo (término antiguamente usado para la hormona tiroidea disecada).

En 1926, al ser ingresada en el hospital, la Sra. M.M. presentaba una falta de energía y notorias inflamaciones en el cuerpo. Después de recibir tres inyecciones intravenosas de tiroxina sintética, notaron que la tiroxina había aumentado su tasa de metabolismo basal, con un aumento en su temperatura y pulso. Además había perdido peso debido a "una gran pérdida de fluido en su sistema".

Ambos casos, el de la Sra. A.S. y la Sra. M.M., revelaron que el uso de la T4 brindaba resultados positivos. Sin embargo, la tiroxina nunca llegó a ser un tratamiento que valiese la pena. ¿Por qué? Porque el confiar en un tratamiento intravenoso no era práctico. Y se sabía que la tiroxina era inestable ante la presencia de luz y aire. Además, la hormona tiroidea disecada funcionaba bien en esos tiempos.

El hecho de que la hormona tiroidea disecada fuera exitosa (y permaneciera así por muchas décadas), y el que la T4 sintética fuese administrada vía intravenosa y fuese inestable, debía de haber puesto fin al experimento con la T4.

A pesar de todo, el tratamiento que sólo utiliza la T4 regresaría al ojo público y médico treinta y cinco años después. Al fines de la década de los cincuenta y a inicios de la década de los sesenta fue un periodo en el que las compañías farmacéuticas empezaron a lanzar fuertemente y a producir en masa sus productos llenos de signos de dólares en sus ojos. También fue el tiempo en que muchas afirmaciones, tanto positivas como negativas, se hacían en contra de la hormona tiroidea disecada en varios artículos médicos y revistas. Tiempo después se supo que había sido un engaño, pero el daño ya estaba hecho.

Para 1955, Knoll Pharmaceuticals de Alemania, desarrolló la reconocida Synthroid, tiroxina pero ahora en forma de tableta. El Dr. David Derry, un reconocido médico en Canadá, quien se había graduado de la escuela de medicina en 1962, me aseveró en un correo electrónico que en 1963 él notó un fuerte cambio de dirección hacia el tratamiento con tiroxina

Una suposición incorrecta

Hoy día, al mirar hacia atrás los resultados positivos iniciales con la tiroxina que tuvo la Sra. A.S. y la Sra. M.M., y tras leer numerosos estudios y artículos acerca de la eficacia del uso de la tiroxina, uno podría llegar a la conclusión automática de que la levotiroxina sódica (T4) es y ha sido siempre un buen producto para tratar el hipotiroidismo. ¿Por qué mi doctor no la prescribiría? ¿Por qué no hay miles de millones de personas usando dichas medicinas? Incluso el sitio de internet de Synthroid asegura que:

Synthroid ofrece un tratamiento seguro y eficaz a pacientes como usted todos los días. Su medicamento para la tiroides es prescrito cuidadosamente por su doctor para poder alcanzar un delicado balance de la hormona tiroidea en su cuerpo.

Más aun, usted encontrará pacientes los cuales aseguran que están satisfechos con el tratamiento que sólo usa la T4 y el alivio de algunos síntomas.

¡Boom!

Sin embargo, permanece una pregunta pertinente para pensar: ¿qué tanto alivio está obteniendo de un tratamiento que sólo usa T4? ¿Acaso el 15% es suficiente? ¿Acaso el 30% es suficiente? O ¿qué tal si no hay ningún beneficio notable? Debido a que la misma conclusión se encuentra en la experiencia de millones de pacientes alrededor del mundo, los cuales han dado con la verdad: el tratamiento que sólo usa tiroxina T4 sigue un patrón negativo de mejoras y resultados en la mayoría de los pacientes con problemas tiroideos, tal como se demuestra anteriormente en el listado de síntomas continuos en éste capítulo.

En otras palabras, en contraste con cualquier mejora obtenida gracias al tratamiento que sólo usa la T4 que pudiera ser documentada en cualquier revista, implicada en un estudio de investigación, establecieda en los sitios de internet o expresada por los pacientes, al final de cuentas el recuento de los resultados negativos alrededor del mundo, ya sea al comienzo de uno de los tratamientos o años después, está tan esparcido que yo y un amplio grupo de pacientes podemos concluir sin duda que: ¡el tratamiento con tiroxina es sobre todas las cosas un miserable y grandísimo fracaso!

De hecho, mi manera de explicarlo es la siguiente: *El tratamiento que sólo usa la T4 hace el "trabajo" de la misma forma que un elevador sube al quinto piso en un edificio de cincuenta pisos.* Claro, usted podrá sentirse un poco mejor y notar algunos cambios, pero aun así usted se queda con su propio grado y tip de síntomas de hipotiroidismo causados por un tratamiento inadecuado. O por lo menos, usted verá que los síntomas se elevan conforme usted envejece.

¿Por qué razón el tratamiento que sólo usa la T4 ha sido un fracaso enorme?

Porque el cuerpo no está diseñado, ni nunca lo ha estado, para vivir solamente de hormona de almacenamiento. Usted no está diseñado para sobrevivir de agua solamente. Usted no está diseñado para sobrevivir de comida solamente. Usted no está diseñado para sobrevivir de la hormona T4 solamente. En vez de eso, su cuerpo está diseñado para vivir de manera óptima en base a todo un complemento producido por su tiroides: T4, T3, T2, T1 y calcitonina.

Como resultado de ello, el tratamiento que sólo usa la T4 se lleva, en su gran mayoría, una mala nota en la boleta de calificaciones de los tratamientos tiroideos. Millones de pacientes alrededor del mundo están dejando claro que siguen presentando síntomas persistentes de hipotiroidismo, ya sea síntomas ligeros o severos, al estar bajo un tratamiento que sólo usa la T4. No necesitamos investigaciones, estudios doble ciegos, artículos médicos o letritas llamativas en un folleto farmacéutico para decirnos que los medicamentos que contienen sólo tiroxina T4 casi nos han fallado por completo y su uso simplemente ha llenado los bolsillos de sus creadores.

Curiosidades sobre el tratamiento sólo con T4:

- *Menciona un paciente sagaz: "He encontrado un par de usos para una botella de Synthroid: 1) Trabapuertas 2) De ladrillo para el módem del internet (para que no se sobrecaliente). Sin embargo, no lo recomiendo para ser ingerido. Jamás".*

- *La evidencia es fuerte entre los pacientes con problemas de tiroides: muchos casos de "fibromialgia" aparecen al usar medicinas que solamente tienen T4 y desaparecen al ser tratados de manera óptima con la hormona tiroidea disecada.*

CAPÍTULO 2

¿Y qué tienen que ver los cerdos en todo esto?

"Tengo derecho a pensar", contestó Alicia con brusquedad, porque estaba empezando a sentirse un poco molesta "Más o menos tanto derecho como el que tienen los cerdos a volar" replicó la Duquesa.

~ *Alicia en el País de las Maravillas de Lewis Carroll*

"Sí, claro.Voy a tener más energía cuando los cerdos vuelen".

Esa es exactamente la frase sarcástica que yo hubiese usado si una vez en la historia, cuando tomaba Synthroid y Levoxyl, alguien me hubiese predicho que yo tendría más energía gracias a un pobre cerdo. ¿Un cerdo? No, yo no podía imaginarme a un cerdo brindándome ayuda. Y tuve que pasar muchos años viviendo en desgracia constante según mis niveles de energía, incluso cuando un montón de doctores juraron que no era mi tiroides ya que yo estaba siendo "tratada adecuadamente" y mi TSH estaba "normal".

Pero algunas veces tienes que tragarte tus palabras. Por sorpresa, no sólo los cerdos volaron, sino que se dispararon por el cielo una vez que me cambié del medicamento que sólo contenía T4 a un producto porcino tiroideo, conocido antiguamente como extracto tiroideo, pero hoy día comúnmente llamado hormona *tiroidea disecada natural* (NDT, por sus siglas en inglés).

Más de un siglo de uso de la hormona tiroidea disecada

Si sus ancestros tenían un problema relacionado con la glándula tiroidea identificable, hay una gran posibilidad que ellos fueron tratados con la hormona tiroidea disecada.

La hormona tiroidea disecada estaba predestinada para hacer su debut médico a fines de los años 1800. Y si usted saca cuentas, eso significa que los pacientes con hipotiroidismo usaron dicho producto exitosamente por más de cinco décadas antes de que el asalto a mano armada de la levotiroxina de patente sucediese al finales de 1950 y a principios de 1960.

En tiempos pasados, la hormona tiroidea disecada provenía tanto de las ovejas como de los cerdos. Yo misma poseo una botella antigua de la hormona tiroidea disecada Armour, la cual todavía conserva el producto adentro y permanece sellada con un corcho. Y en la avejentada etiqueta se declara que contiene "TIROIDES DISECADA" y describe que el polvo contenido es de glándulas tiroides frescas de ovejas.

Hoy día, la hormona tiroidea disecada con prescripción, también llamada "tiroides natural" o "extracto tiroideo", está casi compuesta exclusivamente compuesta de toda la glándula tiroides porcina. Quizá la razón principal por la cual los cerdos fueron elegidos es porque su tejido puede ser fácilmente compatible con el nuestro.

"Disecada" se refiere al hecho de que la glándula tiroides del cerdo que ha sido aprobada e inspeccionada, se congela, se muele, se diseca y se pulveriza hasta crear un fino polvo. Probablemente varios lotes son combinados para crear un lote lo suficientemente consistente del polvo de tiroides porcina de alta potencia. Después se realizan exámenes para asegurarse que sí cubre las especificaciones establecidas.

Existen muy pocas marcas de productos de hormona tiroidea disecada bovina, Nutri-Meds y ThyroGold son dos de ellas. Sin embargo, este libro se enfocará principalmente en las variedades porcinas con prescripción médica. Si sus creencias religiosas o su postura vegetariana le generan inquietud sobre el uso del cerdo, por favor vaya al Apéndice B.

La diferencia entre las medicinas que sólo contienen T4 y hormona tiroidea disecada

A diferencia de las medicinas que contienen sólo T4 sintética como Synthroid, Levoxyl, Eltroxin y otras, la hormona tiroidea disecada provee exactamente las mismas hormonas que su propia glándula tiroides le proporcionaría si estuviese saludable, es decir, no sólo la T4 (la hormona de almacenamiento), sino también la T3 directa, la T2, la T1 y la calcitonina. La hormona tiroidea disecada con prescripción que sigue las normas de la Farmacopea de los EE.UU. se mide acorde a cantidades específicas de T4 y T3 en un grano, 38 mcg de T4 y 9 mcg de T3, en las marcas estadounidenses y en cantidades un poco distintas en otras. También se estipula que contiene aproximadamente un 80% de T4 y un 20% de T3. Un sitio de interne²t afirma que el radio es de 4.22 partes de T4 a una parte de T3.

Algunas veces se rumora por ahí que la hormona tiroidea disecada no es nada más que T4 y T3, especialmente ya que sólo eso es mencionado en la etiqueta del producto. Sin embargo, las compañías farmacéuticas le garantizarán que la T2, T1 y calcitonina simplemente no son medidas y no son removidas.

Ejemplos de marcas de hormona tiroidea disecada con prescripción incluyen[3]:

- Armour
- Naturethroid
- Westhroid/Westhroid-P
- Marcas genéricas como NP Thyroid de Acella
- Canadian Thyroid de Erfa
- Extracto Australiano de Hormona Tiroidea Disecada
- Thyreogland en Alemania
- Thyreoidum en Dinamarca

---

2 *www.frx.com/pi/Armourthyroid_pi.pdf*

3 *Ver Apendice A para conocer los ingredientes de todas las marcas*

La marca estadounidense Armour producida por Forest Labs es la más vieja en el mercado y por muchas décadas fue la más conocida. Fue reformulada en el 2009, con un giro de 180 grados en la cantidad de dextrosa y celulosa, la dextrosa disminuyó y la celulosa aumentó. Los pacientes no estaban contentos con los resultados, ya que notaron que los síntomas reaparecían y que no se podía tomar Armour de manera sublingual. En el 2012, algunas de las tabletas comenzaron a producirse en cápsulas suaves. Naturethroid y Westhroid son distribuidos por los laboratorios RLC Labs (antiguamente Western Research Labs).

La hormona genérica era producida por los laboratorios Time Cap Labs o por Major Pharmaceuticals (pero su producción fue detenida en el 2009 gracias a la FDA). La hormona tiroidea disecada genérica de marca Acella, la cual llamaron NP Thyroid, apareció en el mercado al final del 2010. Los pacientes han reportado sentirse muy a gusto con la NP Thyroid y también puede ser tomada de manera sublingual.

Algunos pacientes con problemas de tiroides han usado dos marcas diferentes de hormonas tiroideas disecadas provenientes de Tailandia: Thyroid-S o Thiroyd, ambas han tenido excelentes resultados y son comparables a las marcas estadounidenses con prescripción. Ocasionalmente habrá reportes de lotes no muy potentes. La versión canadiense simplemente lleva por nombre Thyroid y es distribuida por Erfa. Un grano contiene 35 mcg de T4 y 8 mcg de T3 (en comparación con la proporción 38/9 de las marcas estadounidenses). La Thyroid de Erfa posee la capacidad para ser tomada de manera sublingual, lo cual ha ganado la aprobación de los pacientes.

Se asevera que cuando la T4 se convierte en T3 en la pastilla de un grano, usted terminará recibiendo 25 mcg de T3 (la combinación de la T3 directa y de la conversión a T3).

La hormona tiroidea disecada de Australia y Nueva Zelandia regularmente es formulada por farmacéuticas locales. La hormona tiroidea disecada de Dinamarca se llama Thyreoidum y la de Alemania, Thyreogland.

Algunos fabricantes como Forest Laboratories, Inc. y RLC Labs han comprimido el polvo de la hormona tiroidea disecada en una tableta y otros la han hecho en cápsulas. Las potencias más comunes en cada dosis son: ¼, ½, 1, 2, 3, 4 y/o tabletas de 5 granos, dependiendo de su distribuidor farmacéutico. En algunos, un grano equivale a 60 mg y en otros a 65 mg.

Todos los polvos de hormona tiroidea disecada con receta utilizados en las medicinas para la tiroides están etiquetados bajo "Thyroid USP", lo cual significa que cubren los estrictos estándares de alta calidad de la USP (United States Pharmacopeia, por sus siglas en inglés). La USP es una organización para la salud pública, independiente y con bases científicas. Dicho de forma sencilla, ellos son los encargados de establecer los estándares para lo que se define como un medicamento de buena calidad. Usted puede visitar su sitio en internet en la siguiente dirección: *www.usp.org/aboutUSP/*. Por cierto, la próxima vez que su doctor le asegure que la hormona tiroidea disecada es inestable y no se puede confiar en ella, recuérdele que los estrictos estándares de la USP son cubiertos por los fabricantes de la hormona tiroidea disecada con prescripción, digamos que los términos "inestable" y "no confiable" no se encuentran en el diccionario de un producto que cumple los estándares de la USP.

Las farmacias australianas que preparan los compuestos utilizan el mismo polvo tiroideo que cumple con los estándares de la USP. La Sriprasit Pharma Co. Ltd. en Tailandia, la cual produce una presentación para su hormona tiroidea disecada llamada Thyroid-S, asegura que ellos también utilizan el mismo polvo tiroideo que cumple con los estándares de la USP.

Cinco componentes en la hormona tiroidea disecada

La hormona tiroidea disecada contiene los mismos cinco componentes hormonales que su propia glándula tiroides.

Estos son:

La T4 (también llamada l-tiroxina, levotiroxina o tiroxina) es la hormona tiroidea de almacenamiento que posee 4 moléculas de yodo. A veces también es llamada como la hormona primaria, ya que aproximadamente del 80% al 93% de lo que su tiroides produce es T4. La principal función de la T4 es convertirse en la hormona activa T3 conforme el cuerpo la necesite antes de que la T3 se proporcione de manera directa. Cerca del 40% de la T4 se convierte en T3 y el resto casi en su mayoría a T3 Inversa (RT3), como una manera de eliminar la T4 innecesaria. La T4 también desarrolla un papel en la formación cerebral, así como también en la función cerebral. La mayoría de la T4 es ligada por transporte de proteínas; otra pequeña porción es "libre", es decir, no ligada y utilizable. La T4 tiene como objetivo cruzar las membranas celulares de su sangre.

La T3 (también llamada triyodotironina) es la "hormona activa" de su tiroides, conformada por 3 moléculas de yodo, y representa del 7% al 20% de su producción total. Genera los más maravillosos efectos en los niveles de energía de su cuerpo y salud y bienestar en general. La T3 entra en acción cuando la T4 pierde una de sus moléculas para convertirse en T3, una conversión periférica de T4 a T3 (lejos de la glándula tiroides). Pero también es producida de manera directa. Puede ser entre cuatro y diez veces más activa que la tiroxina T4. La mayoría de la T3 es ligada por transporte de proteínas; otra pequeña porción es "libre", es decir no ligada y utilizable. La T3 tiene como objetivo cruzar las membranas celulares de su sangre.

La T2 (también llamada diyodotironina) está conformada por 2 moléculas de yodo, la cual puede participar en la producción de la enzima deiodinasa y ayuda a convertir la T4 en T3. Aparentemente también ejerce algún efecto en el metabolismo, por lo tanto participa en la el rol de quemar grasa corporal.

La T1 (también llamada monoiodotirosina o sólo amina) es una hormona que puede participar en mantener la función de la glándula tiroides e influenciar el corazón.

La T0 es mencionada en algunos libros como una quinta hormona tiroidea, pero la información que he podido encontrar es mínima. Si es que existe, podría realizar la misma función que la T1.

La Calcitonina, la cual es secretada primordialmente por su tiroides, responde a los niveles muy altos de calcio en la sangre. Ella inhibe la liberación de más calcio de sus huesos a la sangre y puede participar en gran manera en la prevención o la reversión de la osteoporosis, tal como ha sido experimentado por una gran cantidad de pacientes que han hecho la transición hacia la hormona tiroidea disecada y utilizaron una dosis lo suficientemente fuerte como para aliviar sus síntomas.

El primer uso documentado de la hormona tiroidea disecada

El primer uso exitoso, médicamente documentado, de la hormona tiroidea disecada (entonces llamada extracto de tiroides o extracto glandular) sucedió en 1891 con una mujer de 46 años llamada Sra. S. Tiempo después fue documentado en marzo de 1920 en el *British Medical Journal* por George R. Murray, MD[44]. Se ha aseverado que Murray fue el primer doctor en usar extracciones animales para tratar el hipotiroidismo (¡Y bien por él!). En ese tiempo, el extracto tiroideo era producido de las ovejas, pero luego se cambió al porcino.

Para cuando la Sra. S. tenía alrededor de cuarenta años, su familia comenzó a notar que su hablar y movimientos eran lentos y que a ella se le dificultaba llevar a cabo las labores del hogar. Su físico también se agrandó, probablemente debido a la retención de líquido. Sus médicos notaron que ella no mostraba interés en ver a otras personas y que era sensible al frío.

Su temperatura corporal siempre permanecía baja y variaba entre los 95.6 y los 97.2, con un pulso entre 60 a 70. Ella casi no presentaba una expresión facial, tenía la piel reseca y el cabello fino y delgado. Se podía observar que sus movimientos eran lentos y le costaba trabajo, y lo mismo pasaba con su habla y memoria. Los periodos menstruales de la Sra. S. también habían cesado.

Los médicos de aquel entonces le diagnosticaron con un caso de hipotiroidismo avanzado, el cual era conocido por el nombre de "Mixedema" (y por un tiempo, también fue conocido como la Enfermedad de Gull, llamada así en honor a Sir William W. Gull, quien en 1874 publicó las observaciones realizadas por él a cinco mujeres que padecían de hipotiroidismo).

Se tomó la decisión de inyectarle extracto tiroideo y en tres meses se pudo observar un gran cambio. La hinchazón en su cuerpo desapareció y la apariencia de su rostro había mejorado

---

4 *www.britannica.com/eb/article-9054362/George-RedmayneMurray.*

considerablemente, así como también su expresión. Ahora, ella hablaba más rápido, respondía a preguntas con mayor facilidad y su memoria mejoró. La Sra. S. volvió a caminar por el vecindario y pudo volver a realizar labores en el hogar sin dificultad. Ya era menos sensible al frío, su periodo menstrual mejoró y su temperatura corporal aumentó.

Tiempo después, la Sra. S. fue cambiada a una administración vía oral (la cual pudo haber sido glándula tiroides ovina frita, suena sabroso, ¿no creen?) y para 1918 se le dio extracto tiroideo seco en forma de tableta. Ella mantuvo su buena salud por cerca de 28 años, hasta que murió en 1919. Se tiene registro que ella consumió cerca de nueve pintas de extracto tiroideo líquido, ¡lo cual se estima que provino de 870 ovejas!

Posteriormente, durante muchas décadas, los pacientes con Mixedema (hipotiroidismo) fueron tratados exitosamente con extracto tiroideo porcino (hormona tiroidea disecada o tiroides natural). Quizás el extracto porcino fue elegido debido a que las reacciones alérgicas son raras.

Los libros médicos y la mención acerca de la hormona tiroidea disecada

En 1941, cuando el libro *Goodman and Gilman's Pharmacological Basis of Therapeutics* salió a la luz, tanto la tiroxina (Thyroxin, U.S.P) como la glándula tiroides disecada (Thyroid, U.S.P) fueron mencionadas, sólo que a la glándula tiroides disecada se le mencionaba como el método de tratamiento de preferencia. La glándula tiroides disecada era medida según su contenido de yodo (a diferencia de hoy día, que se hace basándose en su contenido de T4 y T3). Del libro titulado *Modern Medical Counselor*, el cual fue publicado en 1951, proviene la siguiente recomendación sobre cómo tratar el Mixedema, el cual muestra a la hormona tiroidea disecada como el tratamiento exitoso de preferencia:

Una preparación proveniente de la sustancia de una glándula tiroides completa es el remedio lógico para el mixedema. Proporciona un increíble mejoramiento. El paciente se siente mejor, piensa con mayor claridad y se ve mejor. Cabe la posibilidad de que se presente una considerable reducción del exceso de peso [5].

[5]En 1970, la cuarta edición del clásico libro *Pharmacological Basis of Therapeutics* por Goodman and Gilman, la hormona tiroidea disecada seguía siendo descrita de una forman positiva:

La Thyroid USP es una preparación altamente satisfactoria para su uso clínico. Su continua popularidad no se derivaba solamente de una actitud reaccionaria, aunque a primera vista la preparación pueda parecer un tanto burda, pasada de moda y no muy estandarizada. Es evidente que es bien absorbida uniformemente, a menos que tenga un recubrimiento entérico, y la potencia es lo suficientemente estándar que una variación no puede ser detectada clínicamente si la preparación oficial es prescrita[6].

Algo sucedió alrededor de 1963, dicho acontecimiento causó un revés para la popularidad de la hormona tiroidea disecada porcina y causó también el cambio hacia la levotiroxina sintética, es decir, el tratamiento que sólo utiliza la T4. La misma edición de 1970 del libro "Pharmacological Basis of Therapeutics" proporcionó la siguiente pista sobre lo que sucedió:

Hace algunos años, un gran lote de material llegó a las manos de varios distribuidores en los EE.UU. y Europa, y a pesar de poseer el contenido de yodo correcto, tiempo después se comprobó que no era en lo más mínimo tiroides. El acontecimiento le dio una mala reputación a la tiroides, ya que muchas publicaciones acerca de la falta de confiabilidad en el producto aparecieron antes de que se descubriera el engaño[7].

Aparentemente, en un abrir y cerrar de ojos, los médicos de la época cayeron en el engaño y en los artículos difamatorios subsecuentes. Con el tiempo, a casi todos los pacientes se les cambió al tan promocionado tratamiento con levotiroxina, el cual usaba

---

5 *Página 508*

6 *Página 1479*

7 *Página 1479*

medicamentos que sólo contenían T4. A los pacientes recientemente diagnosticados se les empezó a suministrar tiroxina. Al
realizar este cambio masivo en la forma en la que los pacientes
con hipotiroidismo eran tratados, se asumió tonta y trágicamente
que la T4 se convierte en niveles adecuados de T3.

Claro está, a pesar de entrar en el terreno de la especulación,
algunos pacientes se preguntaron qué tanto la compañía farmacéutica Knoll Pharmaceutical Company, la cual fue la primera
en lanzar la levotiroxina sódica Synthroid en forma de tabletas
en 1955, jugó un papel importante en promocionar el cambio de
tratamiento a través de una promoción estratégica exitosa. Sin
embargo, dicha promoción exitosa de la levotiroxina generada
desde la década de los sesenta, también ha traído como consecuencia el tratamiento infructuoso de millones de pacientes con
hipotiroidismo.

Los pacientes que solían tomar la hormona tiroidea disecada,
y a quienes luego se les cambió a la levotiroxina, aseguran que
observaron el regreso de sus viejos síntomas hipotiroideos y que
no sabían que eran producidos por el nuevo medicamento. Ellos
confiaron ciegamente en sus doctores.

¡Y qué precio tuvieron que pagar!

Hoy día, pareciera que los doctores son borregos descerebrados que sólo siguen su entrenamiento médico financiado por la
industria farmacéutica, y que aparentemente se les ha olvidado o
desconocen el éxito que yace en la hormona tiroidea disecada. No
de menos resulta la influencia de los representantes farmacéuticos bajo comisión, los cuales ingresan a cada uno de los consultorios muy bien vestiditos, con sus dientes blanqueados y amigable
sonrisa para así poder venderle a cada doctor el más reciente
medicamento.

Y aun así, aunque algunos de los síntomas hipotiroideos per-
sistan, qué doctor no saca un flamante recetario o una muestra de su gabinete, para así tratar los subsecuentes síntomas
que no se han tratado, tales como la depresión crónica ligera,
el colesterol, la ansiedad, los problemas de salud mental como
la depresión o bipolaridad, la pérdida del cabello (alopecia), los
problemas digestivos, niveles bajos de vitamina B1, D, hierro, y

tantos muchos otros síntomas de un hipotiroidismo no tratado de la manera correcta. En otras palabras, el cuerpo no está diseñado para vivir sólo de la conversión de T4 a T3.

El momento del cambio realizado por los pacientes con problemas de la tiroides

A pesar de que tomó cerca de cinco décadas de soportar lo inadecuado de los tratamientos que sólo usan T4 para que los pacientes adquirieran sabiduría y conocimiento y se atreviesen a cuestionar su tratamiento, el regreso hacia la hormona tiroidea disecada parece que se dio alrededor del cambio de milenio. La paciente con problemas tiroideos, Mary Shomon, inició su grupo en Yahoo sobre la glándula tiroides en 1999, y poco después se menciona la hormona tiroidea disecada Armour. El grupo Natural Thyroid Hormone Users de Yahoo (Usuarios de Hormona Tiroidea Natural) se inició en el 2002 por la autora de este libro. El grupo se inició como un grupo para pacientes un tanto más enfocados en la hormona tiroidea disecada natural, teniendo una postura más reaccionaria en contra de los tratamientos malos. Varios grupos, aunque un tanto más pequeños pero muy activos, aparecieron aquí y allá casi al mismo tiempo.

Como una anécdota graciosa, la edición del 2006 del *"Goodman & Gilman's Pharmacological Basis of Therapeutics"* errónea pero muy seriamente asevera que:

> *Las preparaciones de hormona tiroidea disecada, derivadas de glándulas animales completas, contienen tanto tiroxina como triyodotironina y poseen actividad biológica altamente variable, haciendo dichas preparaciones menos indicadas.*

¿Actividad biológica altamente variable y menos deseable?, La experiencia de los pacientes difiere grandemente.

En base a esto uno puede darse cuenta, que incluso la "biblia de la farmacología" está en un error. Tal como se menciona anteriormente, la hormona tiroidea disecada aprobada por la FDA se formula de acuerdo a los estándares oficiales y a las especificaciones establecidas por la USP (United States Pharmacopeia, por sus siglas en inglés).

Aparte, no hay paciente que esté tomando fórmulas de hormona tiroidea disecada que no asegure que sus resultados no son positivos, especialmente considerando que dicho tratamiento proporciona las mismas hormonas que su propia glándula tiroides le proporcionaría si estuviese saludable. Los pacientes se remontan al usar la hormona tiroidea disecada por dosis conforme a la eliminación de sussíntomas, sobretodo ante la presencia adecuada del cortisol, ya sea proveniente de sus glándulas suprarrenales saludables o de reemplazos, y cuando cualquier otro problema es descubierto y corregido como en el caso de la ferritina baja y otros problemas. ¡La prueba está en su propia experiencia! Y entonces, ¿a quién están escuchando los doctores? ¿Están prestando atención a las palabras en un libro de texto de farmacología o a sus pacientes?

La revolución global de los pacientes del siglo 21 lo deja muy claro: los tratamientos que sólo utilizan la T4 dejan a los pacientes con síntomas persistentes, ya sea tarde o temprano, y la transición a la hormona tiroidea disecada cambia la vida de las personas y les proporciona una salud y energía renovadas y la eliminación de síntomas que no se pueden eliminar al usar un tratamiento inferior. ¡La hormona tiroidea disecada funciona!

Curiosidades sobre la hormona tiroidea disecada:

- *Entre los rellenos comunes solicitados por los pacientes para los compuestos de hormona tiroidea disecada se encuentran la azúcar orgánica, el aceite de oliva o los lactobacilos acidophilus en polvo.*

- *Si usted es incapaz de soportar el sabor de la hormona tiroidea disecada y necesita masticarla antes de tragarla, agréguele el endulzante de su preferencia.*

CAPÍTULO 3

Lo que los Pacientes Tiroideos Han Aprendido: La biblia de nuestra experiencia

No hay dos mentes que se unan sin crear una tercera fuerza visible e intangible, la cual puede enlazarse con una tercera mente.

~ Napoleon Hill

Con el inicio del siglo 21, cuando un gran número de pacientes con problemas tiroideos iniciaron la transición de tratamientos que usaban medicamentos que sólo contenían la T4, tales como Synthroid, Levoxyl o Eltoxin, a la hormona tiroidea disecada como la Naturethroid, la "Thyroid" de Erfa, Armour u otras marcas, ellos y sus doctores también comenzaron a labrar nuevos caminos. Ha sido larga la jornada en la búsqueda de un tratamiento eficaz para los problemas de tiroides, pero claramente no ha sido una jornada sin obstáculos en el camino. Este era un camino menos recorrido.

Y ya que el camino es nuevo, los pacientes hemos tenido que aprender a dejarnos llevar por nuestra intuición. Por supuesto, hubo unos pocos doctores perspicaces y profesionales médicos que nos ayudaron en el camino: Peatfield, Derry, Jeffries, Brownfield, Lowe, Dommisse, Rind y Lam, por mencionar algunos que nos ayudaron en las primeras etapas de nuestro crecimiento. Pero en general, hemos tenido que abrir camino cuando la gran mayoría de nuestros médicos personales no tenían los conocimientos suficientes o una mente abierta, o siquiera les interesaba saber un poco sobre la hormona tiroidea disecada.

Por lo tanto, somos pioneros modernos, inspirados por el camino de los pacientes con hipotiroidismo que fueron tratados exitosamente con la hormona tiroidea disecada. Lo siguiente representa el conocimiento que tanto trabajo costó recaudar a los pacientes que emprendieron la transición hacia la hormona tiroidea disecada y pudieron así recobrar la salud, bienestar y alegría. Ahora se lo damos a usted.

1. Algunos exámenes de laboratorio que necesitamos, y otros que no.

Se dice que los exámenes de laboratorio hacen que el médico sea más competente para realizar el diagnóstico y tratamiento de sus pacientes. Y los pacientes agradecen el tener un poco de información extra, ya que los resultados pueden dar con la respuesta de síntomas misteriosos.

Sin embargo, el error más desafortunado y mayúsculo que los doctores han venido realizando por décadas es el de creer que esos puntos en una hoja de papel son mucho más importantes que aquellos síntomas obvios, es decir, la manifestación clínica. *Los síntomas*, no los exámenes de laboratorio hechos por el hombre, deberían de ser el altar de un diagnosis, y la guía principal en su diagnóstico y dosis. Para los pacientes con problemas de tiroides, las opciones de exámenes de laboratorio con sus correspondientes erróneos rangos normales han sido los responsables más grandes de mantener a los pacientes mal diagnosticados y bajo tratamientos inadecuados.

Durante años, los dos exámenes de laboratorio que los doctores han adorado como si proviniesen del Dios Todopoderoso son el de la TSH (hormona estimulante de la tiroides) y el de la T4 total (también conocido como T4). En el peor de los casos, los doctores simplemente han acostumbrado examinar la TSH sola.

O han utilizado el obsoleto y completamente inútil "panel de tiroides", el cual examina la T4 total, la TSH, ocasionalmente la T4 libre o la T3 total u otros exámenes tales como el índice de tiroxina libre (FTI, por sus siglas en inglés) o la captación de resina T3 (T3RU, por sus siglas en inglés) o la T7 (ver el Apéndice C para las definiciones). Claro está, todos los anteriores son buenos si usted desea que los laboratorios se hagan de mucho dinero y en su bolsillo haya menos.

Nosotros, como pacientes, hemos aprendido que existen ciertos exámenes de laboratorio, contrario a lo que la mayoría de los doctores han estado solicitando, que nos pueden ayudar en la evaluación de la enfermedad y en nuestro tratamiento con medicamentos para la tiroides. Estos incluyen:

- La TSH (una hormona pituitaria usada para averiguar si existe un problema pituitario, no para diagnosis o establecer una dosis)
- T4 Libre
- T3 Libre
- Dos análisis de anticuerpos tiroideos: la POT o peroxidasa tiroidea (TPOab, por sus siglas en inglés) y la antitiroglobulina (TgAb, por sus siglas en inglés)

El término *"libre"* junto a la T4 y la T3 representa lo que está disponible y libre en su suero sanguíneo por proteínas, es decir, lo que se puede utilizar. Sin ese *"libre"*, los laboratorios sólo estarían midiendo la hormona total, la cual no le indica nada acerca de lo que se puede utilizar.

Para diagnosticar, los pacientes se han dado cuenta que la T3 libre, ya sea a la mitad o abajo de ella, regularmente es una buena confirmación de lo que los síntomas ya le están indicando. La T4 libre también puede revelar nuestro hipotiroidismo, al estar baja en su respectivo rango.

También hemos aprendido a sólo usar la TSH para determinar una función pituitaria pobre (la cual puede ser revelada al tener una TSH muy baja en la presencia de síntomas de hipotiroidismo sumamente fuertes). Por supuesto, usted podría ser el caso raro de un paciente con un nivel de TSH por arriba del rango y esto ayudaría a su obsesionado doctor con los laboratorios a diagnosticar su hipotiroidismo. Pero por lo general, la mayoría de los pacientes pasan años antes de que la TSH se ajuste con sus síntomas. (Ver Capítulo 4).

Los anticuerpos son proteínas en la sangre producidos por su sistema inmune como respuesta a un problema. Hay dos tipos de anticuerpos y ambos necesitan ser medidos para determinar si usted tiene la enfermedad de Hashimoto, una versión autoinmune de las enfermedades de la glándula tiroides (ver capítulo 9):

- Aquellos enfocados en su *peroxidasa tiroidea* (una enzima importante para la producción de sus hormonas tiroideas).
- Aquellos enfocados en su *tiroglobulina* (una proteína transportadora de sus hormonas tiroideas).

Es muy común que los doctores aseveren que dichos exámenes son inútiles (por ejemplo, si ellos no ven evidencia para mandarlos a hacer, incluso cuando sus síntomas apunten a la enfermedad de Hashimoto), o que soliciten examinar sólo uno de los dos anticuerpos. Sin embargo, hemos aprendido que ambos son valiosos, ya que uno puede aparecer normal y el otro estar por arriba del rango. Además, el saber que está padeciendo un ataque autoinmune significa que usted puede pasar de hipotiroidismo a hipertiroidismo como un péndulo. En cambio, lo antes mencionado, ¡hace inútil el tratar de establecer una dosis basándose en los resultados de los exámenes de laboratorio! (Ver el Capítulo 9 sobre la Enfermedad de Hashimoto).

2. Los exámenes de laboratorio adicionales pueden ser útiles.

Debido a que el hipotiroidismo puede generar caos en nuestros cuerpos, los pacientes han descubierto toda una variedad de exámenes de laboratorio adicionales de suma importancia. Estos incluyen, pero no se limitan, a los siguientes:

- Prueba de cortisol en saliva durante 24 horas (no necesita tener prescripción)
- Ferritina (proteína de almacenamiento de hierro)
- Panel de hierro completo, el cual debe incluir hierro sérico, % de saturación y un mínimo de la capacidad de fijación de hierro total (TIBC, por sus siglas en inglés)
- Vitamina B-12
- Vitamina D

- Magnesio, potasio, sodio, calcio y cloruro (o un Panel Metabólico Completo)
- Dehidroepiandrosterona (DHEA, por sus siglas en inglés)
- Estrógeno
- Progesterona
- Testosterona
- Globulina transportadora de hormonas sexuales (SHBG, por sus siglas en inglés), si las hormonas sexuales son un problema.
- Prueba de descarga de yodo (examen de orina que puede ser ordenado por el paciente vía internet)
- T3 inversa (al mismo tiempo que examin la T3 Libre). Ver Capítulo 12.

**Ver la segunda mitad del Apéndice D sobre Cómo Prepararse para Exámenes de Laboratorio

Es raro ver un paciente con hipotiroidismo que no presente problemas con algunos o muchos de los antes mencionados. Por ejemplo, he estimado que más del 50% de los pacientes presentan un problema con el cortisol, primero teniéndolo muy alto, o una mezcla de niveles altos y bajos, o todos bajos, cada uno causando problemas. Los problemas con el hierro o la ferritina surgen con frecuencia. Los problemas con ambos siempre provocarán dificultades al aumentar la hormona disecada, así como también en la producción excesiva de T3 inversa (RT3[8])· *(Ver Capítulos 5 y 6 para información sobre las suprarrenales, Capítulo 12 para la RT3, y el Capítulo 13 para la ferritina).*

Los desequilibrios con las hormonas femeninas y masculinas son los siguientes en aparecer, uniéndose a las muchas complicaciones que ya padecemos. Debido al hipotiroidismo, muchas mujeres pueden presentar desequilibrio en la progesterona y el estrógeno, así como también en los niveles de testosterona. Algunas tienen problemas para embarazarse, otras tienen flujo menstrual abundante y otras entran a la menopausia demasiado pronto. El hipotiroidismo disminuye la globulina fijadora de las hormonas sexuales o GFHS (SHBG, por sus siglas en inglés),

---

8 www.goodhormonehealth.com/Iron%20Deficiency%20and%20Fatigueaug06. pdf

una proteína que transporta testosterona y algo de estrógeno a través del cuerpo, la cual puede generar oscilaciones hormonales. Los síntomas de cualquier desequilibrio en las hormonas sexualesantes mencionadas pueden imitar también los síntomas del hipotiroidismo.

Igual de frecuentes en los pacientes con problemas tiroideos están los niveles bajos de Vitamina D y B12, yodo y/o potasio, magnesio y otros minerales electrolitos. El padecer hipotiroidismo por años conlleva a una mala absorción. Yo sufrí de crónicos niveles bajos de potasio y magnesio y niveles por debajo del nivel óptimo de vitamina D y B12.

Solicítele a su doctor más recomendaciones de exámenes de laboratorio, como el del virus de Epstein Barr, el cual puede reactivarse en algunas personas.

3. Nuestra salud suprarrenal juega un papel importante en la salud de nuestra tiroides.

Increíblemente hemos descubierto que un alto porcentaje de los pacientes con problemas de tiroides tienen una función suprarrenal disfuncional o sus glándulas trabajan lentamente (también llamada "fatiga suprarrenal"). O también podría ser que la comunicación entre su hipotálamo, pituitaria y suprarrenales sea lenta (HPS). El resultado final es una mezcla entre cortisol bajo y alto, o en la mayoría de los casos bajo. El cortisol es liberado por sus glándulas suprarrenales para ayudarle a lidiar con el estrés, aparte de facilitar que los receptores tiroideos en sus células reciban las hormonas tiroideas en su sangre.

Las consecuencias de la producción errática del cortisol son graves para los pacientes, ya que usted no sólo carece de la habilidad de sobrellevar el estrés adecuadamente, sino que también pierde la oportunidad de aumentar su hormona disecada al nivel óptimo de manera exitosa. Las hormonas tiroideas, especialmente la T3, aumentarán en su sangre en vez de hacerlo en sus células. Usted también presentará síntomas similares a los del hipertiroidismo y la frustración al intentar de aumentar su hormona tiroidea disecada. (Ver Capítulo 5).

¿Por qué tantos pacientes padecen de las glándulas suprarrenales? Podemos suponer que tantos años de no tener un diagnóstico correcto, debido a que nuestros doctores han confiado demasiado en los tan falibles exámenes de laboratorio y en los rangos normales de mala calidad, y un pobre tratamiento con levotiroxina u otros medicamentos que sólo poseen T4, han tenido responsabilidad en el agotamiento de nuestras glándulas suprarrenales para poder compensar por la falta de funcionamiento debido a un nivel bajo de T3. Al grado que su condición de hipotiroidismo continúa, al mismo grado pero 10 veces 10 sus glándulas suprarrenales compensan por el faltante.

Además, podríamos pensar que los químicos a los que estamos expuestos diariamente en los plásticos, alimentos y agua, incluyendo pero sin limitar el fluoruro, bromo y otros, han influido en el estrés crónico de nuestras suprarrenales. Añada a esto el estrés emocional de nuestras vidas modernas y tendrá la fórmula perfecta para el desastre de sus suprarrenales, así como también el mal funcionamiento de su eje Hipotálamo hipofisario, el sistema mensajero entre nuestro hipotálamo, pituitaria y la tiroides/glándulas suprarrenales. Esa carga tan pesada de trabajo más el mal funcionamiento es seguida por la disfunción suprarrenal.

De este modo, al inicio de nuestro diagnóstico o tratamiento, hemos descubierto que es sabio investigar el estatus de nuestra producción de cortisol suprarrenal. El Capítulo 5 le da los "Pasos para Descubrir" y ayudarle a distinguir si usted padece algún problema suprarrenal. El Paso para Descubrir Núm. Uno le hace preguntas pertinentes. El Paso para Descubrir Núm. Dos explica ciertos exámenes que usted puede realizar en la comodidad de su propio hogar. Si uno o ambos le da indicios sospechosos, este podría ser el momento para considerar realizarse el examen adrenal de saliva de 24 horas, el cual a diferencia del examen donde se realiza una sola toma de sangre que comúnmente los doctores prescriben, le analizará los niveles celulares de cortisol en cuatro momentos clave en un periodo de 24 horas (o seis en algunos laboratorios). Este no requiere de prescripción médica y resulta menos estresante, ya que se realiza en su propio hogar. (Ver Apéndice D para conocer los lugares donde puede examinar su cortisol a través de la saliva).

La prueba de estimulación con adrenocorticotropa (ACTH, conocida en inglés) es comúnmente prescrita por doctores en caso de que usted sugiera que puede padecer un problema con las glándulas suprarrenales. La ACTH es la hormona secretada por la pituitaria con el propósito de motivar a las glándulas suprarrenales. Sin embargo, la mayoría de los pacientes se han encontrado con resultados normales, incluso cuando el examen de saliva revela lo contrario. Su ACTH podrá estar normal, pero sus glándulas suprarrenales se encuentran demasiado lentas como para trabajar. (Ver Capítulo 5).

El examen de orina de 24 horas también puede resultar inadecuado, ya que toma el promedio de la producción total del cortisol en un día, y no le aporta ninguna pista acerca de qué está sucediendo específicamente con sus glándulas suprarrenales durante horas específicas en el día.

Si nos damos cuenta que presentamos problemas con el cortisol, el tratamiento abarca desde el uso de adaptógenos, el uso único de la T3, hasta el córtex suprarrenal sin prescripción, o hidrocortisona con prescripción. El Capítulo 6 cubre este tema. Si los niveles de cortisol en general son muy altos, entonces usted necesita trabajar para disminuirlos.

Algunas personas que padecen disfunción suprarrenal eligen usar sólo la T3. (Ver Capítulo 12).

4. Existen varias maneras exitosas para la transición de T4 al uso de la hormona tiroidea disecada.

Al realizar la transición a la hormona tiroidea disecada, nosotros y algunos doctores sabios hemos descubierto dos estrategias exitosas: la primera, es tomar nuestra última dosis de T4 (es decir, Synthroid, Levoxyl, Levothyroxine, etc.) un día y empezar con una dosis segura de la hormona tiroidea disecada natural al siguiente, tal como se explica a continuación.

La segunda estrategia es el que el paciente pueda disminuir su dosis de T4 a la mitad y empezar con la hormona disecada. Pero sería importante que continuase disminuyendo la T4 cada vez que aumente la hormona tiroidea disecada, para así prevenir un exceso de T4. ¡De cualquier manera la mayoría de las hormonas tiroideas disecadas son un 80% T4!

5. Aprendimos las maneras seguras para empezar y aumentar nuestra hormona disecada.

De manera general, nosotros y los médicos informados hemos encontrado que la dosis segura para comenzar es alrededor de un grano, lo cual equivale a 60 ó 65 mg, dependiendo de la marca usada. Algunas personas puede que necesiten comenzar por debajo de eso debido a problemas cardiacos, cortisol excesivamente bajo u otros padecimientos. Otros pueden comenzar un poco más arriba de eso, pero en nuestra experiencia la dosis de un grano ha sido una cantidad introductoria segura para la mayoría.

En mi caso, el comenzar usando una dosis baja fue sumamente importante ya que presento una condición benigna del corazón llamada Prolapso de la Válvula Mitral (MVP, por sus siglas en inglés). Mi válvula mitral siempre ha sido muy sensible a ciertas sustancias y cambios. Por lo tanto, era muy importante que empezara por lo más bajo, es decir, un grano, para que así mi válvula mitral se ajustase a la T3 directa, la cual mi cuerpo pedía a gritos, y de ahí fui aumentando en pequeñas cantidades cada semana o dos. Tuve palpitaciones cuando comencé a tomar la hormona disecada y empecé a aumentarla, pero siempre se calmaban con el paso de algunos días. Este ajuste a la T3 directa puede resultar importante para todo su cuerpo, incluso si usted no padece de un Prolapso en la Válvula Mitral.

Una vez que los pacientes comienzan con un grano, nosotros y algunos de nuestros mejores doctores hemos aprendido a mantener esa dosis por una o dos semanas, después empezar a aumentarla y mantener cada aumento con aproximadamente medio grano antes de volver a aumentar la dosis. Para muchos de nosotros, si fallamos al aumentar nuestra dosis introductoria a las pocas semanas, nuestros síntomas hipotiroideos pueden empezar fuertemente a presentarse de nuevo debido a la retroalimentación negativa entre el circuito formado por el hipotálamo, la glándula pituitaria y la tiroides.

Tome en cuenta que lo antes señalado es mencionado en términos generales y puede haber excepciones. Por ejemplo, a algunos les puede ir bien con sólo un grano por un periodo más largo. Pero si usted es una de esas personas que necesitan aumentar por arriba de la dosis introductoria, y al parecer la mayoría entran en esa categoría, usando cerca de 2-3 granos, le recomendamos que se mantenga en nuestras dosis al menos entre 4 a 6 semanas para permitir que la T4 contenida en la hormona tiroidea disecada se levante (lo cual toma tiempo, en comparación con la T3 directa que es casi de inmediato) y muestre sus resultados en la conversión de la T4 a la T3[9].

¿Cuál es la dosis óptima para una persona? Esto podría variar. A algunos les va bien con una dosis cerca, o por encima, de 2 granos. A otros les va bien usando de 3-5 granos. En ocasiones, algunas son más altas, y otras más bajas.

6. Para encontrar nuestra dosis óptima de hormona tiroidea disecada, seguimos tres criterios sin un orden en particular.

Esos tres criterios son los siguientes:

- A mitad de la tarde, una temperatura corporal constante cercana a los 98.6 F/37° C, utilizando un termómetro de mercurio, junto con el ritmo cardíaco y la presión sanguínea normal
- La total o casi total eliminación de los síntomas de hipotiroidismo
- Una T3 libre cercana al cuarto más alto del rango, sin importar qué tan baja sea la TSH descenderá. Nota: el tener la T3 libre hasta arriba del rango, si no es que está por encima, en la presencia de síntomas de hipotiroidismo constantes, es una pista de que usted podría tener el nivel de hierro bajo o problemas con sus glándulas suprarrenales. (Ver Capítulo 5).

Para las mujeres, la temperatura corporal puede verse afectada grandemente por el aumento o la disminución de las hormonas femeninas, especialmente después de la ovulación. Pero antes de que la ovulación suceda, nos hemos sorprendido al notar que es común alcanzar los 98.6 F/37° C (o una cantidad muy cercana a esa) alrededor de la media tarde al estar en una dosis óptima de la hormona tiroidea disecada.

---

9 www.thyroidmanager.org/Chapter2/2-frame.htm

El dosificar de acuerdo a la eliminación de los síntomas, se llevó a cabo con éxito por décadas antes de que la TSH existiera antes de la década de los setenta, y hoy día estamos repitiendo dicho éxito. *El que la T3 libre se encuentre en la parte más alta del rango es simplemente otra guía, asegurándonos de no tomar la hormona disecada antes de realizarnos los exámenes de laboratorio, los cuales podrían resultar en una lectura de un falso positivo (resultado alto falso).*

7. Hemos aprendido que los síntomas disminuyen con cada aumento de nuestra hormona tiroidea disecada natural.

A cada quien le puede suceder de forma diferente, pero algunas de las mejoras que primero observamos tras el aumento de la hormona disecada incluyen el regreso de la suavidad de el cabello y la piel, la disminución de la lentitud mental y un mejoramiento en la energía. A medida que continuamos, nuestra depresión mejora, los dolores y achaques cesan y el colesterol disminuye. Por fin nos abandona la fatiga que alguna vez fue clasificada como el misterioso Síndrome de Fatiga Crónica (en lugar de tener la enfermedad de Lyme, virus de Epstein-Barr agudo, etc.).

Recuperamos la resistencia física que nunca tuvimos. Observamos un mejoramiento en la densidad ósea y un fortalecimiento de los músculos del corazón.

El aumentar nuestra hormona disecada tiroidea mejora o elimina nuestros dolores de cabeza crónicos (en la presencia de glándulas suprarrenales fuertes) y mejora nuestros problemas relacionados con las hormonas femeninas. Nos ayuda a embarazarnos cuando esa meta es deseada. Detiene la pérdida del cabello y lentamente permite que crezca nuevamente. Nos regresa nuestra cordura.

Note que todo lo mencionado con anterioridad sucede en la existencia de una función saludable de las suprarrenales, buen nivel de ferritina y hierro, y el tratamiento adecuado de ambos.

8. Los problemas que se generan al tomar hormona tiroidea disecada se pueden corregir.

Para aquellos de nosotros que hemos presentado problemas al estar tomando la hormona disecada, en la mayoría de los casos fue causado por cuatro problemas corregibles:

Mantenerse en las dosis introductorias bajas por demasiado tiempo, permitiendo que nuestro hipotiroidismo regrese vengativamente. Nosotros y los doctores sabios hemos aprendido a NO mantenernos en una dosis introductoria más allá de dos semanas antes de volver a aumentarla. Esto puede ser todo un reto si usted tiene un doctor de los que espera a que pasen de seis a ocho semanas hasta su próxima consulta.

Ser esclavo de un desconfiable valor de la TSH en los exámenes de laboratorio. Debido a que la TSH y su dudoso rango "normal" pueden fallarnos, nos dosificamos en base a la eliminación de síntomas, así como también en base a la temperatura y presión sanguínea normal, y permitiendo a la T3 libre ser usada como un extra a lo que nuestros síntomas ya de antemano nos dicen.

Fallar al no reconocer las glándulas suprarrenales lentas con bajo funcionamiento y cortisol bajo. El cortisol se necesita para aumentar los niveles de azúcar en nuestras células, las cuales a su vez interactúan con la T3. Y sin tener suprarrenales saludables que puedan producir suficiente cortisol, los problemas surgen al aumentar las medicinas para la tiroides, las cuales asemejan los síntomas del hipotiroidismo como la ansiedad, temblores, náusea, problemas para dormir, sensación de calor, etc. Las glándulas suprarrenales lentas también producen un resultado alto de la T3 libre en los exámenes de laboratorio con síntomas de hipotiroidismo persistentes. Dependiendo de los resultados de los análisis de cortisol salivar, entonces elegimos ya sea los adaptógenos (para problemas menores o mezclas de niveles altos y bajos) o Isocort o Adrenal Cortex (para cortisol bajo moderado), sin prescripción, o cortisol bajo con prescripción, es decir Cortef (hidrocortisona) para un nivel mucho más bajo de cortisol. Un método mucho mejor que los actuales puede ser el Método Cricadiano T3 (ver Capítulo 6). Una vez que alcancemos los mejores niveles de cortisol, entonces podremos aumentar la hormona disecada para encontrar nuestro tratamiento de tiroides óptimo.

Tener la ferritina baja o niveles de hierro inadecuados.
Debido a problemas digestivos o un nivel bajo de ácido clorhídrico estomacal, el tener niveles inadecuados de hierro es
común entre los pacientes, tal como se descubre al realizar
los exámenes de ferritina (hierro almacenado), el % de saturación, el hierro sérico y la CTFT, es decir la capacidad de
fijación de hierro total (TIBC, por sus siglas en inglés). Los
niveles bajos pueden causar problemas en cuanto intentamos
aumentar la hormona disecada, además si los niveles están
lo suficientemente bajos nos provocan síntomas similares a
los del hipotiroidismo. Luego, suplementamos con hasta 150 a
200 mgs de "hierro elemental" en tabletas diarias (menos en
hierro líquido, ya que es altamente absorbible), tomado con
alimentos y vitamina C, esta última para contrarrestar los
radicales libres. El mejorar los niveles bajos puede llevar entre seis y ocho semanas. Si la ferritina luce alta, puede indicar
inflamación, la cual puede causar que el hierro sea puesto en
almacenamiento. (Ver Capítulo 13).

**9. La hormona tiroidea disecada parece trabajar
mejor cuando la multidosificamos, y encontramos
beneficioso tomarla vía sublingual si dicha marca
lo permite.**
Ya que las glándulas tiroideas saludables producen hormonas
conforme se necesitan a lo largo del día, emulamos dicho comportamiento al realizar la multidosificación de la hormona disecada
en vez de sólo tomar una dosis grande en la mañana, este último
no sólo coloca mucha T3 en el cuerpo de un solo golpe, sino que
puede dejarle adormilado al final de la tarde. Todos experimenta-
mos para encontrar aquello que nos funciona mejor y de manera
general, eso significa tomar la mayor cantidad en la mañana, seguida de una menor cantidad al inicio de la tarde. O podemos
tomar tres dosis, una en la mañana, otra al inicio de la tarde y
otra casi en la noche, etc. Algunos incluso toman una pequeña
dosis final al irse a dormir. Ya que la T3 directa en la hormona
tiroidea disecada alcanza su pico más alto alrededor de dos horas

después de haberla tomado, el multidosificarla previene un pico muy alto, lo cual puede ser extenuante para sus suprarrenales.

Algunas marcas de hormona disecada pueden tomarse vía sublingual (debajo de la lengua) gracias a su menor cantidad de celulosa. Ejemplos de esto lo son la Thyroid de Erfa en Canadá y la NP Thyroid de Acella. Primero, la saliva de su boca comienza el proceso digestivo rompiendo moléculas grandes en molécula pequeñas, ayudando a la absorción de su torrente sanguíneo a través de millones de diminutos capilares que recorren por su boca. En adición, la vía sublingual evita la acción ácida y destructiva gástrica en su estómago donde usted puede perder algunos de los ingredientes tiroideos, como también evitar la acción metabólica del hígado. En otras palabras, usted obtiene más al hacer la toma vía sublingual que tragándola.

Esto no significa que no se pueda tragar la hormona disecada y obtener sus beneficios. ¡Algunos pacientes prefieren tragar la hormona y aun así obtendrán beneficios! Sin embargo, si usted sí la traga, evite tomar calcio, hierro y estrógeno al mismo tiempo, ya que estos inhibirán algunas hormonas tiroideas conforme se revuelvan en su estómago. Por el lado positivo, el tragar la hormona disecada junto con alimentos hace más lenta la liberación de las hormonas tiroideas en su cuerpo, distribuyendo la T3 directa de manera más pareja a lo largo del día.

A diferencia de la tiroxina, usted no necesita tragar la hormona tiroidea disecada con el estómago vacío.

Nota: Si su tableta de hormona disecada es extremadamente dura, los pacientes han reportado buenos resultados al masticarla antes de tragarla.

10. Hemos aprendido a no tomar nuestra hormona tiroidea disecada antes de realizarnos exámenes de laboratorio.

Dicha instrucción es muy importante ya que usted podría olvidarlo y necesitará recordárselo. Esto es, porque la T3 directa presente en la hormona disecada alcanza su pico aproximadamente dos horas después de tragarla o tomarla vía sublingual y luego genera un declive lento, lo cual causa que los resultados de laboratorio de la T3 libre luzcan altos y aquellos doctores obsesionados con los exámenes de laboratorio se lleven una idea equivocada y piensen que es hipertiroidismo. Por lo tanto, hemos concluido que es mejor evitar tomar cualquier cantidad de la hormona disecada antes de realizar los exámenes de laboratorio. En otras palabras, se toma la dosis final el día anterior, y abstenerse de tomar la de la mañana, hasta que se realicen los exámenes en el transcurso de la mañana, o al mediodía. Este consejo de no tomar la hormona disecada también puede aplicar para los exámenes de saliva, en los cuales sólo se debe tomar después de la toma de saliva del mediodía y de la tarde.

11. El invierno o la actividad intensa pueden aumentar la necesi dad de un poco más de la hormona disecada tiroidea.

Si estamos frecuentemente expuestos al aire frío durante el invierno, hemos aprendido que puede ser una buena idea aumentar un poco la cantidad de la hormona disecada (alrededor de ¼ de grano) a nuestra dosis óptima diaria. Este ligero aumento en la dosis puede también aplicar si se participa en una actividad agotadora durante cualquier época del año, ya que la actividad puede aumentar la necesidad de la T3 directa. También, si tenemos necesidad del apoyo de las glándulas suprarrenales, una actividad agotadora, el estrés o enfermedad podría dictar la necesidad de un poco de cortisol extra.

12. Puede ser difícil toparse con buenos doctores, pero nosotros buscamos ciertos atributos.

De manera general, nosotros como pacientes con problemas tiroideos hemos visto que una gran cantidad de doctores no han estado dispuestos a ayudarnos a alcanzar un tratamiento tiroideo óptimo. Nos hemos dado cuenta que muchos de ellos son excesivamente rígidos al prescribir medicinas que sólo contienen T4, desconocen acerca de la hormona tiroidea disecada o los problemas en las glándulas suprarrenales, se niegan a aceptar que poseemos conocimiento acerca de nuestros cuerpos y están demasiado obsesionados con los análisis de laboratorio como el de la TSH, en lugar de escuchar la presentación clínica de nuestros síntomas.

Además, en repetidas ocasiones nos hemos topado con que los endocrinólogos son los más cerrados de mente e inflexibles con respecto a la TSH y las medicinas que contienen tiroxina. Hay algunas excepciones, aunque son muy pocas.

La experiencia nos ha enseñado que hay que encontrar un doctor con una mejor actitud acerca de la hormona disecada, el cual nos ayude a dosificar en base a la eliminación de los síntomas en vez de simplemente usar los exámenes de laboratorio, tal como se había hecho exitosamente por décadas antes de que los laboratorios existieran. También hemos aprendido a valorar a aquellos doctores que trabajan en equipo con nosotros, respetan nuestra sabiduría y conocimiento adquirido a través de la investigación y la lectura de libros importantes como Detengan la Locura Tiroidea. (Ver Apéndice E acerca de cómo encontrar un Buen Doctor).

13. El yodo puede ser un suplemento beneficioso para darle apoyo a su tiroides.

Muchos pacientes utilizan el yodo Lugol, una forma líquida, ya sea tópicamente o en gotas disueltas en jugo o agua, o Iodoral una forma de píldora. El aumentar hasta 50 mgs ha sido una dosis recomendada para aumentar los niveles del cuerpo; algunas personas mantienen su dosis de yodo baja. El uso del yodo ayuda a eliminar las toxinas de su cuerpo, especialmente los bromuros. Dicha liberación de toxina puede producir síntomas como la fatiga, granos o dolores de cabeza. La solución recomendada es tomar nutrientes de soporte, tales como los minerales de selenio y magnesio, también la vitamina C, sal de mar y otros.

Los pacientes con Hashimoto y los pacientes con problemas en las suprarrenales han reportado tanto experiencias negativas como positivas al usar el yodo, las cuales abarcan desde experimentar un aumento de los anticuerpos, hasta aumentar el estrés en las suprarrenales. Por otro lado, otros pacientes que han usado el yodo han vivido experiencias positivas como la disminución de los anticuerpos, la mejora de la función suprarrenal e incluso la disminución de la hidrocortisona. La clave para aquellos que han sido beneficiados quizás podría ser el uso de los nutrientes de soporte antes mencionados.

Ya que los pacientes todavía están aprendiendo acerca del uso del yodo, yo recomiendo que los pacientes lleven a cabo su propia investigación para realizar una decisión informada. La sección de fuentes al final del libro enlista una buena cantidad de grupos de pacientes en donde se puede discutir el tema.

14. Hemos aprendido a abogar por nosotros mismos.

En las generaciones anteriores, e incluso la suya, ha sido algo común el percibir al doctor como una extensión del Dios Todopoderoso: mi doctor sabe lo que es mejor, mi doctor dirá qué hacer, mi doctor puede dar con lo que está pasando, mi doctor sabe más que yo; mi doctor hará lo correcto para curarme. La mayoría de nosotros hemos pasado años yendo al consultorio del doctor para entregar nuestro propio poder.

Sin embargo, los pacientes con problemas tiroideos han aprendido a entrar en el consultorio del doctor bien informados (a lo cual este libro le ayudará,) y a esperar que dicha relación sea la de un equipo; la experiencia y entrenamiento médico profesional del doctor y su propia inteligencia, sabiduría y conocimiento intuitivo, ya que es usted el que vive en su cuerpo. Esto especialmente se ha vuelto crucial para los pacientes tiroideos bajo el tratamiento de doctores que saben poco de la hormona disecada, suprarrenales perezosas o dosificar en base a los síntomas, no en base a deficientes exámenes de laboratorio.

Curiosidades que Hemos Aprendido:

- Cuando una tableta de hormona tiroidea disecada es demasiado dura para tomarse vía sublingual, hemos aprendido que el masticarla antes de tragarla brinda mejores resultados.

- Si cede su poder en el consultorio del doctor, se arriesga a seguir enfermo. Si comparte su poder en el consultorio del doctor, se arriesga a mejorar.

- Si la tiroides, el hierro, las suprarrenales y la vitamina B12 están en estado óptimo y usted continúa teniendo problemas, es tiempo de echarle un vistazo a la enfermedad de Lyme, el virus Epstein Barr reactivado (EBV, por sus siglas en inglés), las glándulas paratiroides, la Cándida, o inflamación.

CAPÍTULO 4

TSH: Hormona Estimulante de las Mentiras

(es decir, la razón por la cual usted podría tener hipotiroidismo aun cuando su resultado de la TSH es normal)

Es probablemente el examen de laboratorio comúnmente más prescrito a nivel mundial; la hormona estimulante de la tiroides, alias el examen de la TSH o de la tirotropina. De hecho, hable con su endocrinólogo o con cualquier doctor entrenado y le dirán que el examen de la TSH es un indicador confiable de la función de su glándula tiroides (por ejemplo, le podrá decir si usted tiene hipertiroidismo, hipotiroidismo, o todo está normal). Esos mismos doctores asegurarían que dicho examen es una guía precisa para determinar la dosis correcta para sus medicamentos. Incluso los más prestigiados sitios médicos de internet y revistas asegurarán lo mismo, de una u otra forma.

Este ha sido un dictamen que se ha venido realizando por muchos años. Sin embargo, ¡las experiencias por las que los pacientes han atravesado les han ayudado a descubrir que los dictámenes antes mencionados sobre el examen de la TSH (indicador psicológicamente confiable y una guía para la dosificación precisa) son total y claramente falsos!

En realidad, es muy común ver a la mayoría de los pacientes con problemas tiroideos, con síntomas clásicos y obvios de hipotiroidismo, reportar que el doctor los diagnóstico como "normales" por años, ya que el resultado del examen de la TSH se colocó entre los dos parámetros (parámetros establecidos por la mano humana) del tan mencionado rango "normal", el cual puede ser el viejo 0.5 - 5.0 o el más reciente 0.3 - 3.0. El resultado final: la manifiesta dependencia del doctor en el examen de la TSH y su dudoso rango, nos subyuga a creer que estamos locos, somos hipocondríacos o por lo menos, estamos completamente equivocados. Hmm.

¡Y por fin después de varios años, el puntito en esa hoja de papel confirma lo que nuestros síntomas ya de antemano nos decían! Pero lo que los pacientes se preguntan es: ¿en dónde reside el éxito del diagnóstico si se tuvo que sufrir por tanto tiempo?

Joan notó que necesitaba tomar siestas por la tarde después de realizar sus paseos en bicicleta previos a la hora de la comida, cuando con anterioridad sus niveles de energía eran lo suficientemente altos como para salir a pasear de nuevo en la tarde. Preocupada, hizo una consulta con el médico de la familia, quien primero la mandó a hacerse el examen de laboratorio de la TSH.

Cuando me senté en su consultorio y le platiqué acerca de mi fatiga, él rotundamente la descartó al decirme que quizás yo simplemente estaba embarazada. ¡Embarazada! ¡Yo estaba soltera y no había mantenido una relación con nadie por meses! Cuando le pregunté acerca de los resultados de mi examen, él sólo me miró y me respondió que todo estaba bastante normal. Espere un minuto. ¿Acaso era normal tener la necesidad de tomar siestas que antes no necesitaba? Estaba confundida, pero él era el experto. Y me llevó cuatro años más de exámenes de la TSH con resultados "normales" y el perder la capacidad de andar en bicicleta sin consecuencias, antes de ser diagnosticada con un "margen bajo" de hipotiroidismo.

La historia de Joan acerca de ser diagnosticada inadecuadamente por años por culpa del examen de la TSH es tan común que hasta apesta. De hecho, he notado a muchos pacientes que claramente por años presentaron síntomas de hipotiroidismo antes de que el resultado del examen de la TSH siquiera se acercase a proveerle una pista de los síntomas a los cegados doctores.

¿Qué es la TSH?

En su cuerpo, la hormona estimulante de la tiroides (TSH), es sintetizada y secretada por la glándula pituitaria, es decir es una hormona pituitaria, no es una hormona tiroidea. Es parte de un circuito inhibidor de retroalimentación negativa llamado el eje hipotálamo-hipofiso-suprarrenal y funciona de la siguiente manera:

- El hipotálamo (una glándula pequeñísima y sensible en su cerebro)

- Produce TRH (hormona liberadora de tirotropina)

- Estimula la glándula pituitaria (una pequeña glándula vecina al hipotálamo)

- Libera la TSH cuya función es regular (hormona estimulante de la tiroides)

- La TSH, a su vez, estimula la tiroides (ubicada en su cuello)

- La tiroides produce más T4 y T3 (o no la produce al no ser estimulada)

- Retroalimenta al hipotálamo una vez más

Tal como se muestra con anterioridad, usted puede observar cómo la TSH funciona como un mensajero enviado a tocar la puerta de su tiroides. Si aumenta la actividad o la presencia de una enfermedad, el cuerpo solicita la ayuda de la tiroides, es decir, el mensajero tocará a la puerta un poco más fuerte. Si tiene un exceso de hormonas tiroideas cuando no son necesitadas, el mensajero tocará a la puerta un poco más despacio.

Pero cuando la glándula tiroides se enferma o queda inutilizada y fracasa en realizar su trabajo adecuadamente, la TSH toca y toca a la puerta y en teoría, el examen de la TSH mostrará una cifra consistentemente alta. O incluso, si la tiroides produce hormonas en exceso (llamado hipertiroidismo), en teoría el examen de la TSH estará disminuido, indicando que la TSH en el cuerpo no está tocando a la puerta.

Aun así, los pacientes han descubierto que el examen de la TSH es un pobre reflejo de la realidad de la condición de su tiroides, ¡especialmente para aquellos con hipotiroidismo! Además, cuando un paciente tiroides padece una enfermedad tiroidea autoinmune llamada la enfermedad de Hashimoto, la TSH, tal como la T3 libre y la T4 libre, puede moverse por todos lados como respuesta de la exterminación de las hormonas tiroideas atacadas. Y puede estar de muy mala suerte si la muestra de sangre es tomada durante una de las oscilaciones del nivel bajo al normal de su TSH.

La creación del examen de la TSH

El examen de la TSH se desarrolló alrededor de 1973, utilizando una base de voluntarios elegidos sin antecedentes presumibles de enfermedad tiroidea para establecer el rango "normal". Con el paso de los años, se han llevado a cabo estudios adicionales de población para sustentar el rango. El rango "normal" de referencia lleva la intención de representar el rango de valores de una población saludable sin ningún antecedente presumible de enfermedad tiroidea. Las lecturas más bajas y las más altas usadas para crear el rango generalmente son descartadas.

El Dr. David Derry, un reconocido médico en Canadá, había estado practicando su profesión por dos años apenas cuando el examen de la TSH se introdujo. En una entrevista con la paciente con problemas de la tiroides, Mary Shomon, él aseveró que pudo observar si la TSH estaba en línea con el comienzo del hipotiroidismo. Él pudo concluir que el examen era demasiado lento para revelarlo o simplemente no lo hacía en lo más mínimo. [10]El Dr. Derry descubrió exactamente lo mismo que nosotros, como pacientes, hemos experimentado por cinco décadas-- *¡el resultado del examen de la TSH no está mínimamente relacionado con cómo nos sentimos!*

---

10 *www.thyroid-info.com/articles/david-derry.htm*

¿El examen de la TSH tiene alguna función cuando estamos tomando medicinas para la tiroides? ¡Desde la perspectiva y experiencia de los pacientes, la respuesta es un rotundo NO!

Claro, la gran mayoría de nosotros hemos sido dosificados de acuerdo a los resultados del examen de la TSH. Nuestros doctores nos han dicho por años que debido a que nuestro resultado se encontraba en un punto en particular del rango de referencia, estábamos tomando la cantidad correcta de la medicina para la tiroides y que nuestro tratamiento era el adecuado.

Sin embargo, los pacientes que han hecho la transición a la hormona disecada han descubierto que cuando se les fue permitido dosificar en base a la completa eliminación de los síntomas, en vez de los exámenes de laboratorio, presentaron un valor de la TSH muy por debajo del rango sin un solo síntoma de hipotiroidismo. Por ejemplo, no es raro encontrar un valor de la TSH de 0.009 ó 0.004 en estado óptimo, sin un solo síntoma de hipertiroidismo ni un solo problema subyacente con el corazón o la osteoporosis, algo que los doctores no informados declararían.

He aquí un ejemplo proveniente del examen de laboratorio de un individuo, el cual parecía tener una TSH normal y óptima. Sin embargo, el paciente ya había dejado claro que ella seguía presentando síntomas de hipotiroidismo y baja energía, sentía fatiga en las tardes, el cabello se le caía y padecía de estreñimiento. Además, al observar la T3 y la T4 libres, se observa la revelación de la condición del hipotiroidismo persistente debido a que ambas cifras se encuentran al final del extremo bajo de cada rango:

- T3 libre 2.65 (2.00 - 4.20 pg/mL)

- T4 libre 0.89 (0.71 - 1.85 ug/dL)

- TSH 1.58 (0.35 - 4.00 uIU/mL)

La respuesta al por qué el examen de la TSH puede ser tan opuesto al cómo nos sentimos podría encontrarse en nuestros tejidos. Cada uno de nuestros órganos administrará de manera independiente la cantidad de hormonas tiroideas recibidas en sus tejidos a través de la conversión de la T4 a la T3 por las enzimas, especialmente el hígado y el cerebro. En otras palabras, a pesar de que un órgano alcance un nivel óptimo de T3 de la conversión, otro órgano quizás no lo haga y el órgano que no está recibiendo suficiente T3 no tiene forma de avisarle a la tiroides que necesita más.

Un reporte en el 2005 de la Escuela de Medicina de la Athens University[11], aseguró lo siguiente:

> *La conversión de la T4 a la T3 es mayor en la pituitaria que en el hígado, por lo tanto es posible que el eutiroidismo (es decir, sin síntomas de hipotiroidismo) en las células pituitarias pudiese existir al mismo tiempo que un hipotiroidismo en las células del hígado.*

Dicha discrepancia en los órganos podría explicar por qué se puede presentar mejorías en los dolores y achaques cuando la TSH está normal y sin embargo seguir teniendo una depresión crónica ligera y toda una mezcolanza de síntomas de hipotiroidismo persistentes.

Cuando el Dr. John Lowe escribió su clásico *Addenda to Four 2003 Studies of Thyroid Hormone Replacement Therapies,* aseguró que la capacidad de respuesta de los tejidos a las dosis de las hormonas tiroideas puede variar grandemente entre los pacientes.

En qué casos el examen de la TSH sí puede ser útil

A pesar de la experiencia de los pacientes a nivel mundial con el pésimo examen de la TSH para el diagnóstico del hipotiroidismo y la dosificación, existe un área en la que puede ser de suma utilidad: para distinguir la función pituitaria. Ocasionalmente, un paciente presentará un resultado de la TSH muy bajo en la presencia de síntomas clásicos o agudos de hipotiroidismo, y eso puede apuntar a un problema en la glándula pituitaria, la cual normalmente secreta la hormona TSH. Dicha falla lleva por nombre Hipopituitarismo.

El Hipopituitarismo es un padecimiento en el cual la glándula pituitaria no puede producir suficientes o nada de sus tan importantes hormonas mensajeras. Esto causa un efecto dominó en la salud de su cuerpo.

---

11 www.springerlink.com/content/y28n557300582h33 /

Las hormonas pituitarias incluyen a la TSH (la cual estimula a la producción de la tiroides); la ACTH (la cual estimula a las suprarrenales para que produzcan cortisol y afecta la presión sanguínea); la FSH y la LH (las cuales influencian a los testículos y ovarios en la producción de la testosterona y el estrógeno); la hormona del crecimiento o GH, por sus siglas en inglés (la cual fomenta el crecimiento normal de los tejidos y huesos); la vasopresina o ADH, por sus siglas en inglés (la cual ayuda a controlar la pérdida de agua en los riñones) y la prolactina, la cual estimula la producción de leche y el crecimiento de las mamas femeninas. La enfermedad posee muchas causas, una de ellas puede ser una herida en la cabeza, pérdida excesiva de sangre (especialmente durante el parto o por una herida), una enfermedad en la glándula en sí, meningitis o un problema con el hipotálamo, el cual es el órgano que envía a su hormona mensajera a la pituitaria. Puedo notar frecuentemente que aquellos que poseen el antecedente de una herida en la cabeza desarrollan hipopituitarismo después.

El tratamiento incluye reemplazar las hormonas de aquellas glándulas que la pituitaria no puede estimular o tratar la causa subyacente del estado perezoso de la pituitaria.

El fumar y su TSH

Un estudio realizado en Noruega en el 2006,[12] proporciona la evidencia de que el efecto estimulante del fumar puede disminuir el resultado del examen de la TSH. Por lo tanto, si su doctor todavía se apega al examen de la TSH y usted sabe que tiene síntomas de hipotiroidismo, sería conveniente evitar fumar el día de su examen de laboratorio o incluso el día anterior, así como también evitar el humo de segunda mano.

El punto principal del examen de la TSH según la experiencia de los pacientes

La conclusión para los pacientes con problemas de la tiroides, el examen de la TSH es una porquería. El examen puede ser afectado por demasiadas variables. Ellas pueden incluir un ataque autoinmune a la tiroides (provocando la oscilación entre hipo e hipertiroidismo), las variaciones diarias normales de las hormonas, el clima, una amplia variedad de condiciones médicas o simplemente puede estar rezagado con lo que ha estado realmente sucediendo con usted por años. Y, simplemente, existe un gran porcentaje de pacientes con hipotiroidismo que presentan síntomas persistentes aun teniendo un resultado de la TSH en el rango "normal".

¿Nuestra recomendación para los doctores? Pongan atención a nuestros síntomas antes que nada. Luego, utilicen la T3 y la T4 libres, además del examen de los dos anticuerpos, como adiciones a la presentación clínica del hipotiroidismo. Ver Apéndice C para leer la explicación sobre los exámenes de laboratorio para la tiroides.

El uso más grande para el examen de la TSH se relaciona con lo que es: una hormona producida por la glándula pituitaria, ni más ni menos. Debido a ello, el examen de la TSH es una buena guía para revelar si se tiene una glándula pituitaria que está fallando, especialmente si se tiene una TSH muy baja, acompañada de síntomas agudos de hipotiroidismo.

Para el pronto diagnóstico de una condición en la glándula tiroides, así como también el encontrar la dosis óptima de medicamentos para la tiroides, los pacientes le otorgan un rotundo "inservible" al examen de la TSH.

Curiosidades sobre la TSH:

- *La TSH puede alcanzar su nivel más bajo alrededor del mediodía y el más alto durante la noche.*

- *La TSH es una hormona pituitaria, no tiroidea, y nunca puede revelar si todas las partes del cuerpo están obteniendo suficientes hormonas tiroideas.*

CAPÍTULO 5

No Ignore a sus Glándulas Suprarrenales: La Llave Inglesa en Función

Justo cuando uno piensa que casi ha salido del problema al adquirir todo el nuevo conocimiento sobre un mejor tratamiento tiroideo, una piedra en el camino podría atravesársele a muchos pacientes con problemas en la tiroides: *la disfunción suprarrenal, desde tener cortisol alto, luego una combinación entre alto y bajo y por último tenerlo bajo.* A decir verdad, he observado que más del 50% de los pacientes con hipotiroidismo pueden padecer un problema con las glándulas suprarrenales. Y sin descubrir y tratar el problema potencial usted se verá incapaz de beneficiarse de un mejor tratamiento para la tiroides. ¿Por qué? Porque los problemas con el cortisol pueden bloquear la conversión de la T4 a la T3, aparte de cerrarle la puerta a la recepción celular de las hormonas tiroideas debido a un nivel celular bajo de glucosa con cortisol bajo.

Las glándulas suprarrenales y cómo pueden ponerse en su contra

Las glándulas suprarrenales son unas glándulas del tamaño de una nuez, las cuales descansan sobre los riñones. Tal como la tiroides, ellas son llamadas a entrar en acción a través de la comunicación entre el hipotálamo, la glándula pituitaria y las suprarrenales (eje hipotálamo-hipofiso-suprarrenal). Cuando las glándulas suprarrenales y el eje hipotálamo-hipofiso-suprarrenal (HPA, por sus siglas en inglés) están saludables y fuertes, las suprarrenales tienen un rol biológico muy poderoso para ayudar a lidiar con el estrés, ya sea físico, emocional o mental. Es un proceso que quizás ni sepa que se lleva a cabo, por lo tanto usted puede darlo por sentado. Sin embargo, ellas son como un escudo protector invisible, el cual siempre está listo a absorber o lidiar cualquier ataque estresante de la vida diaria.

En respuesta al estrés, las suprarrenales producen dos hormonas para ayudarle a sobrellevar las cosas: *la adrenalina*, la cual participa en la reacción a corto plazo ante el estrés y el *cortisol*, el cual tiene una acción mucho más prolongada y una variedad de participaciones contrarrestando el estrés. El cortisol es una hormona "glucocorticoide". "Gluco" se refiere a que estimula los niveles de azúcar en la sangre (glucosa) y "corticoide" significa que es liberada por el córtex de la glándula suprarrenal.

Las suprarrenales también producen aldosterona, la cual ayuda a mantener la presión sanguínea, el balance de fluidos internos, las hormonas sexuales (la testosterona y el estrógeno), la dehidroepiandrosterona (DHEA, por sus siglas en inglés) y otras. Es importante para los pacientes tiroideos saber que el ayuda a que todo marche tranquilamente.

1. Desafortunadamente, las glándulas suprarrenales pueden fallar y dejar de ayudarle. A continuación se enlistan tres cuadros comunes, los cuales eventualmente pueden generar una disfunción de las suprarrenales o el eje HHS (Hipotálamo-Hipofiso-Suprarrenal):Llevar un tratamiento que sólo tenga T4, es decir, que use medicamentos como Synthroid, Levoxyl, levotiroxina u otras marcas (el cual deja a los pacientes con hipotiroidismo, provoca que las suprarrenales tengan que compensar la falta y eventualmente disminuye la salud de las mismas, las cuales necesitan T3).

2. Pasar años sin ser diagnosticado con hipotiroidismo debido a la rígida dependencia del doctor hacia el examen de la TSH y su tan dudoso rango normal (lo cual provocará el mismo resultado anterior).

3. Soportar largos períodos de estrés crónico biológico, emocional o físico (el cual provoca que las suprarrenales trabajen de más, las reservas se agoten y esto puede ser una carga adicional si ya se presentan los dos casos anteriores).

4. Comer de forma inapropiada, como el llevar una dieta alta en carbohidratos pero baja en grasas; consumir toxinas excedentes a través del agua fluorada y clorada.

Las señales reveladoras de la fatiga suprarrenal

Una de las primeras pistas de que las glándulas suprarrenales están sobrecargadas, disfuncionales y/o se están fatigando, puede ser un grupo de síntomas que notó antes de incluso empezar a tomar el medicamento de la hormona tiroidea disecada, o en el momento en que intentaba aumentar su dosis:Ansiedad

- Ansiedad
- Nerviosismo
- Incapacidad para poder lidiar con el estrés
- Irritabilidad, impaciencia hacia las demás personas
- Sentirse aturdido
- Temblores o sentirse tembloroso
- Mareos
- Corazón que late fuertemente
- Problemas para dormir en las noches
- Náusea o sentirse acalorado al tener que lidiar con el estrés
- Hipoglucemia (nivel bajo de azúcar en la sangre)
- Sudoración
- Antojo de comer cosas saladas o dulces

Algunos pacientes que padecen de disfunción suprarrenal pueden empezar a tomar la hormona disecada o la T3 sin problema alguno. Sin embargo a veces, tras haber aumentado la dosis, ellos pueden darse cuenta bastante rápido que algo no anda bien. Digamos que usted nota síntomas que se asemejan a una reacción exacerbada a la medicina que toma, muy similar a sentirse hipe. Nunca podré olvidar a Julie, la autora de libros infantiles, quien tuvo una mala reacción cuando alcanzó los 90 mg Ella lo recuerda así:

"Yo estaba realmente emocionada cuando me enteré acerca de la hormona tiroidea disecada natural. Los once años de uso de Levoxyl prácticamente no habían hecho nada por mí. Sí estaba un poquito mejor que cuando había empezado, pero seguía teniendo problemas y mis síntomas persistentes estaban afectando mi capacidad para escribir, lo cual por supuesto, mi doctor achacó a la depresión. También me recluí, esto realmente molestó a mi hijo y a mi esposo. Mis amigos tampoco estaban tan contentos que digamos. ¡Cuando empecé a tomar Armour, tenía tantas esperanzas! Sí me sentí mejor, pero en el día en el que estaba lista para aumentar a los 90 mg (1 ½ granos), me quedé sin aliento y sentía que mi corazón se iba a salir de mi pecho. También tenía esta extraña sensación de opresión en el pecho y mi ansiedad era terrible. Sentía que me iba a salir de mi cuerpo".

La historia de Julie es algo común en muchos pacientes que han empezado a tomar la hormona disecada sin que sus doctores tengan idea acerca de la situación de sus suprarrenales. Suceden reacciones extrañas, lo cual provoca que los pacientes piensen que son alérgicos a la hormona disecada, sensibles o que simplemente no es para ellos. A algunos les sucede tomando dosis bajas a otros en dosis más altas.

Otro escenario común con la disfunción suprarrenal mientras se está tomando la hormona tiroidea disecada es el tener un resultado de T3 libre alta o sobre el rango y síntomas de hipotiroidismo persistentes (falla de las hormonas tiroideas para llegar hasta las células) o una T4 libre alta y una T3 libre baja (con un exceso de T3 inversa). En cualquiera de las situaciones, su despistado doctor que lo único que se necesita es bajar la dosis de las medicinas o subir un poco más la T4, es decir, su bien intencionado doctor simplemente fracasa armando el rompecabezas de las suprarrenales.

Los pacientes resuelven el misterio

Finalmente, ya que los pacientes han platicado en los grupos, han investigado en el internet y han hablado o leído por ahí las palabras de algunos doctores con conocimiento, se han encendido nuevas luces en nuestros cerebros acerca de todo lo anterior. Ya no necesitamos exclamar "¡La hormona disecada no funciona para mí!" o escuchar a los doctores categóricamente aseverar lo mismo. Hemos reconocido que los problemas extraños que estábamos experimentando antes de usar la hormona disecada o después de empezar a usarla, eran provocados por las altas y bajas de la sobrecargada producción de cortisol y su efecto malo respecto a la asimilación de las hormonas tiroideas.

Thierry Hertoghe, en el informe del *Grupo de Consenso de la Sociedad Internacional de Hormonas (The International Hormone Society's Consensus Group)*[13] asevera que:

La intolerancia puede provenir de una sobrecarga de actividad del sistema nervioso ortosimpático, que a menudo acompaña estados de cortisol bajo y una conversión rápida de tiroxina a triyodotironina, la cual pone a dichos pacientes fácilmente en un estado de exceso de T3, y por lo tanto hipotiroidismo y futuros aumentos de la actividad del sistema nervioso ortosimpático.

Pero de hecho, la experiencia de los pacientes sugiere que los síntomas son causados por un exceso de adrenalina en vez de sólo una T3 alta, seguido de una conversión a un exceso de T3 inversa y sus dificultades con la recepción celular.

Podríamos resumirlo en dos oraciones: los niveles adecuados de cortisol son cruciales cuando se inicia o se está aumentado la hormona disecada o cualquier producto que contenga T3. ¡Y sin esos niveles adecuados y saludables de cortisol los problemas seguirán!

El por qué algunos doctores no han señalado nuestra disfunción suprarrenal

Cuando se observa el entrenamiento médico de la mayoría de los doctores, usted podrá darse cuenta que los libros hacen un énfasis en la Enfermedad de Addison o en el Síndrome de Cushing; el extremo bajo y el extremo alto de la producción disfuncional de cortisol. La Enfermedad de Addison, llamada así en honor a

---

13 *www.fsaam.com*

un médico inglés que identificó por primera vez la enfermedad en una publicación en 1855, es la destrucción progresiva de las glándulas y la mayoría de las veces es causada por un ataque autoinmune. Técnicamente, usted verá que el término insuficiencia suprarrenal se utiliza para describir los efectos de la Enfermedad de Addison.

Por otro lado, nuestro problema suprarrenal es mejor descrito como una disfunción suprarrenal o una disfunción del eje HHS, ya que es más una disfunción o una pereza que un proceso patológico en sí. Puede traer como resultado tanto niveles altos de cortisol como bajos, así como también resistencia al cortisol, todo eso al mismo tiempo. Algunas personas pueden caer en niveles de Addison, mientras que otras pueden permanecer en el limbo suprarrenal. Y nuestras tan diferentes, pero altamente problemáticas versiones de un problema suprarrenal, han pasado desapercibidas por nuestros doctores. De hecho, es mucho más común y generalizado de lo que se piensa.

Además, al estar cegados y negados por la fe en las medicinas que sólo contienen T4 y el examen de la TSH y la falta de crédito a nuestros años de soportar los síntomas persistentes de hipotiroidismo, es muy probable que ni siquiera tengan idea de lo que ha estado sucediendo. Es como si un ciego estuviese dirigiendo a otro ciego. En caso de que sí suceda el milagro de que el doctor nos prescriba la hormona tiroidea disecada, pareciera que pasan por alto la información de prescripción de la marca Armour de los laboratorios Forest Laboratories, por ejemplo:

Las preparaciones de la hormona tiroidea están generalmente contraindicadas en pacientes con insuficiencia adrenocortical no tratada...

El doctor James L. Wilson, en su libro sobre la fatiga Suprarrenal, *"Adrenal Fatigue, The 21st Century Stress Syndrome"*, agrega que además de la falta de entrenamiento, los médicos de hoy día están restringidos por las juntas de licencias médicas, la industria farmacéutica y de seguros médicos y las expectativas del paciente de obtener una rápida recuperación[14]..

---

14 *Página 52*

Cuando el doctor sí llega a reconocer el factor suprarrenal, él o ella podrían describir la disfunción suprarrenal sufrida por los pacientes con hipotiroidismo como una "deficiencia ligera", ya que no es tan grave como la Enfermedad de Addison y su devastación autoinmune del córtex suprarrenal. Por otro lado, el problema en las suprarrenales sufrido por los pacientes con hipotiroidismo es una mezcla disfuncional en la que se produce demasiado cortisol en algún momento del día, y muy poco en otras ocasiones. Esto provoca innumerables problemas que ningún paciente se atrevería a llamar "ligeros".

Otros factores que contribuyen a la fatiga suprarrenal

Como pacientes con problemas en la tiroides, hemos llegado a suponer que las tan excesivas cantidades de flúor y cloro contenidas en el agua suministrada públicamente podrían haber contribuido a la bola de nieve que culmina en el estrés de las glándulas suprarrenales. El flúor es un químico que se agrega al agua, las pastas de dentales y ciertos alimentos y bebidas y se sabe que es un depresor de la tiroides, el cual incluso fue usado para tratar el hipertiroidismo hace algunas décadas. Por lo tanto, los bajos niveles de T3 provocan que nuestras suprarrenales se estresen.

Además, quién sabe qué efecto han generado en dicho estrés el mercurio en las vacunas y empastes dentales, el bromo en los pesticidas y alimentos, los plásticos en las botellas usadas para beber líquidos, los contaminantes como los policlorobifenilos (PCB) y los residuos farmacéuticos que se han colado en el agua.

El vivir periodos extendidos y repetitivos de una vida excesivamente demandante puede aumentar el estrés en las suprarrenales, ya que ellas intentan ayudarnos a sobrellevar las cosas. Dichos factores estresantes aumentan las necesidades nutricionales y dichas necesidades quizás no puedan ser cubiertas gracias a la propensión de comer carbohidratos en exceso.

La fatiga suprarrenal como una disfunción del eje HHS

A pesar de que el término "fatiga suprarrenal" es un término común para describir una condición donde el nivel de cortisol es bajo, esto puede ser más grave de lo que aparenta. Dicho punto nos fue señalado y propuesto por el Dr. Kent Holtorf en su artículo titulado *Diagnosis and Treatment of Hypothalamic-Pituitary-Adrenal (HPA) Axis Dysfunction in Patients with Chronic Fatigue Syndrome (CFS) and Fibromyalgia (FM)* (Journal of Chronic Fatigue Syndrome Vol 14:3 2008). Holtorf sospecha que el problema es que el eje HHS trabaja lento (la comunicación del hipotálamo, a la pituitaria a las glándulas suprarrenales), aun si la disfunción exacta resulta desconocida. Imagine al eje HHS como una máquina humana de reacciones en cadena, perfecta y compleja, la cual si no trabaja adecuadamente afecta al buen funcionamiento de otros órganos, incluyendo a la tiroides, las suprarrenales y las hormonas sexuales.

En conclusión, una gran cantidad de pacientes se encuentran a sí mismos con glándulas suprarrenales que funcionan por debajo de lo normal, lo cual produce que el nivel de cortisol sea bajo y ello a su vez, complica su hipotiroidismo.

Dos tipos de fatiga suprarrenal del eje HHS: Primaria y Secundaria

Un hipotiroidismo en curso causado por un tratamiento que sólo utiliza la hormona T4 y el uso del malísimo examen de la TSH, además de los químicos, los empastes dentales de mercurio, las deficiencias nutricionales y el estrés crónico contribuyen a lo que se denomina como *Fatiga Suprarrenal Primaria*, es decir la secreción inadecuada de cortisol de las suprarrenales, a pesar de presentarse niveles altos o normales de la ACTH (hormona adrenocorticotropa) en la pituitaria. (*La Insuficiencia Suprarrenal Primaria* es el término aplicado a la Enfermedad de Addison, usualmente provocada por un ataque autoinmune o incluso tuberculosis).

La Insuficiencia o Fatiga Suprarrenal Secundaria, o también conocida como *Hipopituarismo*, es provocada por la falla de la glándula pituitaria para enviar la hormona ACTH. Hay varias causas que la generan, desde una herida en la cabeza, la pérdida excesiva de sangre, un tumor en la glándula pituitaria, una repercusión viral hasta poseer anticuerpos que ataquen la glándula pituitaria. Usualmente se detecta cuando se tienen niveles bajos de cortisol o de hormonas tiroideas y un nivel bajo de ACTH sérica. En muchos casos, puede no tener cura y puede también requerir el suplementar las hormonas faltantes de por vida.

Lista completa de los síntomas de la disfunción suprarrenal

En la tercera página de este capítulo, he enlistado las señales reveladoras de un problema suprarrenal. Incluso hay más a considerarse. La siguiente es una lista mucho más completa de síntomas reales de cortisol bajo reportados por pacientes que tenían problemas suprarrenales confirmados, ya sea primarios como secundarios, y muchos con una mezcla de niveles altos y bajos. Muchos de dichos síntomas, especialmente la sensación de temblor, puede ser el resultado de la sobreproducción suprarrenal de adrenalina ante un nivel bajo de cortisol:

- síntomas persistentes de hipotiroidismo en la presencia de la T3 libre alta
- manos temblorosas; sensación de temblores internos
- diarrea
- palpitaciones del corazón
- sensación de pánico o de fatalidad
- miedo irracional
- debilidad general o localizada
- incapacidad para lidiar con el estrés
- inhabilidad para sobrellevar la interacción con otras personas
- inhabilidad para concentrarse
- ataques repentinos de ira o enojo
- hipersensibilidad emocional
- hiperactividad
- altamente a la defensiva
- sensación de paranoia
- reacciones exacerbadas al estrés diario
- falta de paciencia
- facilidad para irritarse/molestarse
- episodios de hipoglucemia de ligeros a severos
- necesidad de tomarse varios días para recuperarse (incluso del más mínimo estrés)
- necesidad de tomarse varios días para recuperarse de una visita al dentista
- síntomas similares a los de la gripe

- dolores de cabeza (comunes)
- dolor en todo el cuerpo
- inflamación que no cede
- piel súper sensible (odio a ser tocado)
- fatiga extrema
- dolor en el cuero cabelludo
- sentirse nervioso o hiperactivo
- torpe (las cosas se le caen de las manos, tropieza contra las cosas)
- confusión
- sensación repentina de hambre extrema
- mala absorción de los nutrientes
- hipersensibilidad a los suplementos alimenticios
- nivel de ácido estomacal bajo
- dolor en la espalda baja
- sensación de estar aburrido
- sentirse con la cabeza en las nubes
- tener reflejos exagerados y asustarse por todo
- debilidad muscular
- sensación de asfixia, necesidad de aire
- sensación de mareo
- cinetosis (mareo por movimiento)
- el café le da sueño al paciente
- necesidad de tomar café por las mañanas para estar despierto
- vómito al tener que correr una pendiente
- mareo por movimiento
- casi desmayarse al levantarse
- ojeras
- despertar a mitad de la noche
- tener que orinar frecuentemente
- síntomas del síndrome del intestino irritable (IBS, por sus siglas en inglés)
- empeoramiento de alergias
- sentirse mejor después de las 6 de la tarde
- dolor en la zona de las suprarrenales
- niveles de estrógeno elevados

Los pacientes han aprendido que puede ser de suma importancia el descartar la disfunción suprarrenal antes de empezar a tomar la hormona tiroidea disecada, o al poco tiempo de haber empezado a tomarla y empezar a notar cualquiera de los síntomas mencionados con anterioridad. De hecho, se considera importante el descartar la disfunción suprarrenal o la función suprarrenal pobre aun si ni quiera se han experimentado síntomas... todavía.

Cuando usted le menciona la perspectiva suprarrenal a su doctor

Si usted le menciona a su doctor que aparentemente usted presenta síntomas de disfunción suprarrenal, a usted frecuentemente se le prescribirá uno de los siguientes exámenes:

1. El examen de estimulación de la ACTH, también llamado el examen Stim:

El examen mide la reacción de las suprarrenales al ser estimuladas por la hormona ACTH (hormona adrenocorticotrópica). La hormona ACTH es liberada por la glándula pituitaria para ordenarle a las suprarrenales que liberen ciertas hormonas, a su vez la TSH es liberada por la pituitaria para ordenarle a la tiroides que libere hormonas. Este examen utiliza una inyección de ACTH sintética.

Sin embargo, existen tres problemas relacionados con el examen de estimulación de la ACTH si se padece la forma primaria típica de fatiga suprarrenal por los pacientes tiroideos: primero, el examen utiliza una curva de Bell para detectar niveles de cortisol anormales y sólo considera una función anormal si sucede en el 2% superior e inferior de la curva, justo en el punto donde se localizaría la enfermedad de Addison o el síndrome de Cushing. El segundo problema es que el examen de la estimulación de la ACTH Stim mide la capacidad de las suprarrenales para ser "estimuladas", no su capacidad de producir suficiente cortisol. Por lo tanto, la fatiga suprarrenal puede suceder sin estar ubicado en estos extremos de la curva, lo que significa que la ACTH se verá normal, y por lo general el doctor declarará que no existe ningún problema con las suprarrenales. El tercer problema es que la estimulación que se recibe es casi cien veces más potente que la que se podría recibir del cuerpo, por lo tanto causa una respuesta que el cuerpo no produciría por sí mismo.

2. Examen Sanguíneo de Cortisol Sérico:

El uso del cortisol sérico es problemático. Por ejemplo, éste mide su 'cortisol total' del cual el porcentaje más grande está impuesto a las proteínas, y por lo tanto inactivo. Por consiguiente, usted no tiene idea de lo que es utilizable y lo que está disponible.

3. Prueba de Recolección de Orina de 24 horas:

Esta prueba implica recolectar muestras de orina en un contenedor en un periodo de 24 horas. Generalmente lo primero que tendrá que hacer por la mañana es orinar en el baño tal como siempre lo hace. Después de eso, tendrá que recolectar toda la orina en un contenedor especial durante las próximas 24 horas. Los resultados son un promedio de ese día y podrán fallar al no indicar cuándo se puede estar alto y cuándo se puede estar bajo, ambas pueden ser comunes en la fatiga suprarrenal bajo estrés.

4. Prueba nocturna de Dexametasona o Metirapona:

Esta prueba es raramente usada pero vale la pena mencionarla para una mayor comprensión, la prueba de la Metirapona distingue si se presenta una producción insuficiente de cortisol o si se tiene una reserva baja, y averigua la capacidad de la glándula pituitaria de producir suficiente ACTH cuando los niveles de cortisol se encuentran bajos. La prueba de la Dexametasona mide la respuesta de las glándulas suprarrenales a la ACTH. Usualmente se le pide a los pacientes tomar la medicina con un refrigerio a la hora de irse a dormir, para entonces hacer la prueba a la mañana siguiente. Ya que la mayoría de los pacientes con problemas de la tiroides no padecen este tipo de fatiga suprarrenal, dichas pruebas no les proporcionan la información que ellos necesitan.

La mejor manera de saber si tiene disfunción suprarrenal

Al inicio, nos dimos cuenta que es bueno probar con varios exámenes que se pueden realizar por uno mismo en la comodidad de nuestra casa. El primero es responder una serie de preguntas, las cuales yo llamo "Paso Número Uno de Descubrimiento". El segundo son exámenes que se pueden realizar en casa y se llama el "Paso Número Dos de Descubrir".

PASO NÚMERO UNO DE DESCUBRIMIENTO:

Si usted responde "sí" a cualquiera de estas preguntas, especialmente a dos o más, usted podría padecer un problema en las glándulas suprarrenales:

1. ¿Se le dificulta quedarse dormido por las noches?
2. ¿Se despierta frecuentemente durante la noche?
3. ¿Le cuesta trabajo despertarse temprano en la mañana o, sentirse descansado después de levantarse?
4. ¿Las luces brillantes le molestan más de lo que deberían?
5. ¿Se asusta fácilmente por culpa del ruido?
6. ¿Se toma las cosas muy en serio o fácilmente está a la defensiva?
7. ¿Siente que emocionalmente no puede lidiar bien con ciertas personas o sucesos en su vida?
8. ¿Siente que después de un suceso estresante le toma demasiado tiempo sobreponerse?
9. ¿Se siente tembloroso, sudoroso o con náuseas cuando tiene la necesidad de comer?
10. ¿Siente náuseas al tener que enfrentar una situación estresante?
11. ¿A menudo tiene antojo de comer cosas saladas?
12. ¿Se siente mucho mejor después de las 6 p.m.?

Si bien es cierto que el responder con un sí a algunas de las preguntas puede ser debido a otras causas. La menopausia, por ejemplo, puede provocar el despertarse durante la noche en repetidas ocasiones. Sin embargo, cuando se responde "sí" a más de dos, usted podría sospechar de un problema suprarrenal.

PASO NÚMERO DOS DE DESCUBRIMIENTO:

En este paso, usted tiene tres exámenes para elegir: uno de pupila, uno de temperatura y otro de presión sanguínea. Si usted sólo elige uno de ellos, el de temperatura proporciona excelente información para la disfunción suprarrenal. El examen de pupila indica de mejor manera un nivel bajo de aldosterona (una hormona suprarrenal). Realizar los tres proporciona información adicional. Estamos en deuda con el Dr. James Wilson, autor del libro *"Adrenal Fatigue: The 21st Century Stress Syndrome"*, por inspirarnos a través del examen de pupila (proporciona información sobre la aldosterona), así como también la valoración de la presión sanguínea encontrados en su muy recomendado libro, y al Dr. Bruce Rind de *www.drrind.com* por el examen de temperatura.

- **EXAMEN DE PUPILA (para los niveles de aldosterona):** Permanezca en un cuarto oscuro y párese frente a un espejo. De lado (no de enfrente), ilumine sus pupilas con una luz brillante o una linterna y manténgala así por alrededor de un minuto. Cuidadosamente observe su pupila. Cuando se padece de fatiga suprarrenal (y particularmente al tener la aldosterona baja), la pupila se pondrá más pequeña pero parpadeará y se agrandará rápidamente, o parpadeará una y otra vez en su intento por permanecer contraída. Al tener niveles saludables de aldosterona, la pupila debe ser capaz de contraerse y permanecer pequeña por al menos un minuto, incluso con fluctuaciones muy pequeñas. Algunos pacientes con disfunción suprarrenal pueden pasar este examen, ya que sus niveles de aldosterona no han sido afectados todavía.

- **EXAMEN DE TEMPERATURA:** Se puede determinar el estado de su tiroides y glándulas suprarrenales al tomarse la temperatura tres veces al día, comenzando tres horas después de haberse levantado y cada tres horas después de la primera toma, lo cual equivaldría a tres temperaturas. (Si ha comido o se ha ejercitado justo antes de la toma de temperatura, espere 20 minutos más). Después saque el promedio del día. Realice esto por al menos cinco o seis días. Si las temperaturas promediadas están fluctuando entre un día y otro más de 0.2 - 0.3 °F (aproximadamente 0.1 centígrados), usted necesita soporte para las glándulas suprarrenales. El sitio de internet del Dr. Rind[15] tiene una gráfica que usted puede descargar. A continuación se muestran los resultados diarios de una paciente que tenía fatiga suprarrenal confirmada (más un hipotiroidismo mal tratado):

Martes: 98.0 °F (36.6 °C)

Miércoles: 98.3 °F (36.6 °C)

Jueves: 98.3 °F (36.6 °C)

Viernes: 98.4 °F (36.6 °C)

Sábado: 98.0 °F (36.6 °C)

Domingo: 97.9 °F (36.6 °C)

Tal como se puede observar existe una diferencia de 0.5 °F (-17.5 °C) entre la medición más baja de 97.9 °F (36.6 °C) y la más alta de 98.4 °F (36.8 °C), lo cual implica una disfunción suprarrenal.

En su sitio de internet, el cual recomiendo para poder entender cómo tomar la temperatura y la graficación *(http://www. drrind.com/therapies/metabolic-temperature-graph#intro)*, el Dr. Bruce Rind explica en detalle: Si fluctúa pero en lo general está baja, usted necesita mayor soporte para las suprarrenales y para la tiroides. Si fluctúa pero promedia entre los 98.6° F (37° C) usted sólo necesita soporte para las suprarrenales. Si está constante pero baja, usted necesita mayor soporte para su tiroides, y es muy probable que sus suprarrenales estén bien.

NOTA: La comparación de las temperaturas diarias promediadas es también un excelente método para saber si usted tiene suficiente cortisol para poder cubrir sus necesidades. Necesitará esperar cinco días después de cualquier aumento en la hidrocortisona para empezar a hacer esto. Si las temperaturas fluctúan más

15 *www.drrind.com*

de 0.2 - 0.3 °F (-17.6 °C) entre cada una, es un indicativo de que usted necesita aumentar la hidrocortisona. Algunos pacientes prefieren que las temperaturas no estén más ellas de .2 entre cada una.

Los pacientes han descubierto que los termómetros de mercurio son los más precisos, y no los digitales. Los digitales pueden empezar a ser inexactos al dejarse caer, por tener baterías viejas o tener demasiada exposición a la humedad. Los termómetros de metal líquido eran vistos como una alternativa, pero siguen sin ser lo suficientemente exactos.

Si usted usa un termómetro de mercurio, déjelo debajo de su lengua lo suficiente como para obtener una medición precisa, lo cual toma entre 5 y 7 minutos. Los termómetros de mercurio pueden encontrarse en sitios de internet de subastas, a través de distribuidores de productos veterinarios y en tiendas de antigüedades si usted se esmera en buscarlos. Broda O. Barnes, el autor del libro *"Hypothyroidism: the Unsuspecting Illness"*, recomienda medirnos la temperatura al colocar el termómetro en la axila por diez minutos, lo cual puede resultar ideal para la temperatura basal de la mañana. Sin embargo, también menciona que es casi lo mismo que hacerlo poniendo el termómetro debajo de la lengua. El tomar la temperatura debajo de la lengua es el método preferido por los pacientes.

- **EXAMEN DE LA PRESIÓN SANGUÍNEA:** Tome y compare dos lecturas de la presión sanguínea, una sentado o recostado y otra estando parado. Descanse por cinco minutos en una posición supina (sentado o recostado) antes de realizar la primera lectura. Levántese e inmediatamente mida su presión sanguínea de nuevo. En aquellas personas con glándulas suprarrenales saludables, la presión sanguínea aumentará de 10 a 20 puntos en su intento de bombear sangre hacia el cerebro, o por lo menos permanecerá igual. Si la presión sanguínea es menor tras haberse sentado°, esto es una pista que sus suprarrenales trabajan más lentamente de lo normal. El grado al que su presión sanguínea baja mientras está parado, por lo regular está en proporción al grado de fatiga suprarrenal que se padece. Hemos aprendido que el realizar dicho examen en la mañana puede revelar la fatiga suprarrenal de mejor manera que realizándolo por las tardes, sin embargo invitamos a que se realice en ambos momentos del día ya que una lectura puede ser normal y la otra puede ser un tanto más reveladora.

PASO NÚMERO TRES DE DESCUBRIMIENTO:

Si usted respondió que sí a más de una de las preguntas o si los resultados de sus exámenes son sospechosos, los pacientes se han dado cuenta que es mucho mejor realizarse un examen **suprarrenal de saliva de 24 horas**, el cual puede solicitarse sin prescripción médica y realizarse en casa. Ver Apéndice D, ya que tiene una lista de lugares que ofrecen un paquete para realizar el examen de saliva en casa.

Al examinar la saliva se necesita estar sin el medicamento para el cortisol o sin ningún suplemento para el soporte de las glándulas suprarrenales por dos semanas para así poder obtener un cuadro real de la función suprarrenal.[16] Las mujeres no necesitan preocuparse acerca de su ciclo menstrual al realizar el examen de saliva para el cortisol, a menos de que al mismo tiempo se estén examinando la progesterona, lo cual dictaminaría que el examen se debe hacer el día 21 del ciclo.

Lo bueno del método de la saliva es que examina los niveles de cortisol disponibles y del cortisol libre, lo cual los exámenes de sangre no hacen, y esto se realiza catorce veces diferentes durante el día, permitiendo observar la función suprarrenal cíclica diaria. Además, hemos descubierto que los resultados del examen de saliva al parecer se correlacionan casi precisamente en el cómo nos estamos sintiendo o los síntomas que se manifiestan a esas horas en particular del día.

Al realizar pruebas de saliva, puede ser de ayuda beber líquidos en abundancia el día anterior del examen. Y el día del examen, mantenga un limón a la mano para olerlo, ya que al hacer esto le ayudará a producir mucha saliva. Generalmente toma hasta 20 ó 30 minutos llenar un frasco recolector de muestra[17].

---

16 *www.macses.ucsf.edu/Research/Allostatic/notebook/FAQs-salivcort.pdf*

17 *Para obtener tips sobre cómo recolectar: www.zrtlab.com/Page.aspx?nid=384*

IMPORTANTE: Si también se hace el examen para la tiroides, evite tomar la hormona tiroidea disecada vía sublingual ese día para prevenir un residuo extra al mezclarse con su saliva. Además, incluso si usted traga su pastilla corre el riesgo de tener una T3 libre más alta, ya que la T3 tiene su pico alrededor de dos horas después de que se toma. Por lo tanto es recomendable que si se toma la medicina para la tiroides, se ingiera inmediatamente después del examen del mediodía y se trague inmediatamente después del examen de las 5 de la tarde.

Si algo le impidiese seguir escupiendo en los frascos recolectores, usted puede congelar lo que ha recolectado ese día y continuar al día siguiente. Sin importar lo que suceda, debe enviar las muestras el día después de haber acabado a través del servicio de envío de correo nocturno. En caso de no poder usar el servicio de envío de correo nocturno, se corre el riesgo de que la saliva se deteriore por culpa del envío lento, lo cual puede generar resultados extraños.

Ventajas específicas del examen de saliva en comparación con el de sangre

Los niveles de cortisol pueden variar durante el día, por lo tanto el examen de saliva medirá cuatro momentos claves como mínimo, generalmente a las 8 a.m., alrededor del mediodía, entre las 4 y 5 de la tarde y entre las 11 p.m. a la medianoche, mientras que el examen de sangre regularmente sólo mide una vez o dos como mucho. Algunos laboratorios examinan la saliva seis veces, lo cual incluye obtener resultados tarde en la noche. Hay otra ventaja con el examen de saliva; no se necesita prescripción médica y puede realizarse en la comodidad de su hogar.

Los pacientes se han dado cuenta que algunos doctores saben poco acerca del examen de saliva o lo descartan por completo. Aparte, algunas veces hemos cuestionado los resultados del examen de saliva para los anticuerpos tiroideos y de hormonas femeninas porque a veces salen un poco raros y si el examen de saliva permanece demasiado tiempo en el correo se pueden obtener resultados alterados. Sin embargo, los resultados del examen de saliva casi siempre se han correlacionado con nuestros síntomas de cortisol bajo y de insuficiencia suprarrenal. Por lo tanto, podemos recomendarlo a otros pacientes y también podemos recomendar que la próxima vez que vaya a ver a su doctor lleve los resultados con usted para explicarle la correlación entre los resultados y cómo se siente.

A pesar de todo, el costo del examen de suprarrenal de saliva es bastante razonable. Pero si alguien no puede pagarlo o no lo encuentra en su país de residencia y aun así, basándose en las respuestas obtenidas en los "Pasos Uno y Dos de Descubriemiento" o basado en las reacciones exacerbadas a las dosis bajas de hormona tiroidea disecada, sería seguro experimentar con soporte de cortisol bajo la guía y consejo de su doctor, el cual será explicado en el siguiente capítulo. Precaución: los síntomas de cortisol alto pueden ser similares a los de cortisol bajo, he ahí la importancia y el énfasis en hacer el examen de saliva.

Comprendiendo sus resultados de saliva

El interpretar sus resultados del examen suprarrenal de saliva va más allá de quedar satisfecho con el estar "en rango". Es por eso que es bueno el comparar sus resultados con el de individuos que poseen una función suprarrenal y del eje HHS saludables. Por ejemplo, con una función suprarrenal y del eje HHS saludables, los pacientes tendrían resultados como este:

8 a.m.: hasta la parte superior del rango para ayudarle a des pertar más descansado

11 a.m. – mediodía: en el cuarto superior, pero no tan alto como el de la mañana

4 - 5 p.m.: a mitad del rango

11 p.m. – medianoche: hasta abajo del rango, algo así como un 1 con un rango de 1 – 4, para ayudarle a quedarse dormido

Exámenes adicionales relacionados con las glándulas suprarrenales para considerar:

- **Dehidroepiandrosterona, DHEA** por sus siglas en inglés (la cual, a menudo, examina la prueba de saliva)
- **Aldosterona**
- **Potasio**
- **Sodio**

La **Dehidroepiandrosterona (DHEA**, por sus siglas en inglés) es secretada por las glándulas suprarrenales y es un precursor de la testosterona en los hombres y el estrógeno en las mujeres. Aparentemente posee muchos beneficios además de los de la testosterona y estrógeno. Conforme el cortisol aumenta, la Dehidroepiandrosterona disminuye. Cuando el cortisol baja, la Dehidroepiandrosterona hace un último intento desesperado y aumenta.

La **aldosterona** es una hormona suprarrenal que ayuda a regular la presión y el volumen sanguíneo. Ella inhibe qué tanto sodio se libera en la orina y controla el balance de electrolitos (sodio y potasio, y otros). Si aparte del cortisol bajo usted también tiene la aldosterona baja, los síntomas van a incluir las ganas de orinar frecuentemente por la noche y el antojo de comer cosas saladas.

Los **niveles de potasio y sodio** se pueden ver afectados por la aldosterona, así como también pueden disminuir en la presencia de hipotiroidismo y de problemas digestivos, por lo tanto examinar estos dos electrolitos es importante. Aunque también querrá incluir al magnesio.

Opciones de tratamiento para las glándulas suprarrenales

El inicio del Capítulo 6 explica algunas estrategias para darle soporte a las glándulas suprarrenales saludables al tener que enfrentar el estrés; hierbas, vitaminas y un cambio en el estilo de vida.

Pero cuando los resultados del examen de saliva revelan los niveles altos y bajos, o incluso todos bajos, de la disfunción o la fatiga suprarrenal, quizás se necesite más, abarcando desde el uso de adaptógenos herbales, la raíz de regaliz, hasta productos elaborados del córtex suprarrenal que se venden sin receta médica o el Isocort. Cuando existe un nivel seriamente bajo de cortisol temprano en la mañana o durante el día, los pacientes han tenido éxito con el uso del Protocolo Circadiano T3, o hidrocortisona (HC) con prescripción– este último es aplicable para aquellos que padecen de hipopituitarismo o no pueden beneficiarse de la T3 temprano en la mañana.

Por qué la hidrocortisona (HC) puede ser necesaria

Para aquellos que presentan un cortisol extremadamente bajo a lo largo del día en sus exámenes de saliva, y no pueden usar el protocolo Circadiano T3 para las suprarrenales (ver Capítulo 6), el uso del tratamiento de cortisol con prescripción llamado hidrocortisona (HC) es necessario para reemplazar lo que no tienen.

¿Puede ser difícil encontrar un doctor que entienda el tratamiento con cortisol para la fatiga suprarrenal extrema? Definitivamente. Pero sí se pueden encontrar, y es crucial investigar por uno mismo e informar correctamente acerca de cómo un gran número de pacientes con hipotiroidismo presentan esta condición y de qué manera se trata. Es una buena estrategia encontrar un doctor que sea lo suficientemente abierto para dejarle dirigir las cosas basándose en su propio conocimiento y al mismo tiempo irle guiando.

Controversia

Si el cortisol resulta necesario, tome en cuenta que posee un historial de un abuso excesivo y de efectos secundarios graves. Esto pareciera provocar una respuesta impulsiva negativa por parte de los profesionales médicos con respecto a su uso. Pero tal como Jeffries establece en su libro *Safe Uses of Cortisol:* *"el cortisol es una hormona normal, esencial para la vida".* Y en este caso, la estrategia del tratamiento con cortisol se basa en dosis fisiológicas, no las grandes dosis farmacológicas que alguna vez vimos en el pasado. "Fisiológico" se refiere a las dosis que reemplazan, asemejan o promueven el funcionamiento normal, mientras que "farmacológico" se refiere a aquellas dosis extremadamente altas.

Cuando el cortisol en forma de hidrocortisona es utilizado para reemplazar lo que las suprarrenales no están proporcionando, algunos individuos y algunas fuentes asegurarán que 20 mg de hidrocortisona es una dosis completa de reemplazo y que si se utiliza una más alta, usted corre el riesgo de generar la supresión permanente de las suprarrenales y del eje HHS (es decir, la comunicación entre el hipotálamo, la pituitaria y las glándulas suprarrenales). Aunque otros aseguran que un reemplazo completo puede ir mucho más arriba, algo así como unos 40 mg por lo menos. Por lo tanto, la pregunta sigue siendo: ¿cuánto es demasiado?

Lo que los doctores y los pacientes con disfunción suprarrenal han descubierto es que para muchos el permanecer con una cantidad "universal que aplica para todos" similar a los 20 mg o menos, simplemente no logra que las hormonas tiroideas lleguen a las células adecuadamente sin importar lo que los estudios y la investigación digan. Las temperaturas todavía pueden seguir siendo inestables, la adrenalina se produce en exceso y los síntomas del nivel de cortisol bajo usualmente persisten. La dosis de los 20 mgs puede ser una dosis psicológica (beneficiosa) para algunas personas, pero no para todas. De hecho, resulta muy común ver cantidades óptimas de hidrocortisona que van de los 27.5 a los 35 mgs y en algunas ocasiones hasta más altas, especialmente en el caso de los hombres.

Un aspecto importante que los críticos de dichas dosis altas pasan por alto, es la prevalencia de los problemas digestivos del hipotiroidismo que uno padece. El padecer problemas debido a una mala absorción no es raro; el no poder absorber desde el tracto gastrointestinal, y más específicamente del estómago y/o los intestinos. Los síntomas de un problema de absorción pueden ser silenciosos, o se puede tener diarrea, inflamación, gases, reflujo o malestar. Por lo tanto, el alcanzar la misma estabilización de las temperaturas igual que alguien que no padece de problemas digestivos, los pacientes con problemas suprarrenales pueden necesitar mayor cantidad de hidrocortisona y sal de mar, además del clorhidrato de betaína o una cucharada de vinagre de manzana con agua.

Otra cosa olvidada por los críticos es la gran producción endógena de cortisol biológica de los hombres en comparación con las mujeres, en otras palabras, los hombres usualmente necesitan mayores cantidades suplementarias de hidrocortisona para combatir su disfunción suprarrenal.

Cuando las dosis más altas no funcionan

Algunos pacientes encontrarán que aún bajo las dosis más altas de hidrocortisona siguen teniendo problemas y una temperatura fluctuante. El siguiente paso puede ser moverse a un horario en el que se dosifique cada 3 horas en vez de cada 4. Por lo tanto, si usted estaba bajo un horario de dosificación que iba de las 8 a.m., las 4 p.m. y la hora de acostarse, quizás necesite intentar un horario que vaya de las 8 a.m., 11 a.m., 2 p.m., 5 p.m. y alrededor de la hora de acostarse.

Lo siguiente es que si hay problemas al alcanzar la estabilización de la temperatura, esto puede indicar un problema de aldosterona baja. Esto lo cubre el siguiente capítulo.

Incluso algunos pacientes que tienen una buena aldosterona pero siguen presentando inestabilidad se cambian a Medrol (Metilprednisolona) bajo la guía de su doctor; el Medrol es una versión de acción mucho más larga que se toma dos veces al día. Ellos usarán la hidrocortisona (HC) para las dosis de estrés. Sin embargo, la mayoría prefiere usar la hidrocortisona para el tratamiento principal.

La duración del soporte para las glándulas suprarrenales

El tratamiento para la mayoría de los pacientes hipotiroideos con disfunción suprarrenal o fatiga no está destinado a ser de por vida. Sin embargo, puede tomar algunos meses o incluso algunos años antes de que todos los demás problemas sean tratados y las suprarrenales se vuelvan lo suficientemente fuertes para poder trabajar por sí solas con éxito bajo el tratamiento de hidrocortisona (HC) o el Método Circadiano T3.

Además, el tratamiento con hidrocortisona (HC) necesita cubrir lo suficiente como para quitar el estrés de las glándulas suprarrenales, estabilizar la temperatura corporal promediada día tras día, construir las reservas del cuerpo con el tiempo, y permitirle a las hormonas tiroideas llegar adecuadamente hasta las células para que tengan un mejor nivel de glucosa.

Para aquellos que padecen de fatiga suprarrenal secundaria o producción baja de cortisol debido a un problema en el hipotálamo o en la pituitaria, la suplementación con cortisol podría llevarse de por vida. Aunque quizás se pueda disminuir el cortisol tras haber iniciado el tratamiento.

Si usted padece de fatiga suprarrenal primaria y el intento para que ellas trabajen por sí mismas falla, el problema podría residir en una de cuatro posibles áreas: primero, no se aumentó lo suficiente como para estabilizar las temperaturas; segundo, aun si se logró estabilizar las temperaturas, no se corrigió del todo el hipotiroidismo o no se sostuvo lo suficiente la cantidad ideal de hidrocortisona (HC) como para que las suprarrenales descansaran; tercero, el intento para que trabajasen por sí mismas sucedió demasiado rápido; o cuarto, usted padece una condición subyacente que no se ha tratado, tal como tener niveles de B12, ferritina o hierro, inflamación crónica, la Enfermedad de Lyme, entre otros de los cuales todos necesitan tratamiento.

Cuando sí se logra que las glándulas suprarrenales trabajen por sí mismas exitosamente, puede ser de ayuda suplementar la función suprarrenal con una dosis alta de vitaminas C y B, minerales y hierbas, además de una dosis para enfrentar el estrés en caso de un evento que genere tensión. Lo que reportan muchos pacientes es que si se necesita una dosis más de una o dos veces por semana para enfrentar el estrés, entonces no se está listo para dejar de tomar la hidrocortisona (HC).

Usted no es el único si se da cuenta de que no puede tolerar la hormona tiroidea disecada o tiene problemas al tratar de aumentar su dosis. Saldrá adelante cuando se reconozca el problema y trate su disfunción suprarrenal.

Curiosidades suprarrenales:

- *El temblor interno puede ser por cortisol bajo; el temblor en las manos es regularmente debido al cortisol alto.*

- *Los dolores de cabeza pueden ser provocados tanto por cortisol alto como bajo, así como también por un nivel bajo de sodio.*

- *El tener un buen horario para dormir y evitar cualquier ejercicio intenso es importante cuando se está tratando las glándulas suprarrenales estresadas.*

- *Las mujeres quizás no tengan temperaturas estables durante la ovulación.*

- *La inflamación crónica puede suprimir potencialmente la retroalimentación del HHS, y así afectar la producción suprarrenal de cortisol.*

CAPÍTULO 6

Cómo Tratar Sus Glándulas Suprarrenales

La salud suprarrenal es primordial para los pacientes con problemas en la glándula tiroides, así como también es recomendable el proporcionarles soporte incluso cuando estén trabajando bien. Sin embargo, cuando se descubre una disfunción en ellas, el tratamiento adecuado es igual de importante.

Este capítulo presenta dos de esas estrategias: la primera es para aquellas personas en las que las glándulas funcionan saludablemente, pero que no les vendría mal un poco de soporte, y la segunda es para aquellas personas que presentan una mezcla de cortisol alto y bajo, o sólo niveles bajos y una incapacidad de eliminar sus síntomas de hipotiroidismo al aumentar su hormona tiroidea disecada. Esta información es valiosa y sería conveniente compartirla con su doctor y usarla en dicha relación.

Plan de Estrategia Suprarrenal #1: para aquellos con suprarrenales saludables pero necesitan soporte para enfrentar el estrés de la vida diaria.

Si los resultados del examen de saliva o los síntomas no muestran un problema suprarrenal, pero usted está consciente de que sus suprarrenales pueden estar siendo desafiadas por el estrés físico, biológico o emocional y no le vendría mal un poco de soporte, existe una gran variedad de estrategias que los pacientes han usado para socorrer y ayudar a las glándulas a mantenerse fuertes. Esto también puede ser útil para las mujeres que están atravesando por los cambios hormonales de la perimenopausia y de una menopausia temprana. También es muy recomendable que le comunique a su doctor en caso de estar utilizando métodos que se venden sin receta médica.

Nota importante: *la experiencia de los pacientes ha mostrado en repetidas ocasiones que dichas estrategias no son suficientes si los resultados de saliva comprueban que hay una mezcla disfuncional de niveles altos y bajos, o sólo niveles bajos, en el nivel cíclico del cortisol y si ha sido comprobado por una examen suprarrenal de saliva de 24 horas, más la incapacidad de usar la hormona disecada o la T3. El Plan de Estrategia Suprarrenal #2 tendrá que ser discutido con su doctor para ser implementado.*

1. La vitamina C, el complejo B, hierbas, etc.

Las glándulas suprarrenales, especialmente el córtex y la médula, poseen la mayor cantidad de vitamina C en su cuerpo. Eso puede explicar el por qué yo, la autora de este libro, nunca presenté fatiga suprarrenal a pesar de sufrir estrés extremo y constante al tomar medicamentos que sólo contenían T4. Todos esos años siempre tomé altas dosis de vitamina C. Por lo tanto, sería recomendable asegurarse de estar tomando las cantidades adecuadas en su dieta de esta importante vitamina, para así brindarle soporte al funcionamiento de sus suprarrenales. Las cantidades recomendadas van de los 1,000 mg hasta la cantidad que usted pueda tolerar antes de que le dé diarrea.

Las vitaminas del complejo B también son cruciales para tener una función suprarrenal óptima y se recomienda encontrar una fórmula de complejo B bien balanceada. Ellas deben de incluir las vitaminas B1 (tiamina), B2 (riboflavina), B3 (niacinamida), B5 (ácido pantoténico), B6 (piridoxina) y la B12 (metilcobalamina), con especial énfasis en la B5 y la B6. Las vitaminas del complejo B son reconocidas debido a su capacidad para contrarrestar los efectos que tiene el estrés. Además, existe evidencia que prueba que la dieta por sí sola no nos está proporcionando suficientes vitaminas del complejo B.

El doctor James L. Wilson, en su excelente libro sobre la fatiga suprarrenal *"Adrenal Fatigue: the 21st Century Stress Syndrome"*, también recomienda, aparte de la vitamina C y el complejo B, agregar lo siguiente: vitamina E, magnesio, calcio, microelementos, fibra y ciertas hierbas como la raíz de regaliz, además de la raíz y hojas del ginseng indio (ashwagandha), la raíz del ginseng coreano y la raíz del ginseng siberiano, jengibre y hojas de ginko. Todas las hierbas antes mencionadas son consideradas como adaptógenos, lo que significa que aparentemente poseen propiedades que le ayudan a lidiar mejor con el estrés y potencialmente disminuir, o incluso balancear la mezcla de niveles altos y bajos de cortisol.

La rhodiola rosea es otra hierba popular, así como también un adaptógeno, y es utilizada para contrarrestar los efectos del estrés y prevenir el agotamiento suprarrenal. Los pacientes reportaron que incluso una dosis disminuyó su estrés y el cortisol alto.

2. Hay que reírse y disfrutar la vida

La actitud hacia la vida puede jugar un papel preponderante en la salud continua de sus glándulas suprarrenales. Por ejemplo, se dice que el simple placer de la risa estimula a las glándulas suprarrenales de una forma positiva y que puede aumentar el suministro parasimpático a las suprarrenales.

De hecho, la risa es tan saludable que incluso puede revertir algunas enfermedades graves, tal como Norman Cousins vivió y explicó en su libro titulado *"Anatomy of an Illness"*, el cual recomiendo considerablemente. Recuerdo un estresante periodo de mi pasado en el cual me propuse firmemente ver cada episodio de America's Funniest Home Videos (Los Videos Más Graciosos de América) – un programa de televisión sumamente gracioso, que me hizo disfrutar mucho y siempre hizo que me doliera la panza de la risa.

Otra buena recomendación es el bajar un poco el ritmo y disfrutar la vida. Ninguna glándula suprarrenal disfruta un cuerpo que trabaja y trabaja como si no hubiera un límite. Lo que las suprarrenales aman son esas veces del día en que usted hace una pausa y huele una rosa. La rosa es todo aquello que le resulta relajante y que disfruta hacer. Incluso la meditación y el yoga pueden fomentar el disfrute que sale desde adentro y que tanto ayuda a las suprarrenales.

Esta estrategia puede significar también el cambiar los factores estresantes en su vida, o por lo menos, cambiar la forma en que lidiamos con ellos. Sus suprarrenales aprecian una actitud de *"voy a eliminar este factor estresante de mi vida"* o *"voy a aceptar aquello que no puedo cambiar y trataré de disfrutarlo".*

Si da por sentado el respirar, mejor no lo haga. Tome momentos para inhalar bien fuerte, contenga la respiración, y exhale, esto puede romper ese estresante ciclo de lidiar con las cosas. De hecho, hágalo ahora mismo y note ese renovado sentimiento de calma.

3. Dormir y descansar

Su cuerpo posee un ritmo natural saludable y benéfico, en el que el cortisol tiene su pico más alto en la mañana (cerca de las 8.00 a.m. o antes) para ayudarle a despertar y echarle a andar... al pico más bajo ya tarde en la noche para ayudarle a dormir.

Por lo tanto, con el tiempo, lo peor que le puede hacer a sus suprarrenales es el ignorar las fuertes señales que su cuerpo le envía diciéndole en la noche que se debe de ir a acostar. Carla explica:

Seguramente saqué los genes de mi Papá, porque simplemente odiaba irme a dormir en la noche. No me agradaba tener que dejar de coser simplemente porque mi cuerpo quería dormir. Entonces luchaba con ello continuamente, no iendome a acostar hasta las 2 de la mañana. Pero me di cuenta que me cansaba más y más durante el día y que me sentía estresada. Por lo tanto, finalmente decidí rendirme ante mi cuerpo e irme a acostar cuando me lo indicaba, lo cual era alrededor de las 11 p.m. Sí, lo resentí al principio, pero después comencé a sentirme mucho mejor. Y como recompensa por irme a dormir a la hora que debía, tuve mejores mañanas para retomar mi costura.

4. Comer frecuentes comidas pequeñas con sabias elecciones de alimentos

Por mucho que los suplementos pueden ser beneficiosos, no hay sustituto para aquello que se recibe en la comida real, tal como una proteína de buena calidad, vegetales, granos enteros en vez de los refinados y en moderación, grasas saludables y aceites y frutas con un índice glucémico bajo como las bayas. La comida, en especial la cruda, nos da la forma más natural de vitaminas y minerales, fibra y fitonutrientes. Los fitonutrientes son aquellos compuestos que ayudan a combatir el cáncer y fomentan la buena salud, incluyendo los carotenoides (los cuales hacen que las frutas o los vegetales sean coloridos, como las zanahorias), los isoflavonoides (encontrados en los manís) y los flavonoides (el color rojo de las frutas). Los flavonoides también se encuentran en los tés, pero desgraciadamente, también más fluoruro.

Por otro lado, ciertos alimentos actúan como estimulantes, y las suprarrenales reaccionan. Dichos alimentos, incluyen el azúcar en exceso, los carbohidratos simples e incluso la cafeína. Además, el azúcar en exceso y los carbohidratos pueden conllevar a la resistencia a la insulina debido al exceso de insulina, y mayor estrés para las suprarrenales.

Otra buena estrategia con los alimentos que consume es elegir varias comidas en vez de dos o tres grandes. Esto ayuda a mantener los niveles de azúcar estables y es menos estresante para las suprarrenales, tal como el agregar proteína de buena calidad en cada alimento.

5. Mantener el ejercicio como un beneficio, no como un sobrestimulante

Entre más intensa sea su rutina de ejercicios, más se las cobra a sus suprarrenales, es decir, el cortisol se necesita y se libera en proporción a la intensidad de su rutina de ejercicio. Y si se encuentra estresado, sus suprarrenales están bajo una intensa demanda. Por lo tanto, el ejercicio ligero puede ser mucho más beneficioso, especialmente en los tiempos de mucho estrés.

6. Evitar el alcohol

Desafortunadamente, la sustancia a la cual usted quisiera agarrarse para poder lidiar con el estrés, es de hecho la cosa más tóxica que usted le puede dar a sus suprarrenales. Varios estudios revelan que el alcohol no sólo le indica a las suprarrenales producir mucho más cortisol, sino también pueden aumentar gravemente sus niveles de adrenalina.

¡En otras palabras, el consumo de alcohol le puede provocar a sus suprarrenales los mismos problemas que el estrés emocional o situacional generan! Aún peor, si usted deja de beber alcohol, el estado de abstinencia puede seguir generándole estrés a las suprarrenales. Todo se convierte en un círculo vicioso.

La solución es, encontrar formas mucho más saludables para lidiar con el estrés, en lugar de acudir al alcohol. Las recomendaciones incluyen el buscar actividades que le dan placer y una distracción positiva, como su pasatiempo favorito, la repostería, una buena película, un poco de ejercicio cómodo o incluso la mezcla del agua mineral con jugo de limón.

7. Soporte de calidad sin receta para las suprarrenales

El soporte directo de sus suprarrenales en la cara del, estrés crónico, puede encontrarse con un buen suplemento de soporte para las glándulas suprarrenales sin receta en su mercado natural local. Muchos de esos productos contienen extracto glandular suprarrenal crudo (raw adrenal glandular), el cual es de mucha ayuda. Sin embargo, usted debe tener cuidado con la adrenalina del extracto glandular suprarrenal crudo.

Otra alternativa, que no posee la innecesaria adrenalina, son aquellos suplementos suprarrenales hechos solamente del córtex suprarrenal. La marca llamada Isocort de Bezwecken siempre ha sido popular entre los pacientes, ya que era producida exclusivamente del córtex suprarrenal de ovejas de Nueva Zelanda. Pero en el 2011, el Isocort fue cambiado a un cortisol fermentado y derivado de una planta. Afortunadamente, existen en el mercado muchas sustancias químicas exitosas extraídas de las plantas. Al ser un cortisol derivado de las plantas, quizás trabaje mejor si la disfunción suprarrenal es menor.

Según los fabricantes del Isocort, este producto de soporte todavía contiene Echinacea, como Echinacea Purpurea (6 mg por píldora). También contiene lactosa, estearato de magnesio, almidón de arrurruz, maltodextrina, celulosa microcristalina, silicato de magnesio y lactasa. La cantidad de cortisol en cada píldora debe ser baja; 1.5 mg en vez de los 2.5 anteriormente establecidos.

Plan de Estrategia Suprarrenal #2: para aquellos que padecen disfunción suprarrenal/cortisol bajo

A pesar de que muchos pacientes encuentran que las estrategias mencionadas con anterioridad son de ayuda para mantener fuertes a las suprarrenales saludables, la experiencia de los pacientes revela que no son suficientes cuando la función suprarrenal de una persona ha comenzado a presentar un nivel bajo de cortisol revelado por medio del examen suprarrenal de saliva de 24 horas.

Uso de soporte sin receta para las glándulas suprarrenales

Cuando los pacientes se encuentran a sí mismos con estrés suprarrenal según es revelado por el examen de saliva, tal como una mezcla de niveles altos y bajos durante el día o la noche, la primera estrategia es el utilizar hierbas adaptógenas para ayudar al cuerpo a nivelar su respuesta al estrés. Los ejemplos abarcan la ashwagandha, el astragalus, la rodhiola, la scisandra y otras hierbas, además de algunos hongos como el shiitake. Estos son usados por varias semanas o meses mientras se trata lo que está causando el estrés.

Incluso, si los pacientes descubren que tienen algunas áreas de cortisol bajo, podrían empezar con un producto como Isocort, el cual es un cortisol derivado de una planta que se vende sin receta médica, o cualquier producto que sólo contiene "córtex suprarrenal" con su inherente contenido de cortisol. A diferencia de los "extractos glandulares suprarrenales", el córtex contiene adrenalina, la cual posee un efecto similar al de patear a un perro que está durmiendo.

Con todo, los pacientes buscan la forma más efectiva para tratar sus problemas de cortisol, los cuales hacen que los medicamentos para la tiroides trabajen mejor, sin tener que acudir a medicamentos con receta.

Cuando los exámenes de saliva revelan un grave problema de cortisol bajo

Existen dos estrategias que los pacientes y sus doctores pueden considerar cuando el examen de saliva revela un problema de cortisol bajo.

1. Uso del Método Circadiano T3: Paul Robinson, un paciente británico con problemas de tiroides, descubrió algo fascinante; el funcionamiento pobre de las glándulas suprarrenales podría estar relacionado con los niveles de tejido suprarrenal bajos de T3. Y podría mejorar el funcionamiento al únicamente usar la T3 o la hormona tiroidea disecada. ¡Y esto funcionó! Él declara que la persona tiene que tratar la diabetes u otro problema de regulación del azúcar en la sangre, y no padecer de hipopituitarismo o la enfermedad de Addison para que este protocolo funcione.

Los siguientes son unos puntos generales importantes:

1. La mayoría del cortisol diario lo producen las suprarrenales en las últimas cuatro horas del sueño antes de despertarnos. Por ejemplo, si uno regularmente despierta a las 8 a.m., dicho periodo sería entre las 4 - 8 a.m. Y ya que las células suprarrenales necesitan la T3 (como cualquier célula la necesita), el dar a uno mismo T3 estratégicamente en ese periodo de 4 horas sería la clave para promover una mejor función suprarrenal.

2. La primera dosis de T3 del día, como 10 mg o un grano de hormona disecada, usualmente comienza alrededor de 1 hora y media antes de que usted se despierte. Esto se debe llevar a cabo por una semana para saber si hay alguna señal positiva de que las suprarrenales están respondiendo (como el despertarse descansado, tener una mejor presión sanguínea o ritmo cardiaco, etc.). Si no hay una respuesta positiva por parte de sus suprarrenales, la T3 debe ser aumentada a 12.5 mg por una semana, y observar si existe alguna mejora. Si no hay mejora, los pacientes deben recibir una dosis de 15 mg, y repetir el proceso. Si encuentra una cantidad en mg que produzca una respuesta buena, entonces se mueve a dos horas antes de despertarse, y mantenerla.

3. Si una hora en particular generase una respuesta muy fuerte, se pone la T3 más tarde de nuevo, de media hora en media hora.

4. Una mejor respuesta suprarrenal puede darse en tres meses si el protocolo es llevado a cabo correctamente, mientras que las otras dosis de T3 son continuadas durante el día.

**Para más detalles, visite: *http://www.stopthethyroidmadness.com/t3-circadian-method-for-adrenals*. El mismo puede ser impreso e incluirse en este libro.

Robinson enfaniza que la persona necesita estar tomando un buen complejo B, vitamina B12, vitamina C varias veces al día, vitamina D, un buen complejo de minerales quelados y magnesio quelado.

Además, él considera que si alguien intenta hacer esto mientras está tomando hidrocortisona (detalles a continuación), es mejor tratar de reducir la hidrocortisona lo más posible y definitivamente, intentar de disminuirla (2.5 mg) cada semana mientras se lleva a cabo el protocolo. También cree que es importante hacer la prueba de estimulación con ACTH para confirmar que las suprarrenales son capaces de responder a las dosis de T3 en la mañana.

Finalmente, la T3 directa es necesaria en vez de la liberación lenta de la T3. ¿El Método Circadiano T3 funcionaría con la hormona disecada? Sí, dicen algunos pacientes que lo han tratado, debido a que la hormona disecada contiene T3. Muchos detalles más pueden ser encontrados en el excelente libro de su autoría *"Recovering With T3: My Journey from Hypothyroidism to Good Health Using the T3 Thyroid Hormone"*. El capítulo 16 presenta buenos detalles sobre el uso sólo de la T3 para una mejor función suprarrenal. Usted puede ordenarlo desde la siguiente página: *www.stopthethyroidmadness.com/books-on-thyroid*.

2. Uso de la hidrocortisona de prescripción médica:

Un paso diferente es el hablar con su doctor acerca de tratarse con una dosis fisiológica de hidrocortisona de prescripción médica, o con una cantidad terapéutica que de manera segura le proporcione lo que sus suprarrenales no le están proporcionando. En cambio, dicha cantidad, le permite a las hormonas tiroideas interactuar con las células debido al aumento en los niveles de azúcar en la sangre.

La marca del medicamento muy bien conocido de corticosteroide de hidrocortisona (HC) se llama Cortef, fabricado por Pfizer Laboratories. Es una pastilla bioidéntica de rápida absorción y es una forma química de cortisol elaborada por el hombre. Viene en dosis de 5 mg, 10 mg y 20 mg. Los ingredientes del Cortef también incluyen el estearato de calcio, fécula de maíz, lactosa, aceite mineral, ácido ascórbico y sacarosa.

La dosis que en repetidas ocasiones ha probado funcionar para la mayoría de los pacientes es la de aproximadamente 25-35 mg de cortisol, la cual de acuerdo al Dr. William McK Jeffries en su libro "Safe Uses of Cortisol", *elimina la presión del tejido residual suprarrenal y proporciona una reserva mucho más funcional en los tiempos de estrés'*. También es llamada una dosis fisiológica de cortisol, en vez de las dosis farmacológicas que traen sus tan preocupantes efectos secundarios que una vez fueron usados a mediados del siglo 20. Debido a los comunes problemas digestivos de aquellos con hipotiroidimo, por el estado crónico de hipotiroidismo/cortisol bajo/sodio bajo, algunos pacientes han encontrado que pueden llegar a necesitar entre 35 - 45 mg o más. Todo está basado en la temperatura promediada diariamente, tal y como se explica en el Capítulo 5.

La cantidad óptima de hidrocortisona se supone que deba ser multidosificada, para asemejarse mejor al ritmo normal de la secreción natural del paciente. A continuación se muestra un ejemplo después del título *"Cantidades para Empezar el Cortisol"*.

Cuando un nivel gravemente bajo de cortisol es comprobado por los resultados del examen de saliva de 24 horas, muchos pacientes descubren que el iniciar en (en vez de aumentar hasta) aproximadamente 25-30 mg puede resultar beneficioso para ver si esto puede darles soporte total a las suprarrenales fatigadas. Dicho soporte adecuado puede ser evidenciado al tomar las temperaturas promediada diariamente, tal como se explica en el Paso Número Dos de Descubrimiento en el Capítulo 5. También hemos notado que algunos necesitan al menos 30-35 mg como mínimo antes de que sean eliminados los síntomas de fatiga suprarrenal, las temperaturas estén estables y las hormonas tiroideas interactúen con las células.

Cuando los pacientes encuentran su cantidad individual óptima de hidrocortisona, ellos notarán que sus temperaturas promediadas diariamente no están fluctuando ya (debido a que sus hormonas tiroideas están alcanzando las células). La hormona tiroidea disecada o la T3 sola, usualmente seguirán necesitando ser aumentadas.

NOTA PARA LOS HOMBRES: *Ya que los hombres secretan más cortisol que las mujeres, a menudo necesitan mayor soporte de cortisol. Por ejemplo, cuando una mujer termina necesitando de 25-35 mg de cortisol para que sus hormonas tiroideas puedan alcanzar completamente sus células y que sus temperaturas se estabilicen, un hombre puede necesitar de 35-45 mg. De hecho, no es raro ver que la mayoría de los hombres alcancen este último rango antes de llegar a la cantidad óptima. Es individual, pero igual que con las mujeres, usted sabrá cuando sus temperaturas promediadas diariamente dejan de fluctuar más de 0.2-0.3 °F (17.6 °C) entre cada una (ver Paso Número Dos de Descubrimiento en el Capítulo 5).*

Cantidades para empezar el cortisol: (un cambio drástico en comparación con la Primera Edición)

Cuando los pacientes y aquellos doctores curiosos apenas comenzaban a aprender acerca de la dosificación del cortisol, había un énfasis en aumentar lentamente hasta los 20 mg y en hacer tomas cuatro veces al día para replicar de mejor manera lo que las suprarrenales estarían haciendo.

Dicho aumento lento no sólo estaba presente en el libro del Dr. Barry Peatfield (*"Your Thyroid and how to keep it healthy"*, *Capítulo 8, pág. 122*), sino que también los pacientes con problemas suprarrenales también lo apoyaban.

Sin embargo, los pacientes descubrieron a través de observación y de su miserable experiencia, que a pesar de que el horario de la dosificación era correcto (la más alta en la mañana y después cada cuatro horas), el aumento lento provocaba oleadas repentinas de adrenalina sumamente desagradables y un apagón del eje HHS (hipotálamo-hipofiso-suprarrenal) en respuesta al cortisol exógeno. Algunos pacientes se aterrorizaron al pensar que estaban haciendo algo mal.

Eventualmente al investigar y hablar con doctores informados, los pacientes y algunos doctores sabios han llegado a la conclusión que el "empezar en" 20-25 mg funciona mucho mejor (si la T3 libre no está muy arriba del rango) y los problemas relacionados con el aumento se han eliminado por completo; es decir, dosis más bajas pueden suprimir más de lo que están reemplazando cuando el cortisol está muy bajo y usted termina sin sentirse a gusto y con oleadas repentinas de adrenalina. Esto fue comprobado una y otra vez por pacientes nuevos que compartían la información en grupos de pacientes, dichos pacientes habían convencido a sus doctores en dejarlos tratar su nivel bajo de cortisol con una dosis total de inicio esparcida cuatro veces al día en vez de aumentar de golpe.

Por lo tanto, los pacientes comenzaron a dosificar de manera similar a esta, e ingiriendo alimentos a cada momento para proteger las paredes del estómago:

Empezando con 20 mg (para un cortisol bajo y menos severo)
7.5 mg en la mañana
5 mg cuatro horas después
5 mg cuatro horas después
2.5 cuatro horas después o a la hora de acostarse, preferible mente

Empezar con 25 mg (para la mayoría de los pacientes con suprarrenales desafiantes)
10 mg en la mañana
7.5 mg cuatro horas después
5 mg cuatro horas después
2.5 cuatro horas después o a la hora de acostarse, preferible

Empezar con 30 mg (para hombres o aquellas personas con un cortisol bajo y más severo)
10 mg en la mañana
10 mg cuatro horas después
5 mg cuatro horas después
5 mg cuatro horas después o a la hora de acostarse, preferible mente

La dosificación de cada 4 horas es importante por tresrazones: 1) proporciona una dosis mucho más estable de hidrocortisona ya que cae aproximadamente en un 50% (la mitad de su vida) dentro de hora y media; 2) ninguna dosis es tan alta que después pueda apagar su propia producción; y 3) replica mejor el ritmo propio del cortisol, lo cual le da más cortisol en la mañana, y durante el día, y cantidades más pequeñas subsecuentemente. Algunas personas quizás necesiten distanciar las dosis cada tres horas, en vez de cada cuatro si se sienten desfallecientes antes de la siguiente dosis. Otros quizás necesiten agregar una dosis pequeña en el ínterin por algunos meses, lo cual es fácil dejar de hacer después. Usted mismo lo descubrirá si llega a sentirse desfalleciente antes de la siguiente dosis.

La dosis máxima individual de 10 mg

Por ensayo y error, doctores sabios y pacientes con problemas suprarrenales descubrieron que el no aumentar más allá de la 10 mg la dosis de la mañana es importante (o dosis subsiguientes), ya que las dosis más altas pueden hacer que deje de funcionar bastante la ACTH. La hormona ACTH es aquella secretada por la glándula pituitaria y tiene como fin regular la producción suprarrenal.

Si una dosis está en 10 mg y los pacientes notan que parece que se quedan sin cortisol antes de la siguiente dosis, ellos subirán la siguiente dosis para que dure hasta tres horas o deberán agregar una dosis en el ínterin entre las demás dosis.

Dosis a la hora de dormir

Ya que muchos pacientes con problemas suprarrenales pueden encontrarse con niveles de azúcar bajos (hipoglucemia) durante la noche debido a su cortisol bajo, y por con siguiente tener oleadas de adrenalina (el tener serios niveles bajos de cortisol puede predecir esto), una solución es tomar una pequeña dosis de hidrocortisona justo a la hora de irse a dormir, con alimentos para prevenir problemas con el revestimiento estomacal, para prevenir que la glucosa baje durante la noche y haya problemas para despertar.

El tomar la dosis final antes de acostarse produce un rompimiento y una liberación más lenta durante la noche. Dosificar con 2.5 a la hora de dormir es común. O si todavía se sigue despertando, el tomar 5 mg a la hora de dormir ha funcionado para algunos pacientes. Algunos pacientes hasta han usado una dosis de 2.5 de hidrocortisona cuando se levantan a la mitad de la noche.

Por ciero, no todo el mundo tolera una dosis a la hora de dormir, especialmente si se tiene un nivel alto de cortisol. Si la dosis a la hora de dormir causa problemas con el sueño, los pacientes la mueven para por el día, y tratan el cortisol alto a la hora de dormir de una manera diferente. Más adelante se explica el cómo tratar el cortisol alto.

Los hombres y la dosificación de la hidrocortisona

Ya que los hombres usualmente necesitan más hidrocortisona que las mujeres, he aquí un ejemplo de horario de dosificación para un hombre que necesita 37.5 mg de hidrocortisona. Usted notará que se asemeja al ritmo circadiano individual, al tener el nivel más alto en la mañana y el más bajo a la hora de dormir, y que está separado cada tres horas. Por ejemplo, si necesitara 40 mg, la dosis de la hora de dormir podría ser de 5 mg. Algunos hombres incluso necesitan más, pero eso lo sabrá usted al tomar las temperaturas promediadas diariamente (Paso Número Dos de Descubrimiento).

8 a.m. (o a la hora que se levante): 10 mg
11 a.m.: 7.5 mg
2 p.m.: 7.5
5 p.m.: 5 mg
8 p.m.: 5 mg
Hora de dormir: 2.5

Encontrar la cantidad adecuada de hidrocortisona

Una vez que ha mantenido un aumento de su dosis inicial de hidrocortisona por al menos cinco días, necesitará tomar las Temperaturas Promediadas Diariamente tal como se explica en el Capítulo 5 en el Paso Número Dos de Descubri. Es la estabilidad de su temperatura promediada diariamente la que le indicará si usted está tomando la cantidad fisiológica correcta para cubrir sus necesidades y para mejorar su salud y tratamiento tiroideo. Los niveles demasiado bajos o demasiado altos de hidrocortisona producen inestabilidad.

Si su dosis inicial no está estabilizando sus temperaturas, consulte con su doctor acerca de aumentar la dosis del mediodía a 2.5 mg, manténgala por varios días y después revise sus temperaturas (promediadas diariamente) por al menos cinco días más, y vea. Si necesita otro aumento, puede añadirlo a la dosis de la tarde. Una vez más, sería bueno mantener una dosis de la mañana de no más de 10 mg para evitar que la ACTH deje de funcionar después.

Una vez que alcance temperaturas estables, usted puede intentar aumentar su hormona tiroidea hasta que tenga una buena presión sanguínea, un buen ritmo cardíaco y la temperatura vespertina cercana a los 98.6 °F (36.6 °C).

¿Cómo saber si se está tomando demasiada hidrocortisona? Tenga cuidado con estos síntomas: sudoración excesiva, un aumento de peso muy grande, moretones que salen con facilidad, debilidad, enrojecimiento facial o redondez, retención de líquidos, joroba en la espalda o incluso cambios de humor. Una cantidad excesiva también puede debilitar el sistema inmune, lo cual genera un aumento en las enfermedades.

Marcas de cortisol

Al momento de publicación de este libro, existe una variedad de medicamentos que contienen la hidrocortisona. Gracias a la experiencia reportada por algunos pacientes, los medicamentos con hidrocortisona más fuertes son tanto Merck, como Sharp and Dohme, ambos producidos en el Reino Unido, así como también la marca de Pfizer llamada Cortef. También, Douglas and Glades ha sido exitoso con los pacientes.

Por qué no se puede usar un examen de saliva al estar tomando hidrocortisona

Desafortunadamente, no se puede usar otro examen de saliva para averiguar si está tomando la cantidad correcta. La adición manual de cortisol, con sus altas tras la dosis y luego sus bajas debido a su corta vida, sesgan los resultados. La manera más precisa de conocer cuándo se está tomando la cantidad suficiente es a través de la comparación de las temperaturas promediadas diariamente. (Ver Capítulo 5/Pasos Nuero Dos de Descubrimiento/Examen de Temperatura).

Cuando ya está tomando hormona tiroidea disecada y empieza a tomar cortisol

Si usted descubre que padece de cortisol bajo después de que ha estado tomando la hormona tiroidea disecada, quizás tenga la T3 libre alta, por lo tanto el hablar con su doctor acerca de realizar un examen de la T3 libre no es una mala idea. Si sale alta, los pacientes han bajado su hormona tiroidea, lo que en cambio bajará la T3 libre, antes de empezar a tomar la hidrocortisona. Esto prevendrá la tan desagradable oleada vertiginosa de adrenalina provocada por el movimiento de las hormonas tiroideas mezcladas con las células. No se deje engañar al pensar que el depósito de T3 de su sangre en sus células es cosa fácil. Se puede sentir sumamente incómodo y con ansiedad extrema, su corazón puede palpitar aceleradamente y/u otros síntomas de un ataque de adrenalina que pueden durar por días. Si esto sucede, incluso después de haber disminuido la hormona tiroidea disecada, los doctores le han dado instrucción a los pacientes de dejar de tomar la hormona disecada completamente por un día o dos, o más, y después, ya sea lentamente aumentarla o incluso mejor, seguir con la T3 solamente ya que la mayoría de los pacientes tienden a tener demasiada T3 inversa. (Ver a continuación).

¿Qué tanto se debe disminuir la hormona tiroidea disecada? Si se toma más de un grano, el disminuir la dosis a un grano o menos es prudente cuando se empieza a tomar la hidrocortisona. Si usted ha tomado Synthroid o cualquier otro tratamiento que sólo tiene T4, usted probablemente no tendrá la T3 libre lo suficientemente alta como para preocuparse, ya que no es T3 directa, sino T3 de la conversión.

Por qué la T3 sola puede ser mejor al tomarse con la hidrocortisona

Desafortunadamente para muchos pacientes con problemas suprarrenales, el tener las disfuncionales altas y bajas en la producción de cortisol, tal como tener un nivel de ferritina bajo o de hierro bajo, puede provocar un acumulamiento de la T3 inversa de la conversión de la T4 al tomar la hormona tiroidea disecada, lo cual también disminuye los niveles de T3 libre haciendo su situación mucho peor. Usted puede saber que tiene mucha T3 inversa cuando pareciera que nunca puede encontrar un punto de equilibrio en el cómo se siente, sintiéndose con mucho hipotiroidismo pero al mismo tiempo teniendo síntomas de hipertiroidismo o presentando una T4 libre alta con una T3 libre menos óptima. Usted también puede comparar su T3 libre y el radio de la T3 inversa tal como se explica en el Capítulo 12, donde usted está buscando una T3 libre, la cual es al menos veinte veces más alta o más que su T3 inversa.

Una manera de detener la producción en exceso de la T3 inversa es eliminar, o disminuir en gran manera la T4 de la ecuación, lo cual la hormona tiroidea disecada tiene, y empezar en dosis bajas con sólo la T3, y aumentar en cantidades bajas. Parece que se necesita hasta 8-12 semanas para poder eliminar completamente el exceso de la T3 inversa. Usted también terminará quedándose solamente con la T3 hasta que haya mantenido el tratamiento de la hidrocortisona por un tiempo, así como también haya corregido cualquier problema causando, el nivel alto de la T3 inversa.

Aumentar la hormona tiroidea al estar tomando hidrocortisona

Al aumentar la hidrocortisona lo suficiente como para alcanzar temperaturas estables es el buen momento para empezar a aumentar la medicina de la tiroides, aseguran muchos pacientes que ya han recorrido ese camino. Si la fatiga suprarrenal que sufre es severa, quizás exista la necesidad de tomar una dosis para el estrés con una cantidad extra de hidrocortisona en cada aumento, como 2.5 por algunos días, o esperar a obtener temperaturas promediadas diarias estabilizadas antes de llevar a cabo el aumento.

Los pacientes y los doctores han aprendido a continuar con la comparación de las temperaturas promediadas diarias, como una herramienta para averiguar si está y cuándo se está tomando suficiente hidrocortisona. Ver Paso Número Dos de Descubrimiento Número Dos de para Descubrimiento en el Capítulo 5.

Cómo evitar problemas estomacales con la hidrocortisona

Como precaución se ha aprendido a tomar la hidrocortisona junto con alimentos para proteger el revestimiento estomacal, lo cual incluye por supuesto la dosis tomada a la hora de dormir. Algunos reportan náuseas o dolor estomacal al tomar la hidrocortisona sin alimentos.

Muy raramente, algunos pacientes tendrán dificultad para tolerarla incluso acompañada de alimentos. La pista es presentar una reacción en el lapso de una hora después de haberla tomado. La solución potencial es cortar la dosis por la mitad y tomar la cantidad más pequeña que se pueda y después aumentarla mucho más lento. Otro método es la hidrocortisona en crema untada en la piel rotando las áreas de aplicación.

También se puede tomar la hidrocortisona vía sublingual, pero deberá observar en caso de signos potenciales de afta, lo cual podría ser candidiasis bucal y verse como lesiones blancas aterciopeladas en la boca o la lengua. Esto no le sucede a todas las personas.

El uso de la hidrocortisona en crema

Se ha reportado a través de pacientes y sus doctores el uso exitoso de la hidrocortisona de 1% en crema para el tratamiento de los problemas relacionados con los niveles bajos de cortisol. Ésta es de ayuda especialmente cuando el uso de la hidrocortisona vía oral ha sido demasiado agresiva con el revestimiento estomacal, aun acompañada de alimentos. También le proporciona un poco de tranquilidad al paciente, ya que la puede cargar en el bolsillo en caso de que olvide sus tabletas de hidrocortisona. La hidrocortisona de 1% en crema contiene 10 mg de hidrocortisona por cada cuarto de cucharada. Una jeringa para dosificar puede ser útil y puede comprarse en la farmacia local.

Encuentre la medida para 1 ml. o 1 cc en la jeringa, lo cual equivaldrá a 10 mg de hidrocortisona.

Aun mejor, algunos pacientes usan la crema simplemente como una dosis para el estrés. También es importante rotar las áreas de la piel en las que la coloca, ya que se sabe que el uso a largo plazo adelgaza la piel.

Nota interesante: una paciente que tenía problemas con la hidrocortisona, con la cual se lastimó el estómago, descubrió que el tomar la corteza del ulmus rura (slippery elm bark) le ayudó a que su estómago tolerara la hidrocortisona.

Raíz de Regaliz

A veces nuestros resultados del examen de saliva simplemente mostrarán niveles de cortisol ligeramente bajos solamente por la mañana, o tanto muy temprano y tarde en la mañana, es decir que sus suprarrenales están presentando una fatiga muy menor. Si usted no tiene presión sanguínea alta (la cual puede exacerbarse) y no está tomando diuréticos, la raíz de regaliz con su ácido glicirrícico es un soporte natural para las glándulas suprarrenales, ya que alienta y puede inhibir el rompimiento del cortisol en el hígado.

Las cantidades recomendadas de dicha hierba se basan en su respuesta, o alrededor de los 300 - 500 mg al día. Algunos recomiendan hasta 900 mg al día. Ya que no existen estudios que demuestren que tan seguro es tomar la raíz de regaliz después de 6 semanas, algunas personas eligen no tomarla por dos semanas y utilizar un soporte diferente. No se recomienda si se está embarazada, se tienen problemas coronarios o del riñón, o diabetes. Algunos pacientes reportan que al tomar la raíz de regaliz padecen de dolores de cabeza y latidos del corazón muy fuerte, incluso cuando la presión sanguínea no aumentó. A otros les va bien. Usted no querrá usarla por un periodo de largo plazo.

La raíz de regaliz puede ser utilizada con la hidrocortisona en algunas situaciones debido a sus efectos corticoides y puede ser útil cuando se está tratando de dejar de tomar la hidrocortisona. Sandy, quien descubrió en sí misma síntomas de fatiga suprarrenal, pero que no podía costear el examen de saliva, asevera:

Sabía que tenía un problema con las suprarrenales porque me resultaba muy difícil lidiar cuando mis hijos necesitaban esto o aquello y me daban náuseas casi por cualquier cosa. También me di cuenta que cuando tenía que disciplinar a mis hijos me ponía temblorosa. También era mamá soltera y la situación económica era apretada. Escuché acerca de la raíz de regaliz y la conseguí. Y quiero reportar que hizo una diferencia en mis capacidades para lidiar con las cosas. Sí tuve que moverme al cortisol, pero estaba sumamente impresionada con lo que la raíz de regaliz hizo por mí al principio.

Cuando se tiene un nivel de cortisol alto a la hora de dormir

Muchos pacientes con problemas suprarrenales pueden encontrarse a sí mismos con niveles altos de cortisol a la hora de dormir, a pesar de tener cortisol bajo en la mañana o durante el día (otra razón importante para no confiar en el examen de laboratorio de una sola toma y en lugar de eso usar el examen de saliva de 24 horas). Los síntomas principales del nivel de cortisol alto durante la noche es la dificultad para poder quedarse o de mantenerse dormido. Si se llega a encontrar en dicha situación, he aquí algunos suplementos tomados de manera individual, que los pacientes han encontrado que son exitosos para contrarrestar el nivel alto de cortisol durante a la hora de dormir:

1. Melatonina:

Se toma una hora antes de irse a dormir, ya que el cortisol alto a la hora de dormir puede apagar la producción natural de melatonina, lo que significa que no se podrá quedar o mantenerse dormido fácilmente. Algunos doctores recomiendan empezar con 1 mg, después aumentar un poco en algún momento hasta que se encuentre en la dosis que le ayuda a dormir. Nunca resulta recomendable subir más allá de 3 mg, ya que la melatonina puede bajar demasiado su nivel de cortisol nocturno y causarle hipoglucemia (nivel bajo de azúcar en la sangre). También podría afectar sus niveles matutinos. Consulte con su doctor.

2. Fosfatidilserina (PS):

Este suplemento también es tomado a la hora de irse a dormir y la dosis recomendada va de los 300 -1000 mg, lo cual ayuda a bajar los altos niveles de cortisol. La fosfatidilserina es un ácido graso encontrado en las células inmunes y el tejido muscular, pero también son comunes en las células cerebrales. De hecho, es recomendado por sus beneficios para la mejora cerebral, para realzar la memoria, la concentración, la lucidez y el humor, aparte de ser un reparador celular y mejorar la función inmune. Sin embargo, los pacientes con problemas tiroideos que tienen niveles de cortisol altos durante la noche descubrieron que la fosfatidilserina ayuda a disminuir el cortisol cuando sus niveles altos están dañando o disminuyéndolo en un 30% a un 70%, según varias fuentes. La fosfatidilserina parece trabaja al regular el eje HHS (hipotálamo-hipofiso-suprarrenal).

Cuando vaya a comprarla, simplemente busque la fosfatidilserina, no compre la que venga en algún complejo. El complejo de fosfatidil ha hecho que algunos pacientes se sientan en otra dimensión por las mañanas. También se puede encontrar la fosfatidilserina en crema para untar en la piel, lo cual elude la digestión.

Un lado negativo de ella es que es derivada de la soya. La soya es conocida por ser un inhibidor tiroideo. Por lo tanto, usted quizás quiera ser súper cuidadoso con sus otras fuentes de soya y deberá disminuirlas cuando esté usando la fosfatidilserina. O considerar un producto de fosfatidilserina que no contiene soya llamado Seriphos.

3. Zinc:

Los estudios reportan que el zinc, ya sea en dosis de 25, 37.5 ó 50 mg, disminuyen significativamente el nivel de cortisol incluso hasta cuatro horas después de haber tomado la dosis. Éste debe tomarse con alimento en el estómago para proteger el revestimiento del estómago. Hay pacientes que incluyen un suplemento de cobre en la mañana, ya que el zinc puede bajar los niveles de cobre.

4. Albahaca Santa:

Muchos estudios muestran que esta hierba, también llamada Ocimum sanctu, posee propiedades comprobadas para disminuir el cortisol. Incluso podría ayudarle a regular sus niveles de azúcar en la sangre, así como servirle como un antioxidante.

5. Azufaifo:

Esta hierba popular, también conocida como jujube, es usada por la medicina China y es conocida por su capacidad sedante en el tratamiento del insomnio. Debido a dicha capacidad sedante, podría ayudar a disminuir el cortisol. A menudo es utilizada en combinación con extractos de magnolia, lo cual tiene una correlación directa en la disminución del cortisol.

6. Relora:

Este es un suplemento herbario que contiene extractos de phellodendron y magnolia. Se ha demostrado que disminuye los niveles de cortisol al adjuntarse a los receptores de cortisol, lo cual el cuerpo lo recibe entendiendo que ya no necesita producir más cortisol.

Su meta al usar los suplementos de cortisol

Como paciente con problemas tiroideos y con disfunción suprarrenal, su meta primordial con la dosificación es encontrar la menor y más correcta cantidad de cortisol para cubrir sus necesidades. Para muchas personas, eso es alrededor de 25-30 mg, a veces un poco menos y a veces un poco más (especialmente con los hombres), más multidosificándolo aproximadamente cuatro veces al día tomando la dosis más alta (10 mg máximo) por la mañana. No existe una dosis que funcione para todas las personas.

La cantidad óptima de hidrocortisona también resolverá sus síntomas de cortisol bajo, detendrá las oleadas repentinas de adrenalina que le producen ansiedad y le proporcionará a las suprarrenales el descanso que tan desesperadamente necesitan.

Otra vez, la manera para saber que se ha encontrado la cantidad óptima de hidrocortisona es llevando a cabo el examen de Temperaturas Promediadas Diarias cinco días después de cada aumento de 2.5 mg, tal como se indica y detalla en el Capítulo 5 en el Paso Número Dos de Descubrimiento. Cuando cada temperatura promediada diariamente por cinco días seguidos varía entre los 0.2-0.3 °F (o 0.1 °C), y presenta una inclinación de cerca .2 °F, entonces usted sabe que está tomando la cantidad correcta o que ya está muy cerca. Después usted aumenta su hormona tiroidea disecada o su T3 sola a su cantidad óptima, lo cual llevará a la temperatura de media tarde a una cifra consistente de 98.6 °F (37 °C) en su mayoría, mientras que se mantiene un ritmo cardíaco saludable y una buena presión sanguínea.

Nota: si usted sigue aumentando la hidrocortisona más y más y nunca se estabilizan sus Temperaturas Promediadas Diarias, esto podría ser un indicativo de tener el nivel de aldosterona bajo y por ende, necesitará examinarlo. Ver a continuación.

Nos hemos dado cuenta que algunos pacientes en los que la disfunción suprarrenal es bastante grave (o que son varones), pueden llegar a necesitar al menos 30 mg o más antes de obtener adecuadamente la hormona tiroidea de la sangre a las células, así como también detener las oleadas repentinas de adrenalina que son tan comunes en las dosis bajas. Peatfield ha mencionado que algunas personas llegan a tomar hasta 40 mg o más, pero que dicha cantidad se debe a problemas de mala absorción. Nunca se recomienda subir más de lo que necesita para cumplir todo lo antes mencionado. En caso de que usted sí suba hasta dicha cantidad y la mantenga por mucho tiempo, puede arriesgarse a suprimir sus glándulas suprarrenales y su sistema inmune. Además, el disminuir cantidades altas de hidrocortisona puede hacerle algo miserable, incluso si eventualmente alcanza el éxito.

Una vez que haya alcanzado ambas metas– suficiente hidrocortisona para poder estabilizar sus temperaturas (encontrada al tomar las Temperaturas Promediadas Diariamente) y un tratamiento óptimo de su hipotiroidismo)– le estará quitando una gran cantidad de estrés a sus glándulas suprarrenales. En adición, el tratar su cortisol bajo, el optimizar su tratamiento para la tiroides y el tratar los niveles bajos de ferritina o hierro puede ayudar a devolver el equilibrio de las hormonas sexuales en algunas personas; otras quizás tengan que tratar el desequilibrio de las hormonas sexuales directamente.

Aumentar la hidrocortisona

El término "rápido" no se encuentra en el diccionario del tratamiento suprarrenal. Puede tomar al menos tres días o hasta una semana para que los efectos del cortisol se hagan aparentes al tomar 20 mg o más, especialmente al tratar de nivelar las temperaturas (utilizando las Temperaturas Promediadas Diariamente) y al detener las oleadas repentinas de adrenalina que puede suceder cuando se toman dosis no óptimas o bajas. El poner atención proporciona la mejor información y los mejores resultados, así como también el modificar una cosa a la vez.

Nota: el tomar demasiado cortisol también puede provocar que las temperaturas se desestabilicen. Esa es la razón por la cual los pacientes sólo suben hasta 2.5 mg y hacen sus comparaciones de las Temperaturas Promediadas Diariamente por cinco días antes de cada aumento.

Mientras se está en el aumento de la hidrocortisona, los pacientes han descubierto que es bueno estar tomando una cantidad tolerable de hormonas tiroideas. Sin hormona tiroidea para trabajar, con el tiempo el cortisol se puede ir muy arriba, a pesar de que al principio estuviese en la cantidad correcta.

Dosificación para el estrés

Las suprarrenales saludables producirían cortisol extra al enfrentar estrés emocional o físico para permitirle al cuerpo poder lidiar con él. Sabiendo ya esto, los pacientes con problemas suprarrenales se han dado cuenta que necesitan dosificarse contra el estrés al enfrentar un evento estresante a corto o largo plazo, una herida o una enfermedad como la gripe o incluso algo peor. De hecho, la dosificación contra el estrés puede resultar extremadamente importante para los pacientes con problemas suprarrenales para poder así prevenir una crisis suprarrenal cuando se presenta un suceso desagradable. Esta es la razón por la cual los pacientes aseguran que mantienen la hidrocortisona en crema a su lado todo el tiempo.

Un método utilizado por los pacientes cuando una enfermedad se acerca, es el agregar 20 mg de hidrocortisona inmediatamente, dos veces al día por tres días. Si es utilizada más de tres días, se disminuye lentamente a 7.5 dos veces al día, después 5 mg dos veces al día y después se regresa a la primera dosis.

Para esos eventos como un coraje con un amigo, una persona amada o el jefe, una dosis de 5 mg puede ser buena a la primera señal de que el corazón empieza a latir con fuerza o usted empieza a temblar. Si usted todavía se siente demasiado estresado, otros 5 mg podrán ayudarle. Tres días y hasta 20 mg al día es la dosis máxima para enfrentar el estrés en la mayoría de los casos, aunque hay situaciones ocasionales como el tener familiares que no le caen bien en su casa durante una festividad que puede influenciar por más tiempo a una dosificación para el estrés.

Pero tal como establece en su libro *"Safe Uses of Cortisol"*:

> [En casos de sucesos estresantes] *se necesitan dosis más altas de cortisol para poder mantener un estado psicológico que podría producir hipercortisolinismo con sus conocidos desagradables efectos en los estados de no estrés. La secreción incrementada de hormonas suprarrenales sirve para satisfacer una necesidad mayor durante el estrés y tiende a mantener la homeostasis en vez de alterarla.*
>
> *El incremento en la secreción no provoca un estado de hipercortisolinismo, tal como se desarrolla cuando el título de dichas hormonas se aumenta artificialmente en la ausencia de necesidad. Por lo tanto, un paciente con insuficiencia suprarrenal bajo estrés podría necesitar dosis más altas de cortisol para poder mantener un estado psicológico que produciría hipercortisolinismo con sus conocidos desagradables efectos en los estados de no estrés. Dicha cantidad mayor puede ser hasta el doble de lo que normalmente tomaría usted diariamente.*

Una vez que haya recibido la dosis contra el estrés por varios días, o que la enfermedad haya empezado a debilitarse, los doctores guían a los pacientes para ir disminuyendo las cantidades extras poco a poco, y eventualmente terminar con la cantidad con la que estaban previamente.

Nota: si frecuentemente tiene que aplicar dosis para enfrentar el estrés emocional, simplemente puede ser que quizás no está tomando suficiente hidrocortisona mientras sus temperaturas están estabilizadas.

Cuando incluso las dosis mayores de hidrocortisona no funcionan

No es la regla, pero algunos pacientes definitivamente experimentan que las dosis más altas a que 35 - 40 mg de hidrocortisona no están aumentando los niveles de glucosa celular para trabajar con sus hormonas tiroideas, quizás debido a problemas digestivos, a una resistencia o a un problema al metabolizar demasiado rápido la hidrocortisona entre cada dosis. Las dosis más altas aumentan el riesgo de sufrir efectos secundarios, incluyendo la retención de líquidos, ya que la hidrocortisona posee la capacidad de retener la sal.

Por lo tanto, bajo las indicaciones de sus doctores, ellos se han cambiado a un glucocorticoide cinco veces más potente y de mayor duración llamado metilprednisolona bajo la marca Medrol. Ya sea una dosis parcial o un tratamiento total. El Medrol en comparación con la hidrocortisona tiende a retener menos los líquidos, pareciera que tiene menos efectos secundarios, tales como un peligro menor de presión sanguínea alta y genera menor estrés al hígado.

Pero, el Medrol puede ser mucho más difícil para dosificar y debe ser utilizado solamente como último recurso. En cantidades de conversión, 1 mg de Medrol equivale a aproximadamente a 5 mg de hidrocortisona. Los pacientes que realizan el cambio pueden terminar hasta con 6 mg de Medrol, esparcidos a lo largo del día; 3 mg temprano por la mañana, 2 mg a media tarde y 1 mg a la hora de dormir.

Si necesita la dosis para el estrés mientras toma Medrol, los pacientes usan la hidrocortisona.

Dehidroepiandrosterona- tomar o no tomar

La dehidroepiandrosterona (DHEA, por sus siglas en inglés) es otra hormona liberada por las glándulas suprarrenales y es un contrapeso para el cortisol. Y cuando el cortisol disminuye también lo hace la dehidroepiandrosterona y eventualmente disminuye. Algunas investigaciones aseguran que los suplementos con dehidroepiandrosterona pueden, más adelante, disminuir los ya bajos niveles de cortisol, mientras que otras investigaciones muestran que no hay ninguna disminución como resultado de la dehidroepiandrosterona.

En los grupos, usted encontrará algunos pacientes que aseguran que se sintieron mejor al tomar la dehidroepiandrosterona.

Como resultado de dichos resultados y experiencias contradictorias, la única manera de saber si los suplementos con dehidroepiandrosterona están disminuyendo su cortisol es realizando las tomas de temperaturas tal como se indica en los Paso Número Dos de Descubrimiento en el Capítulo 5.

El cortisol y el aumento de peso

Muchos pacientes que tratan sus perezosas glándulas suprarrenales con la hidrocortisona reportan un aumento de peso no deseado. Existen varias razones por las que puede suceder. Una de ellas es porque la administración oral de la hidrocortisona puede fomentar que el cuerpo produzca glucosa (azúcar en la sangre), lo cual también produce la producción de grasa y su almacenamiento debido al exceso de insulina. La otra es debido a que el contenido mineral de la hidrocortisona puede contribuir a la retención de agua. La tercera y la más probable para la mayoría, es que los síntomas de cortisol bajo esconden el hipotiroidismo, y por lo tanto, el corregir el cortisol bajo destapa la condición de hipotiroidismo persistente, lo cual fomenta el incremento de peso corporal hasta que se aumenta la hormona tiroidea disecada o la T3 sola. Y la cuarta, es que quizás usted está tomando demasiada y necesita consultar con su doctor acerca de disminuirla ligeramente mientras se mantienen estables las temperaturas promediadas diarias.

Cualquiera que sea la causa, sería prudente cuidar la dieta mucho más que antes, poniendo atención en las proteínas y los vegetales para que sean la mayor parte de su consumo diario y para que los carbohidratos sean los menos. Cuando los carbohidratos son consumidos, el elegir aquellos con un índice glucémico bajo es una decisión positiva, ya que son digeridos mucho más lentamente que los de índice alto. Ejemplo de alimentos con índice glucémico bajo incluyen los granos de alto contenido en fibra, las bayas, el requesón (cottage cheese), las carnes, la mayoría de los vegetales, etc. Los alimentos que se deben de evitar o reducir son los azúcares, las papas, la pasta, el arroz blanco y los productos de harina blanca.

Hormonas Sexuales mientras está tomando hidrocortisona

Algunos pacientes han descubierto que no pueden esperar al uso óptimo de hidrocortisona (HC) para tratar con sus doctores los problemas relacionados con las hormonas sexuales. Por lo tanto empiezan a tratar los problemas mientras trabajan con la hidrocortisona.

La suplementación con testosterona es un ejemplo de esto, ya que la hidrocortisona puede disminuir sus niveles. Y si ya se tenían niveles bajos de testosterona esto, puede ser un problema. A menudo, el nivel bajo de estrógeno necesita ser tratado, ya que puede exacerbar los niveles altos de glucosa o puede disparar la hipoglucemia (nivel bajo de azúcar en la sangre).

Debilidad muscular mientras está tomando hidrocortisona

El uso del cortisol, incluso las cantidades más pequeñas, inicialmente puede causar que los niveles de testosterona se almacenen, tal como lo puede el potasio. Los niveles bajos de estrógeno empeoran la debilidad. Esto es un problema especialmente en las mujeres, aun más en aquellas que no tienen ovarios o están menopáusicas. Por lo tanto, quizás necesita hablar con su doctor acerca de la suplementación con testosterona y potasio durante las primeras semanas o meses del uso del cortisol.

Problemas tolerando la hidrocortisona

La mayoría de las veces, los pacientes han descubierto que sus problemas con la hidrocortisona son por tomar muy poca, o la necesidad de tomarla menos separada entre cada dosis (casi de cada 2 a 3 horas) para ayudar a construir las reservas bajas. Es importante tomar la hidrocortisona con alimento en el estómago.

El cortisol y la presión sanguínea

Si usted tiene una presión sanguínea alta al empezar cualquier tratamiento con cortisol, es una buena alternativa monitorear su presión durante el tratamiento y mantenerse en contacto con su doctor para seguir las tendencias de su presión sanguínea. El tratamiento de la aldosterona también puede causar cambios en la presión sanguínea.

Incluso si no se padece de presión sanguínea alta, el monitoreo de la presión y el pulso es útil mientras se dosifica la hidrocortisona. Ambos le dan buenas pistas acerca de la dosificación de la hidrocortisona.

El ejercicio con disfunción suprarrenal

En repetidas ocasiones los pacientes con problemas suprarrenales han descubierto que casi cualquier forma de ejercicio les ha resultado poco saludable a sus ineficaces glándulas suprarrenales. ¿Por qué? El grado en el que usted se ejercite es igual al grado en el que se le exige trabajar a sus suprarrenales. Esa puede ser una mala noticia para aquellas personas que aprecian su rutina de ejercicios. Por el contrario, descanso y más descanso puede ser la mejor recomendación para colaborar con el tratamiento y la estabilización de las glándulas. Yo le digo a los pacientes que deben de verlo simplemente como el tomar un camino diferente en la vida; un camino saludable que es extremadamente importante.

Despertarse durante la noche

Si usted se va a la cama teniendo el cortisol alto (y que ha sido comprobado por el examen de saliva) y de alguna forma puede quedarse dormido a pesar de ello, puede haber una tendencia a despertarse frecuentemente.

Por otro lado, algunas personas tienen un nivel de cortisol demasiado bajo en la mita de la noche, lo cual también provoca que muchos pacientes se despierten debido al golpe de adrenalina y a la hipoglucemia (nivel bajo de azúcar en la sangre). El nivel bajo de azúcar en la sangre es un resultado común del cortisol bajo. Muchos reportan que esto les sucede alrededor de las 3:00-4:00 a.m., aunque también puede depender de la persona. Ese es el momento cuando el cortisol debe empezar a aumentar para prepararle para la hora normal de despertar, sin embargo no aumenta en lo más mínimo.

Una solución que los pacientes han usaado en contra del despertarse debido al nivel bajo de cortisol es el tomar la última dosis de su cantidad total de hidrocortisona a la hora de irse a dormir, como 2.5 mg con alimentos. Si esos pacientes continuaban despertando durante la noche, la aumentaban hasta los 5 mg.

Otra estrategia usada por los pacientes que se despiertan a la mitad de la noche es el tomar dos Isocort o un suplemento de córtex suprarrenal junto con una pequeña cantidad de alimento. Si usa un producto de córtex suprarrenal, tiene que asegurarse que la etiqueta especifique que sólo contiene el córtex. Si dice que también posee glándulas junto con el córtex, se estará proporcionando más adrenalina; que es justo lo que usted no necesita y que es lo que está causando que se despierte por la noche.

Si se siente confundido ante lo que sucede por la noche, existen laboratorios que ofrecen examen de saliva con seis tomas (dos de ellas se hacen en la noche). Usted puede hacer un suposición educativa entendiendo que el despertarse en la mitad de la noche se debe al cortisol bajo si, con anterioridad, la saliva ya reveló un nivel de cortisol matutino muy bajo.

Otras estrategias muy útiles para dormir mejor son aquellas que promueven la relajación antes de ir a dormir. Kim, una paciente con problemas suprarrenales, lo explica de la siguiente manera:

"Saqué nuestra televisión de nuestro cuarto. Si quería ver televisión por la noche tenía que hacerlo en otro cuarto. Quería que mi cuarto representara la paz y la tranquilidad, no el alboroto de un 'talk show' o una película de aventuras. También me iba a dormir lo suficientemente temprano como para leer revistas o libros sobre temas positivos. Compré sábanas de satén, una almohada nueva y un camisón de algodón muy suave. Sé que puede sonar un poco tonto pero quería fomentar la mayor comodidad posible. Y junto con mis otras estrategias ayudó bastante".

Aldosterona baja

Resultar ser que un buen número de pacientes con problemas en las suprarrenales y un nivel bajo de cortisol también presentan un problema con la aldosterona. La aldosterona, una hormona mineralcorticoide, ayuda a regular los niveles de sodio y potasio en el cuerpo cuando las suprarrenales están saludables; es decir, ayuda a retener la sal, que a su vez ayuda a controlar la presión sanguínea y la distribución de los fluidos en el cuerpo. También contribuye a equilibrar los electrolitos en la sangre como el calcio y el magnesio, y ayuda a prevenir que el potasio se eleve demasiado.

Cuando la aldosterona sube demasiado, especialmente al enfrentar estrés crónico, su presión sanguínea también sube bastante y sus niveles de potasio pueden irse muy abajo. Usted puede padecer calambres y debilidad muscular y entumecimiento y hormigueo en las extremidades. Resulta mucho más alarmante el que las investigaciones han demostrado que la aldosterona alta crónica puede acortar la vida de las personas, quizás debido a la presión sanguínea alta.

Cuando la aldosterona baja demasiado, siendo esta la causa más común de la fatiga suprarrenal en los pacientes, los riñones excretarán demasiada sal, y esto puede generar presión sanguínea baja, volumen sanguíneo bajo, pulso rápido/palpitaciones, mareos al ponerse de pie, fatiga y en algunas personas un antojo por aquellas papitas chips saladas en su alacena. Los síntomas de la aldosterona baja también pueden incluir el orinar frecuentemente, sudoración y la sensación de sed, además de sentirse acalorado.

Muchos pacientes con niveles bajos de sodio han elegido tratar los síntomas de la aldosterona baja con sal de mar. La sal de mar contiene importantes microelementos, mientras que la mayoría de ellos son removidos en la sal refinada. La sal de mar se disuelve en agua y se toma a lo largo del día. Algunos empiezan con ¼ de cucharadita, tomada dos veces al día (½ cucharadita en total). Algunos llegan a tomar ½ cucharadita dos veces al día y algunas personas llegan hasta 1 cucharadita completa dos veces al día.

Sin embargo, muchísimas investigaciones revelan que entre más sodio se ingiere, más se reducirá la aldosterona y la angiotensina II. La angiotensina II es una hormona péptida que trabaja en conjunto con la aldosterona para encontrar el balance adecuado entre el sodio y el potasio; es decir, niveles altos de sodio causarán que la ya baja aldosterona disminuya aún más, lo cual podría bajar su sodio nuevamente. Y entre más sodio se ingiera, más sediento estará. Es un acto de equilibrio que cada persona debe descifrar.

Además, cuando las suprarrenales no están produciendo aldosterona, la renina, una hormona producida por los riñones, aumenta (si la renina está baja, usted podría tener un problema en la pituitaria).

Examinación de la aldosterona

Lo más importante que debe saber acerca de la examinación de su aldosterona es que es algo obligatorio, ya que tanto estando baja como alta puede producir los mismos síntomas en algunas personas. El día antes de realizar su análisis tendrá que evitar la sal, las sodas, las papas fritas, el requesón (cottage cheese), la pizza o cualquier platillo con un alto contenido de sal. Ayune antes de irse a dormir. Fíjese que el Motrin, así como también algunos betabloqueadores, los esteroides y los diuréticos pueden afectar sus resultados.

Es mejor realizar el análisis en la mañana alrededor de las 8 a.m. y después de que usted se ha estado moviendo durante el día, lo cual aumenta los niveles de aldosterona. Deberá permanecer sentado durante la toma de la muestra sanguínea porque la postura puede afectar los niveles de aldosterona.

Es importante saber que los niveles de aldosterona pueden estar duplicados si se está embarazada, y normalmente son un poco más altos en los niños que en los adultos. Para las mujeres, es mejor realizar el análisis durante la primera semana después de haber empezado a menstruar, ya que los niveles en aumento de la progesterona pueden afectar la aldosterona.

Para generar una imagen completa, pídale a su doctor incluir la renina, el sodio y el potasio para que se analicen todas al mismo tiempo. La aldosterona baja también puede ser detectada a través de un análisis de potasio en el cual muestre resultados por encima de 4.4 y sodio bajo. Se pueden analizar estos dos últimos sin una prescripción médica y llevar los resultados a su doctor. Ver el Apéndice D para encontrar los laboratorios.

Tratamiento para la aldosterona baja

Uno de los primeros tratamientos que un paciente debe considerar si los exámenes de laboratorio muestran un nivel de potasio bajo es el tomar potasio de liberación lenta. El potasio de liberación lenta en altas cantidades ha ayudado a muchos pacientes. Los exámenes de laboratorio se deben realizar cada 2 a 3 semanas para asegurarse que los niveles no estén demasiado altos.

Incluso el uso de la raíz de regaliz puede ser beneficioso, ya que el ácido glicirricínico imita el efecto de la aldosterona. Sin embargo, los pacientes recomiendan que vigile su presión sanguínea ya que la raíz de regaliz la puede aumentar. Si el aumentar el potasio y el usar la raíz de regaliz no le ayudan, entonces el medicamento de prescripción a elegir para la aldosterona baja será el acetato de fludrocortisona bajo de la marca **Florinef.**

Platique con su doctor acerca de empezar con un cuarto de pastilla de **100 mcg** en vez de empezar con la pastilla completa, ya que es sumamente potente. También se recomienda tomar el Florinef con una pequeña cantidad de sal marina disuelta en agua.

Con cada dosis, el paciente deberá observar si las fluctuaciones en la pupila o la presión sanguínea han mejorado, tal como se indica en el Capítulo 5 Número Dos de Pasos Descubrimiento. Si no sucediese, debe aumentar un cuarto de pastilla cada 7-10 días, dependiendo de los exámenes. La meta es llegar a tomar la pastilla completa, o hasta que la presión sanguínea se normalice y los síntomas de la aldosterona desaparezcan. Algunos pacientes han reportado aumentar hasta dos pastillas antes de obtener el efecto que necesitan, aunque un poco menos es mucho más común.

Al llevar el registro de su presión sanguínea, asegúrese que el brazo esté descansando en posición perpendicular a su cuerpo, no hacia abajo; este último es un error que muchas enfermeras y doctores cometen.

Una manera de saber si se está tomando demasiado Florinef es a través de la presión alta, la retención de líquidos y/o si siente presión al sufrir dolores de cabeza. También aseguran muchos pacientes y doctores que incluso si se está tomando la cantidad correcta de Florinef, este puede disminuir los niveles de potasio como un efecto secundario, por lo tanto resulta crucial el tomar suplementos de potasio y mantener un registro de los exámenes de laboratorio del potasio.

También es importante notar que algunos pacientes que con anterioridad ya estaban tomando la hidrocortisona (cortisol) quizás tengan que disminuirla para compensar por la potencia del Florinef. Después, cuando se sienta listo para dejar de tomar la hidrocortisona, la experiencia de los pacientes ha mostrado que es mejor seguir tomando el Florinef un poco más antes de dejar de tomarlo.

Si un paciente descubre que el Florinef tiene efectos secundarios desagradables, como mareos o náusea y tiene la necesidad de dejar de tomarlo, los pacientes usualmente terminan aumentando la hidrocortisona y aumentando el consumo de la sal marina.

Nota importante: si tiene presión sanguínea alta y el nivel de potasio bajo, consulte con su doctor acerca del uso de Florinef y sus riegos.

Por cuánto tiempo se necesita tomar la hidrocortisona

Con la disfunción suprarrenal experimentada por los pacientes con problemas de tiroides, la cantidad de tiempo para tomar la hidrocortisona varía en cada persona. Hemos aprendido que el primer paso es asegurarse de que ha alcanzado dos metas: suficiente cortisol como para que sus temperaturas dejen de fluctuar y permitir que sus hormonas tiroideas lleguen a sus células, después suficiente hormona tiroidea disecada o sólo T3 para detener los síntomas de hipotiroidismo mientras se mantiene un buen ritmo cardíaco y presión sanguínea. También debe de asegurarse que se han tratado otros problemas como: ferritina o hierro bajo, B12 baja y cualquier otro problema o deficiencia.

Una vez que haya logrado todo lo anterior, quizás necesite un mínimo de varios meses a un año o más antes de poder intentar lentamente dejar de tomarla y permitirle a sus suprarrenales volver a trabajar. Usted también puede necesitar tomar la hidrocortisona por varios meses para poder construir sus reservas de cortisol. De hecho, muchos pacientes deben tomarla por al menos un año o dos. Algunos reportan que han empezado a dejar de tomarla cuando se les olvida una pequeña dosis y se dan cuenta que han tolerado bien la ausencia de la dosis por varios días. Pero otra vez, no se apresure.

Recuerde: si usted pertenece a aquella minoría que padece fatiga suprarrenal debido a hipopituitarismo (una causa secundaria para su fatiga suprarrenal), quizás necesite tomar la hidrocortisona por el resto de su vida.

Dejar saber a otros que está tomando hidrocortisona

Yo recomiendo encarecidamente utilizar un brazalete de identificación o cargar información en su cartera con la cantidad diaria que toma de hidrocortisona, así como también el nombre y teléfono de su doctor. También informe a sus familiares cercanos o amigos acerca de lo que está haciendo. A lo mejor también le genere mucha tranquilidad el llevar consigo pastillas de hidrocortisona extra o crema para cuando esté fuera de su casa por varias horas. Lo peor que puede hacer, al intentar mejorar su salud y desestresar sus glándulas, es olvidar tomar una dosis o no tomar lo que necesita cuando es momento de hacerlo.

La disminución lenta es la clave

Los pacientes y sus doctores han aprendido que el inicio de una disminución lenta significa eliminar sólo 2.5 mg por 2-3 semanas como mínimo. Recuerde que al disminuir lentamente de manera abrupta sus perezosas suprarrenales, éstas serán alentadas para compensar por la poca actividad. Hágales llegar el mensaje tranquilamente. Usted puede empezar por disminuir lentamente la última dosis y después lentamente ir subiendo durante el día, o cualquiera que sea la hora que mejor funcione para usted.

Hemos descubierto la importancia de programar el momento para que suceda la disminución, y dicho momento sucede durante el momento menos estresante de su día. Esto significa evitar los días feriados, sucesos estresantes o épocas atareadas del año. Si durante el proceso de disminución usted se estresa, quizás tenga que dosificarse contra el estrés. Esto detendrá la disminución, pero también permitirá prevenir el estrés futuro para las suprarrenales.

Cuando se sienta listo para la disminución, tome en cuenta que no deberá dejar la hidrocortisona de repente. Esto puede

crear una crisis suprarrenal – una situación que pone en riesgo
su vida, en la cual su cuerpo de repente se queda sin el tan crucial cortisol. Los síntomas incluyen presión baja y debilidad, dolor de cabeza o náusea, temblores y confusión, un ritmo cardíaco
rápido o sudoración.

Fallas en la disminución

Cuando la disminución se dificulta, a menudo se debe a problemas mal tratados o que no han sido descubiertos, incluyendo la
intolerancia al gluten, vitamina B12 baja, nivel de hierro bajo,
enfermedad de Lyme o muchos otros problemas incluyendo el
nivel bajo de T3 libre. Es por eso que resulta importante realizarse análisis de laboratorio, poner atención en los síntomas persistentes y utilizar este libro para buscar pistas y poder discutir-
las con su doctor.

Estrategias para mantener el éxito.

Una vez que haya dejado la hidrocortisona exitosamente, hay
varias estrategias importantes de seguimiento para continuar
promoviendo su éxito. Una de ellas es continuar usando por algunos meses el soporte para las glándulas suprarrenales que se
vende sin receta médica, especialmente en respuesta al estrés.
Suplemente la dieta con Vitamina C, complejo B y otras vitaminas que contrarrestan el estrés; también puede ser beneficioso las
hierbas y los minerales. El eliminar los factores estresantes de su
vida es importante. El comparar sus temperaturas promediadas
diariamente puede seguir siendo un monitor del progreso de su
recuperación suprarrenal. Perry, un paciente con problemas en
la tiroides cuyo enfoque principal ha sido en los problemas masculinos, desarrolló los siguientes consejos para dejar la hidrocortisona:

1. Por algún tiempo después de dejar la hidrocortisona (¿seis
    meses? Todavía no sabemos), sus suprarrenales estarán
    débiles y necesitará darles soporte cada vez que el estrés
    reaparezca en su vida.

2. Entre más rápido identifique el estrés y responda a él us-
    ando soporte para sus glándulas suprarrenales, mayor
    será la probabilidad de evitar un choque mayor.

3. Si usted sabe que un evento estresante se acerca, deberá empezar a darle soporte a sus glándulas antes de que este suceda. Con qué tanta anticipación depende cuando el futuro suceso comience a ocupar su mente (y a causarle estrés).

4. Algunas señales tempranas que debe vigilar son las siguientes: un deseo de comer meriendas continuamente, tendencia a "alejarse" de los amigos,la familia y las actividades favoritas, sobresaltarse con exageración, tendencia a ponerse nervioso con cosas normales como llamadas telefónicas, reaccionar exageradamente a las palabras u acciones de otras personas y/o la reaparición de cualquiera de los síntomas que experimentó la primera vez que necesitó soporte para las glándulas suprarrnales.

5. El soporte suprarrenal tras la recuperación por períodos de menos de una semana puede ser descontinuado abruptamente. Si el soporte es utilizado por una semana o más, deberá ser disminuido gradualmente al mismo paso en que usted disminuyó la hidrocortisona. Para la cortisona, un buen ritmo pareciera ser el de 2.5 mg cada 2 - 3 semanas.

6. Algunos eventos de los que nos debemos cuidar y que de manera común casi siempre resultan estresantes son: las vacaciones, las visitas familiares, procedimientos dentales, resfríos, gripes y otras enfermedades.

7. No piense que el regresar al soporte suprarrenal es un fracaso. El utilizarlo según se necesite durante el periodo de recuperación le ayudará a la recuperación completa y exitosa de la función suprarrenal.

Cortisol alto las 24 horas del día

¿Qué pasaría si, a diferencia de lo mencionado con anterioridad, usted se encontrase con el cortisol alto en los cuatro momentos del día que revisa el examen de saliva? Como autora de este libro, esto es exactamente lo que me pasó. Si no hubiese hecho algo rápidamente, hubiese estado destinada a caer en los estados más graves en los que las suprarrenales no pueden soportarlo más y el cortisol baja.

Mi cortisol alto se debía al uso prolongado de la progesterona tópica para combatir el estrógeno alto. Una vez que lo comprendí, dejé de usar el suplemento. En unos días, los fuertes síntomas del uso excesivo de la progesterona cesaron (similares a los síntomas del dominio estrogénico).

Sin embargo, tuve que pasar meses de tratamiento para disminuir mi nivel alto de cortisol, lo cual incluyó el uso generoso de fosfatidilserina, tal como se menciona con anterioridad.

El cortisol alto puede darse por meses antes de que usted se dé cuenta. Cuando finalmente se percata de esto, usted podrá presentar síntomas similares al cortisol bajo: fatigarse con facilidad, náusea al enfrentar estrés, temblores, temperatura baja, depresión, dolor muscular, etc. También podrá presentar presión sanguínea alta o en aumento. En adición, debido a que el cortisol alto hace difícil la conversión de la T4 a la T3, usted termina teniendo demasiada T4 y una conversión a T3 inversa, esta última ma bloqueará la T3 regular evitando que llegue a las células. La única manera de saber acertadamente si tiene el cortisol alto es realizando el examen suprarrenal de saliva de 24 horas.

Las razones por las cuales quizás tenga cortisol alto son variadas: estrés emocional crónico, condiciones de salud crónicas, problemas de azúcar en la sangre, malos hábitos alimenticios o de sueño, un sistema inmune vulnerable, agotamiento severo, enfermedades cardiovasculares, exceso de peso, o como yo, el uso de la progesterona tópica. Cada persona deberá descubrir sus propios catalizadores y cambiar la situación.

La realidad del soporte de las glándulas suprarrenales

Lo más importante acerca del soporte de las glándulas suprarrenales es utilizar aquel que al mismo tiempo de ser el más fácil es efectivo. Para algunas personas, puede ser el uso de adaptógenos para contrarrestar las altas y bajas en la etapa temprana de la disfunción. Para otros con niveles mucho más moderados y bajos quizás necesiten el Método Circadiano T3, la raíz de regaliz, o incluso suplementos sin receta médica que contengan cortisol, como el Isocort o el Córtex Suprarrenal. Algunas personas pueden usar efectivamente ambos en momentos claves, sin receta médica para las áreas con cortisol bajo y los adaptógenos para las áreas con cortisol alto. Y finalmente, algunos necesiten cortisol de prescripción médica.

Siempre se ha recomendado por los pacientes, quienes han caminado por ese camino, hacer un examen suprarrenal de saliva de 24 horas, ya que los síntomas del cortisol alto pueden llegar a ser los mismos que los del bajo. El tratar de adivinar qué es lo que está pasando siempre ha metido en problemas a los pacientes. ¡No adivine! Usted también puede utilizar los Pasos de Descubrimiento en el Capítulo 5 y obtener una idea para saber si necesita realizarse el examen de saliva.

El rejuvenecimiento de las suprarrenales, una vez que se han fatigado, puede llevar tiempo y paciencia, así como también cambios en el estilo de vida al alejarse del estrés y en cómo lo enfrentamos. ¡Lo anterior, puede llegar a ser lento, pero el progreso estará presente!

Curiosidades Suprarrenales:

- *El soporte para las glándulas suprarrenales sin receta que tomó con anterioridad durante el día (por un solo resultado bajo de saliva) eventualmente ayudará a bajar los niveles muy altos que se dan más tarde durante el día, y viceversa.*

- *Un ritmo cardíaco alto puede ser provocado por el cortisol alto, el cortisol bajo, sodio bajo, potasio bajo, magnesio bajo, hierro bajo y más.*

- *Mientras está tomando hidrocortisona no podrá recuperarse de una enfermedad tal como lo haría con una función suprarrenal saludable.*

- *Una temperatura ligeramente alta puede ser provocada por demasiada hormona tiroidea, aldosterona muy baja o hierro bajo.*

- *Una gran cantidad de pacientes con disfunción suprarrenal eligen cambiar a sólo T3 debido los altos niveles de T3 inversa, o bajar la hormona tiroidea disecada natural y añadir T3.*

- *Al suplementar con hidrocortisona, los niveles de cortisol pueden irse muy arriba si no se está tomando la hormona tiroidea para despejar el cortisol.*

- *¿Le cuesta trabajo alcanzar Temperaturas Promediadas Diarias estables después de aumentar y aumentar? Esto puede ser un indicio de aldosterona baja.*

- *Al inicio del soporte para las glándulas suprarrenales con hidrocortisona, uno puede necesitar más que la hidrocortisona para hacer crecer las agotadas reservas.*

- *El Método Circadiano T3 funciona con la hormona tiroidea disecada.*

CAPÍTULO 7

El Capítulo sobre los Doctores

Es el gran error de nuestros días en el tratamiento del cuerpo humano,
que los médicos separan el alma del cuerpo

~Hipócrates

Muchas veces a lo largo de los años mientras tomaba Synthroid o Levoxyl, me llegué a sentir como un pedazo de goma de mascar excesivamente masticado. Yo sólo sabía que la respuesta yacía en una visita al doctor, sin importar qué tan lejos debía manejar o qué tanto durara la consulta.

De hecho, como un paciente con problemas tiroideos, no sentía la enorme esperanza de que un doctor me fuera a ayudar. ¿Y por qué no? Ellos han recibido la más grande educación y el más grande entrenamiento de casi todas las profesiones, incluyendo varios años de internado y residencia antes de siquiera colgar su placa en la puerta.

Por lo tanto, cuando uno entra en sus consultorios, es como el eslogan de un comercial: tú sabes que estás en buenas manos. El profesional de la salud o doctor prescribirá las pastillas adecuadas o utilizará la mejor terapia para ayudarle a mejorar su salud.

Sin embargo, el número de veces en las que los pacientes con problemas tiroideos han puesto sus esperanzas en el tan educado y con gran experiencia doctor, son exactamente el mismo número en las que esas esperanzas se han vuelto polvo.

De hecho, la concluyente y descriptiva experiencia global de los pacientes con problemas tiroideos con sus doctores va desde la decepción, la frustración y la tristeza... hasta ser dicha experiencia uan pobre, irrespetuosa, ignorante, condescendiente, pedante, intolerante y que raya en la negligencia médica.

Intensa, real y extremadamente lamentable.

¿Acaso existen doctores que son la excepción de la regla? Sí. Ellos han ido en aumento gracias al movimiento de paciente apaciente generado por Detengan la Locura Tiroidea (Stop the Thyroid Madness, por su nombre en inglés). Algunos doctores están escuchando. Algunos doctores son más abiertos. Algunos están tratando a los pacientes con respeto. Nosotros los apreciamos mucho.

Desafortunadamente, a pesar de todo, el progreso es lento dentro de rangos más amplios. Stephanie, una sobreviviente de cáncer tiroideo quien, en parte, gracias su consumo de la hormona tiroidea disecada, recuerda vívidamente al doctor que le preguntó por primera vez acerca de la prescripción pre-formulada Armour. Ella ya había visto los beneficios que le estaba proporcionando a otros pacientes con hipotiroidismo y pensaba que también sería la mejor opción para ella. Ella escribió en su blog lo siguiente:

Primero, él entra a la habitación y me da la mano y exclama "bueno la tenemos en 0.175 mg de Synthroid y estaba sintiendo síntomas de hiperactividad (la TSH estaba en 0.024) y redujimos su dosis a 0.150 mg, pero ahora su TSH está MUY pero muy alta, por lo tanto tenemos que regresarla a la dosis de 0.175 nuevamente". ¿PERDÓN? Me sentía mal con 0.175 mg y 0.150 no estaba funcionando, por lo tanto regresémosla a cuando usted se sentía mal ¿y sin tan siquiera pensar en las opciones? ¡Qué horror! No lo llegué a decir pero sí lo pensé. Este fue el punto en el que me interpuse y dije que quería saber cómo estaba mi T3 libre y me hice exámenes para saber.

En vez de que él hiciera la orden para los exámenes de laboratorio yo misma la hice. Le dije que había estado estudiando la ,T3 y cómo algunas personas no convierten la T4 en T3 bien. Él habló y habló acerca de que no era verdad, que habían hecho análisis en bebés muertos y que les habían encontrado T3. Y me dije a mí misma: ¿QUÉ? Entonces le dije "Mire, escuche de nuevo, no dije que no produjera nada de T3 sino que yo podría ser una de esas personas que no la

convierten lo suficientemente BIEN como para que me pro-
porcione lo que necesito". Él rápidamente cambió su tono de
voz y me dijo: "Ya sé qué podemos hacer. La voy a dejar en
0.150 ya que parece que se siente bien en esa dosis (nunca me
preguntó cómo me estaba sintiendo simplemente asumió que
porque no le había llamado ya me sentía BIEN) y le vamos
a añadir un poco de T3 sintética, se llama Cytomel". ¡Qué
horror! ¡Juro por Dios que él piensa que soy una idiota y
eso es tan condescendiente! Aún antes de entrar a su consul-
torio ya sabía su protocolo. Por lo tanto, para ese momento
le pregunté que si podía tratar Armour. Deberían de haber
visto qué tan rápido alzó la mirada del papel que estaba es-
cribiendo. Todo el tiempo que se la pasó hablando acerca
de lo que íbamos a hacer no pudo tomarse la molestia de
mirarme; justo hasta ese momento. El doctor exclamó: "AB-
SOLUTAMENTE NO". Yo le pregunté por qué no y esto det-
onó sus límites, y literalmente empezó a temblar. "Porque no
es adecuado para usted", me respondió. Entonces le presioné
un poco más y le pregunté que por qué no, a lo cual me dio
la típica respuesta de que no era estable. Yo le pregunté que
a qué se refería con que no era estable y juro que este hom-
bre estaba listo para estrangularme por hacerle preguntas y
cuestionar su autoridad, sin embargo yo seguí presionando.
"Porque está hecha de cerdos y usted no quiere tomar hormo-
nas de cerdo", me respondió.

Tal como continua narrando Stephanie en su blog, el doctor
procedió a darle una variedad de explicaciones condescendientes
y negativas en contra de la hormona porcina, incluso le aseguró
que moriría si la tomaba.

Me fui de su consultorio, me subí a mi auto y me puse a llor-
ar. Es muy duro que un doctor te diga que te vas a morir de
cáncer si tomas Armour, ya sea que le creas o no.

En las notas del reporte, su doctor escribió lo siguiente:

Stephanie asegura que desea probar con la hormona tiroidea
Armour. Le dije que eso es totalmente inaceptable y que no la
iba a hacer tomarla. Ella tendrá que ver a otro médico si es
que quiere probar dicho medicamento, ya que es derivado de

los animales y los niveles de T3 y T4 no son regulados de cerca
y no pueden ser ajustados de manera independiente.

No se necesita mucha imaginación para pensar cómo se habrá
sentido Stephanie al salir del consultorio del doctor. Sintiéndose
terrible, ahora se le decía que lo que quizás la haría sentirse mejor simplemente no era aceptable.

La experiencia de los pacientes

Al buscar en casi la mayoría de los grupos de pacientes
tiroideos en el internet o hablar directamente con ellos, usted se
dará cuenta de que hay millones de historias similares y negativas acerca de doctores zombis que practican la medicina sin
visión, sin criterio y que sólo despachan pastillas.

Además, la mayoría de los pacientes con problemas tiroideos
aseguran que han sido lastimados cuando descubren qué tan ineficaces son los medicamentos que sólo contienen T4 o qué tan
fallidos son los exámenes de la TSH y los llamados "estándares
ideales" de un diagnóstico o tratamiento. Aparte, también aseveran
an haber sido grandemente lastimados cuando presentaron disfunción suprarrenal como resultado de las dos cosas antes mencionadas.

Ser lastimado por su propio médico es una acción totalmente
opuesta a la mayoría de los juramentos, estándares e ideales que
la mayoría de los médicos hicieron o juraron respetar cuando estaban a punto de embarcarse en la práctica médica.

¿Acaso los doctores ven en su juramento médico sólo un rit-
ual aburrido, memorizado e insignificante? Parte del Juramento
Hipocrático, que muchas escuelas han removido o modificado en
gran medida, estipula lo siguiente en el documento original griego:

No complaceré a nadie prescribiéndole ni aconsejándole,
una medicina letal, la cual pueda causarle su muert.

Sin embargo, por décadas para los pacientes tiroideos nada ha
sido más letal que un medicamento llamado tiroxina, tan fuertemente prescrito por casi todos los doctores, el cual ha servido
para dejar a casi cada paciente con problemas tiroideos con algún
tipo residual de síntoma de hipotiroidismo. Esto también aplica
para el examen de la TSH y su dudoso rango "normal", el cual es
adorado por los doctores alrededor del mundo.

¡Todo lo que usted necesita hacer es leer mi historia de 17 años (ver la Introducción), yendo de doctor en doctor sin encontrar uno solo que pudiese pensar más allá de su mentalidad cuadrada de entrenamiento médico para observar que quizás la tiroxina sola como tratamiento no estaba funcionando y que el rango "normal" de la TSH no se ajustaba a mi presentación clínica! También tuve que soportar aquellos doctores que se portaron displicentes, cerrados y condescendientes, aun cuando eran bien intencionados.

Cosas de mi historia, de la experiencia de Stephanie y cosas peores, pueden ser encontradas en millones de pacientes con problemas tiroideos alrededor del mundo. Este no es un panorama que sólo involucra a algunos. Y ahora, tenemos que preguntar: ¿acaso los doctores están prestando atención?

Cuatro errores cruciales realizados por los practicantes de la medicina

Los pacientes tiroideos alrededor del mundo están creciendo en conocimiento y verdad en contra de lo que los doctores han estado haciendo. Ahora resalto cuatro errores cruciales y trascendentales que la mayoría de los pacientes han experimentado. Cada uno de ellos representa un área que necesita un cambio drástico:

1. Hacer de los exámenes de laboratorio de la tiroides el Santo Grial del diagnosis, en vez de la presentación clínica obvia de una pobre función tiroidea.

De todos los errores enumerados, este juicio equivocado ha sido el más extendido y más dañino, física y sicológicamente, para los pacientes tiroideos. Póngase en los zapatos del paciente que llega al consultorio de su doctor con obvias y claras quejas hipotiroideas como falta de resistencia física persistente, sensación de frío, aumento de peso, piel seca, pérdida de cabello, colesterol en aumento y/o depresión, sólo para que cruelmente se le diga que debido a que la TSH u otro examen de laboratorio está en rango, él o ella está "normal". Por lo tanto, se concluye que sus síntomas no tienen nada que ver con el hipotiroidismo. Entonces el doctor razona que el paciente necesita otras medicinas para tratar los síntomas "no tiroideos", debe ejercitarse más y comer menos, o que debe ver a un siquiatra.

¡Mentira!

Esto ha sucedido no sólo en la primera visita del paciente al consultorio, y sin tener un diagnóstico anterior de problemas en la tiroides, sino también cuando el paciente ya está tomando una medicina para la tiroides, incluyendo la levotiroxina T4, así como también una inadecuada dosis baja de hormona tiroidea disecada.

La repetición continua de los pacientes que han pasado por este diagnóstico de "está usted normal", aun cuando se presentan los síntomas persistentes, está llena de angustia. "¡Seguramente estoy loco!", es la tan común protesta popular del encuentro con los doctores.

LeeAnn narra lo siguiente:

Estuve tomando Synthroid por 7 años y estaba deprimida. Nunca hubo depresiones en mi familia, tenía un matrimonio feliz y amaba mi trabajo en la corte. Hice muchas citas con doctores y cada uno de ellos me dijo que tenía un problema psicológico. Tres de ellos me dieron antidepresivos, uno insistió en que tenía que ingresarme en una institución psiquiátrica en el Presbyterian Hospital y dos de ellos me dijeron que debía hacer una cita con un psicólogo o un siquiatra. Luché contra esto por mucho tiempo y después decidí que quizás SÍ ESTABA loca y necesitaba ayuda. Déjenme decirles que me daba escalofríos.

Muchos años y décadas antes de que los exámenes de laboratorio de tiroides existiesen, los doctores le prestaban atención a los síntomas y dosificaban en base a ellos (así como también usaban exclusivamente la hormona tiroidea disecada). Hoy día, las señales y los síntomas de hipotiroidismo que se presentan clínicamente no son menos obvias que una nariz en un rostro, sin embargo la constelación de síntomas del hipotiroidismo no es más que puntos en una hoja de papel rutinariamente descartados. Es una necia adoración hacia el tan dudoso examen de la TSH, con su erróneo rango "normal" o la T4 total o la T4 libre. Por lo tanto, a los pacientes se les deja a medias teniendo los obvios síntomas de hipotiroidismo cuando el doctor proclama que *"Usted está normal"*.

Aunque por otro lado, existe el paciente que toma la hormona tiroidea disecada y que entra al consultorio sintiéndose de maravilla– lleno de energía, con el colesterol bajo, libre de depresión y con cabello grueso y saludable– sin embargo, gracias a que la TSH está suprimida, el paciente recibe instrucciones de disminuir la hormona disecada, lo cual sólo lleva al regreso de los síntomas de hipotiroidismo previos.

2. Mantenerse en la completa ignorancia sobre la hormona tiroidea disecada

Cualquier paciente que se ha atrevido a preguntar acerca de la hormona tiroidea disecada como Naturethroid, los compuestos, la Thyroid de Erfa, etc., ha escuchado todas y cada una de las falsas ideas que pueden ser proferidas por la boca de los doctores. Debido a esto, uno llega a creer que ni un solo doctor puede pensar más allá de su entrenamiento de escuela médica, educación continua, revistas médicas o de lo que sale de la boca de su representante farmacéutico favorito. Es como si la experiencia de los pacientes que exitosamente han utilizado la hormona tiroidea disecada en el presente y en el pasado fuese total y completamente invisible.

¡Peor están aquellos pacientes que viven en países donde el uso de productos tan beneficiosos y vigorizantes como lo son la hormona tiroidea disecada o la T3 está prohibido! A pesar de que se pueden topar con la pared de creencias religiosas relacionadas con el cerdo, la mayoría de los pacientes que me contactan y me platican acerca de la prohibición de la hormona disecada tiroidea en su país pareciese que describen una idea equivocada acerca de la seguridad de la T3 directa en la hormona disecada.

Las siguientes son descripciones reales realizadas por varios doctores a sus pacientes acerca de la hormona tiroidea disecada. Tal como han sido reportadas de paciente en paciente, estas representan la ignorancia que abunda entre los profesionales médicos, las cuales van desde lo sublimemente falso a lo absurdamente ridículo:

No confiable
Inestable
Peligrosa
Inconsistente
Pasada de moda
Obsoleta
Poco ortodoxa
No regulada
Dañina
Tóxica

Resulta interesante el que la única palabra que los pacientes han encontrado que verdaderamente describe a la hormona tiroidea es *"pasada de moda"*, tal como el usar ropa que ya está pasada de moda que se sigue sintiendo bien, o usar herramientas clásicas que todavía funcionan. Los pacientes repetidamente han experimentado que la hormona tiroidea disecada es muy confiable, segura, consistente de dosis en dosis, regulada por la USP, moderna, convencional y presenta resultados que pueden llegar a salvar la vida en comparación con el tratamiento que sólo ocupa la T4.

Igualmente extrañas y algo humorosas son las descripciones que los pacientes han reportado que han salido de la boca de sus doctores.

- *Le va a dar la enfermedad de las Vacas Locas por tomar la hormona tiroidea disecada (Disculpe, es porcina, no bovina).*

- *La T3 en el Armour es un narcótico o algo similar a las anfetaminas.*

- *La hormona disecada sólo se le administra a los pacientes que son "alérgicos al Synthroid".*

- *Si el paciente se siente mejor con la hormona disecada, debe ser por un preservativo en el medicamento.*
- *La hacen de los caballos.*

- *No significa que la cocaína sea buena sólo porque cuando se inhala uno se siente mejor.*

- *Ya no se fabrica.*

- *La hormona tiroidea disecada es inestable debido al estrés que los cerdos sufren al morir.*

- *La hormona tiroidea disecada se produce de los testículos de los cerdos.*

- *Es un producto de mala calidad porque lo hacen de las entrañas de animales que recogen de los pisos de los rastros y todo tipo de gérmenes y huesos van en ella.*

- *Aquellos que usan la hormona disecada son simplemente un grupo radical y marginal.*

3. Cubriendo los síntomas obvios de hipotiroidismo con más medicamentos o tratamientos

Cuando los pacientes nos hemos quejado de depresión crónica ligera y persistente (síntoma clásico de hipotiroidismo) al tomar medicamentos que sólo contienen T4 como el Synthroid o la levotiroxina, se nos ha prescrito casi cualquier tipo de antidepresivo con receta médica a través de los años, incluyendo los ISRS (Inhibidores Selectivos de la Recaptación de la Serotonina), tricíclicos y los inhibidores MAO (Inhibidores de la Monoaminooxidasa), además de las nuevas variedades como el Effexor, Remeron, Serzone y el actualmente popular Wellbutrin. O, como en el caso de la tragedia de mi propia madre, recibimos terapia de descargas eléctricas.

Cuando nuestro colesterol ha aumentado muchísimo *(síntoma clásico de hipotiroidismo),* se nos ha impuesto la prescripción favorita de nuestro médico, la "estatina" sintética o, derivada de la fermentación, así como también resinas, la Niacina, gemfibrozil o el clofibrato, los cuales incluyen sus predecibles efectos secundarios.

Cuando nuestro cabello empezó a caerse o los vellos de las orillas de nuestras cejas casi desaparecieron *(síntomas clásicos de hipotiroidismo),* se nos ha mandado con el dermatólogo más cercano, el cual procede a dictaminar que presentamos una condición autoinmune llamada Alopecia Areata. Entonces somos dirigidos hacia productos sin receta médica como el Rogaine, o inyecciones de cortisona para el cuero cabelludo.

Cuando nos quejamos de sentir ansiedad, cambios de humor, incapacidad para concentrarnos, pensamiento obnubilado, confusión, etc. *(síntomas clásicos de hipotiroidismo y/o niveles de cortisol bajos)* se nos receta el medicamento psicotrópico favorito de nuestros doctores que sin duda puede contener fluoruro, puede chocar con otros medicamentos, hacer que nuestro hipotiroidismo empeore (por ejemplo, el litio), hacernos sentir gordos o puede provocar efectos secundarios. ¡Esto ni siquiera cubre los costos de estos tipos de medicamentos!

Cuando, como en mi caso, presentamos reacciones tan absurdas a la actividad que nos llegan a incapacitar *(síntoma clásico de hipotiroidismo para algunos de nosotros)*, se nos ha mandado a hacernos exámenes caros, dolorosos e insólitos o nos han proporcionado diagnósticos raros e inverosímiles que sólo sirvieron para darle lógica a los papeles y exámenes que darle explicación a la realidad.

Cuando nos hemos quejado de fatiga persistente y falta de energía en comparación de otras personas *(síntoma clásico de hipotiroidismo)*, se nos ha diagnosticado falsamente Síndrome de Fatiga Crónica o incluso fibromialgia, a falta de evidencia de la Enfermedad de Lyme, Virus de Epstein Barr u otras enfermedades.

Cuando nos quejamos de aumento de peso que no corresponde a las calorías que consumimos o una severa incapacidad de perder peso sin importar qué tan bajas sean nuestras calorías o qué tan vigorosa sea nuestra actividad *(síntomas clásicos de hipotiroidismo)*, simplemente se nos indica comer menos y hacer más ejercicio. O como el caso de un paciente, a quien se le dijo que sólo tenía un "problema alimenticio" y que "de haber estado en un campo de concentración ella no estaría gorda".

4. Incapacidad para comprender las consecuencias de la disfunción suprarrenal, un nivel bajo de hierro/ferritina y T3 Inversa alta.

La realidad de la disfunción suprarrenal acompañada de hipotiroidismo mal tratado o no diagnosticado se ha hecho más clara para los pacientes en los últimos años, así como las estrategias de tratamiento. Y sin importar qué tan bueno se vuelva nuestro doctor en entender la hormona tiroidea disecada, los exámenes de laboratorio correctos y el dosificar según los síntomas, seguirá fracasando al no entender el factor del cortisol bajo y cómo tratarlo en tantos pacientes con hipotiroidismo. Los Capítulos 5 y 6 abordan al detalle esta conexión común.

También es sumamente común en los pacientes con problemas tiroideos el nivel bajo de ferritina o hierro, el cual al igual que el cortisol, provoca que las hormonas tiroideas se atasquen en la sangre y no sean recibidas por las células. En cambio, este factor, provoca síntomas como de hipertiroidismo que pueden ser revertidos con tratamiento adecuado de cualquiera de los dos. Esto está cubierto en el Capítulo 13. Y tanto el cortisol bajo como un nivel inadecuado de hierro significa que el paciente tendrá una tendencia a presentar niveles altos de T3 Inversa, otra condición de bloqueo de las células. Esto está cubierto en el Capítulo 12.

Responsabilidad y cambio

Cuando un perro me muerde la pierna, voy a echarle la culpa al perro por mi dolor. Por consiguiente, cuando un doctor es condescendiente, irrespetuoso, arrogante, cerrado, actúa como un autómata y/o no escucha una obvia presentación clínica o las palabras sabias salidas de la boca de su paciente, la culpa cae directamente en los hombros del doctor y se merece cada pedazo de nuestra condena y atención para que cambie.

A su vez, cuando un doctor ciegamente sigue la gran mentira de las farmacéuticas de que un sinnúmero de pastillas es todo lo que se necesita para poder lidiar con nuestros males, es tiempo de darse la vuelta. La influencia de las avariciosas farmacéuticas, tanto en las escuelas médicas como en los consultorios médicos es tremenda, trágica y vaga. ¡La intervención médica ha llegado a residir en puntos de tinta y pastillas en vez de la observación clínica y la intuición!

También se puede culpar a la influencia conservadora de la junta del colegio de médicos o el consejo administrativo. Todavía me dan escalofríos cuando recuerdo las transcripciones que leí entre un doctor que se atrevió a prescribir hormona tiroidea disecada y a dosificar basándose en los síntomas y su cerrada e intolerante junta de expedición de licencias.

Los pacientes tiroideos hacen un llamado para que la comunidad médica haga un cambio importante, tanto en la diagnosis como en el tratamiento del hipotiroidismo. Cuando usted hace juicios públicos, ejerce presión entre colegas o expone como evidencia las cifras de las ventas, usted no es mejor que el rey desnudo que ciegamente hizo de la desnudez la norma. ¡Porque nosotros, sus pacientes, estamos exclamando que al igual que el cuento, el rey está desnudo! ¡El examen de la TSH no tiene relación alguna con el cómo nos sentimos! ¡Las medicinas con levotiroxina, es decir, que sólo contienen T4, no eliminan el hipotiroidismo! ¡En muchos casos ambos producen un problema suprarrenal! Lo que ustedes han estado haciendo no está funcionando, nunca lo ha hecho y nunca lo hará. ¡Detengan la Locura Tiroidea!

Curiosidades sobre los Doctores:

- *¿Quiere seguir enfermo? Los pacientes en casi cada grupo de internet han reportado que el ver a un endocrinólogo sólo les ha servido para seguir enfermos al seguir su rígida dependencia de las medicinas que sólo contienen T4 y el examen de la TSH, así como también su desprecio ante nuestra propia sabiduría.*

- *¿Qué es ser un buen Doctor? Un buen doctor es aquel que respeta nuestra sabiduría e inteligencia, realizará los exámenes de laboratorio que usted le solicita y trabaja con usted en equipo.*

- *¿Qué es ser un Doctor malo? Un doctor malo es aquel que le habla como si usted no tuviese cerebro, se niega a realizar los exámenes de laboratorio que usted le solicita y piensa que sólo él/ella tienen la última palabra sobre su salud y bienestar.*

CAPÍTULO 8

Las Razones por las Cuales Usted Quizás Sea Hipotiroideo

Se han propuesto muchas causas para el desencadenamiento del hipotiroidismo; un metabolismo disminuido, o la disminución en la actividad de la glándula tiroides, factores genéticos, niveles de yodo bajos, un tipo de dieta u otras causas. Algunas de esas causas si son corregidas pueden resolver su hipotiroidismo. Otras personas necesitarán de medicamentos. Esta quizás no sea una lista exhaustiva pero cubre más las razones comúnmente conocidas. ¿Reconoce cualquiera de las suyas?

Tiroiditis de Hashimoto

También llamada "Hashi" o tiroiditis, este es un desorden autoinmune en el cual el propio sistema inmune ataca las células tiroideas, lo que provoca la inflamación, y con el tiempo, la destrucción de la glándula. Esta podría ser una de las razones más comunes del hipotiroidismo. Se detecta a través de los análisis de dos anticuerpos, la tiroglobulina (TG) y la peroxidasa tiroidea (POT) – a menudo puede provocar el desarrollo de bocio o la inflamación del área del cuello. Muchos pacientes reportan sentir tirantez al tragar, pero algunos no tienen síntomas.

Los pacientes con la enfermedad de Hashimoto pueden oscilar entre hipo e hiper cuando el ataque se intensifica. Existe una predisposición genética a la enfermedad autoinmune, por lo tanto si usted la tiene, tendrá mayor riesgo de padecer otras enfermedades inmunes como la enfermedad celíaca. (Ver Capítulo 9).

Hipotiroidismo postparto y después del embarazo

Muchas pacientes han reportado que, ya sea un hipotiroidismo simple o la tiroiditis de Hashimoto, apareció después del nacimiento de su bebé; esto también recibe el nombre de "tiroiditis silenciosa" o "tiroiditis postparto". Algunas mujeres reportan que no hubo síntomas de un ataque o de las oscilaciones del hipotiroidismo hacia el hipertiroidismo en la tiroiditis de Hashimoto y que simplemente desarrollaron hipotiroidismo postparto. Las primeras señales son: fatigarse con facilidad, depresión (depresión postparto) o enfermedades recurrentes. Las causas pueden ser múltiples, desde la genética o problemas del azúcar en la sangre hasta cambios en las hormonas o el sistema inmune.

Exceso de tratamiento debido al Hipertiroidismo de Graves o de Hashimoto con Yodo Radioactivo

El tratamiento con yodo radiactivo (RAI, por sus siglas en inglés) es utilizado comúnmente para tratar y controlar el hipertiroidismo de la enfermedad de Graves, sin embargo también puede ser el tratamiento post-operatorio para eliminar una tiroides cancerosa, o en algunos casos para tratar la tiroiditis de Hashimoto. Esto trae como resultado la destrucción de la glándula tiroides. El hipotiroidismo aparece rápidamente en algunas personas, aunque en otras un poco después. Orto tipo de radiación en la cabeza o el cuello, incluyendo para la enfermedad de Hodgkin, puede causar hipotiroidismo.

Toxicidad del Bromuro

El bromuro, un compuesto químico encontrado en altas concentraciones en los mariscos, desplaza al yodo tal como lo hace el fluoruro, lo cual a su vez puede generar hipotiroidismo.

Muchos panes comerciales, algunos aceites vegetales, algunas sodas cítricas, pesticidas, algunos plásticos, algunos tintes en alfombras y colchones, y más, también contienen bromuro.

Insuficiencia de Yodo

Ya que los átomos de las hormonas tiroideas están compuestos de yodo, existe una fuerte conexión entre la ingesta insuficiente de yodo y el hipotiroidismo, ya sea debido a una falta de yodo en nuestra dieta demasiado bromuro y otras toxinas, o debido a los suelos empobrecidos en ciertas áreas geográficas.

Deficiencia de Selenio

Existe evidencia de que muchas áreas globales de tierra han menguado en sus niveles de la traza de mineral de selenio. El selenio juega un papel clave para la conversión de la hormona de almacenamiento T4 a la hormona activa T3. Sin las cantidades adecuadas se puede provocar el hipotiroidismo.

Cirugía para Remover la Tiroides

Cuando se remueve quirúrgicamente la glándula tiroides, llamada tiroidectomía, el resultado será hipotiroidismo. A menudo, la extirpación es el resultado de hipotiroidismo o cáncer en la glándula tiroidea.

Falla de la Glándula Pituitaria

Cuando la glándula pituitaria falla en producir la TSH (hormona estimulante de la tiroides) puede resultar en hipotiroidismo, también llamado Hipotiroidismo Secundario. Una de las causas puede ser un tumor en la glándula pituitaria, así como también un traumatismo en el cráneo o una enfermedad. Los desórdenes del hipotálamo, los cuales pueden influenciar a la pituitaria, también pueden causar una deficiencia hormonal tiroidea.

Trauma en la Cabeza o el Cuello

El hipotiroidismo secundario, así como el hipopituitarismo, pueden producirse si se sufre un accidente de cualquier tipo que trauma en la cabeza o el cuello incluso un movimiento como de "latigazo".

Resistencia Celular de las Hormonas Tiroideas

Este raro padecimiento es el resultado del sus tejidos corporales y las células al ser resistentes a las hormonas tiroideas y fallar en responder. La resistencia periférica puede encontrarse en la glándula pituitaria o en los tejidos/células del exterior. Para el tratamiento se requieren altas dosis de sólo T3.

Inducción de Medicamentos Farmacéuticos

El litio, usado en el tratamiento de desórdenes psiquiátricos como la bipolaridad, puede producir bocio y/o hipotiroidismo al inhibir la síntesis de las hormonas tiroideas. Los medicamentos para la epilepsia usados para reducir los ataques epilépticos, y el medicamento amiodarona, utilizado para tratar las arritmias cardíacas, el nitroprusiato, el perclorato y la sulfonilurea pueden provocar hipotiroidismo.

Consumo Excesivo de Alimentos Goitrogénicos como la Soya

Cuando se consumen en grandes cantidades y constantemente, este tipo de alimentos puede estimular el bocio y el hipotiroidismo. Mayormente sólo son una amenaza al servirse crudos, ya que el cocinarlos puede minimizar o eliminar el potencial goitrogénico. Los alimentos goitrogénicos incluyen los vegetales crucíferos como la coliflor, la col de bruselas y el repollo; los vegetales de hojas verde oscuro como la col verde y los tubérculos como los nabos, los rábanos y las rutabagas. Los productos de soya pueden ser especialmente un problema si se consumen en exceso. En vez de eliminarlos, la clave está en consumirlos con moderación.

Menopausia

Se sabe que los problemas tiroideos aparecen en los períodos de trastorno hormonal y que son mucho más comunes justo antes o durante la menopausia. Las estadísticas indican que hasta un 20% de las mujeres menopaúsicas desarrollan problemas de hipotiroidismo.

Dominio Estrogénico

Un exceso de estrógeno en la presencia de un nivel bajo de progesterona puede provocar que la hormona tiroidea se encuentre limitada y no utilizable. Esto puede explicar el por qué un porcentaje de mujeres peri-menopaúsicas presentan síntomas de hipotiroidismo por primera vez en sus vidas.

Cándida

La cándida se encuentra de manera normal en el tracto digestivo, sin embargo puede presentarse un crecimiento excesivo debido a antibióticos, esteroides, una dieta alta en azúcar, píldoras anticonceptivas, embarazos y más. En ese momento el sistema inmune ataca a la cándida, y la liberación de los químicos del ataque aparentemente afecta la función de las hormonas tiroideas.

Envejecimiento

El hipotiroidismo es uno de los resultados del envejecimiento menos diagnosticados y es común entre las personas de la tercera edad. De hecho, no resulta extraño el ver que los ancianitos se vuelvan excesiva y crónicamente soñolientos, depresivos y débiles. Podría ayudar el consultar y discutir con su doctor acerca de un tratamiento tiroideo.

Fluoruro, Mercurio y Toxinas Ambientales

Existe la sospecha de que el uso generalizado del fluoruro en el agua y alimentos quizás haya jugado un papel en el aumento epidémico del hipotiroidismo, ya que el fluoruro puede interferir en el funcionamiento de la tiroides. El mercurio, especialmente el proveniente de los empastes dentales de plata, también puede jugar un papel en aquellos individuos sensibles con hipotiroidismo.

Fumar Tabaco

Las investigaciones sugieren que las toxinas en los cigarros interfieren con el funcionamiento adecuado de la tiroides en miles de formas, lo cual trae como consecuencia ya sea hipotiroidismo o hipertiroidismo. El fumar empeora las enfermedades tiroideas ya existentes.

Hepatitis C

El American Journal of Medicine reportó en el 2004 que si se padece Hepatitis C crónica, un virus de transmisión sanguínea que afecta el hígado, existe un alto índice de presentar hipotiroidismo.

Síndrome de Down

Junto con las enfermedades coronarias, es común el ver el hipotiroidismo en conjunto con el Síndrome de Down, especialmente surgiendo en la infancia.

Autismo

A pesar de que existe controversia ya sea que i el autismo "causa" o es el "resultado del" hipotiroidismo, existe una asociación entre los dos bastante común como para mencionarse en esta lista.

Causas Adicionales Propuestas

- Un nivel alto de cortisol provocado por estrés, lo cual afecta la conversión de la T4 en T3, así como también produce la bloqueadora celular T3 inversa.
- Historial genético familiar de problemas tiroideos
- Amigdalectomía
- Acumulación de hierro en la glándula tiroides (10% de los casos con hemocromatosis)
- Cualquier problema presentado en la conversión de la T4 en T3
- Nacer sin tiroides, también llamado Hipotiroidismo Congénito
- Hipotiroidismo infantil, también llamado cretinismo
- Asma y el uso de inhaladores/expectorantes
- Los aceites poliinsaturados interfieren en la liberación y el transporte de la tiroides
- Exceso de cisteína
- Exposición a una planta nuclear
- Cándida (Crecimiento excesivo de levadura)

Curiosidades sobre las Causas del Hipotiroidismo:

- *Un tipo de ganado en Finlandia, Australia y el Reino Unido ingiere forraje goitrogénico, lo cual provoca que su leche tenga efectos goitrogénicos en los humanos, que a su vez ha provocado la presentación de síntomas de hipotiroidismo.*
- *El consumo diario de soya puede provocar bocio e hipotiroidismo.*

CAPÍTULO 9

Cuando su Tiroides está siendo Atacada: La Enfermedad de Hashimoto

Tener hipotiroidismo causado por la Enfermedad de Hashimoto quizás sea la causa más común de la condición. También llamada "Hashi" o tiroiditis crónica, es un ataque autoinmune a la tiroides que provoca que su sistema inmune se vuelva loco. Algunos doctores piensan que la Enfermedad de Hashimoto también puede ser provocada debido a niveles bajos de yodo, así como también debido a una deficiencia de antioxidantes o problemas intestinales.

El ataque se realiza en contra de sus propios órganos y tejidos, en vez de bacterias y virus. Sería como pelear en contra de tus compañeros mosqueteros en vez de los dragones.

La progresión de los síntomas

¿Cómo saber si la padeces? Al principio, quizás no lo sepa. Las etapas tempranas de la Enfermedad de Hashimoto pueden ser asintomáticas. Conforme el ataque progresa, las células dañadas de su tiroides pierden eficiencia para convertir el yodo en hormonas tiroideas. Por lo tanto, su tiroides tratará de compensar agrandándose; esto recibe el nombre de bocio. Usted puede presentar un dolor o irritación de garganta o simplemente sentir tirantez al tragar. Aparte, quizá no se sienta a gusto cuando usa un cuello de tortuga o un cuello ajustado.

Eventualmente, usted empezará a notar los mismos síntomas del hipotiroidismo, incluyendo poca energía, fatigarse fácilmente, frío, aumento de peso, piel y cabellos secos, estreñimiento, etc. Conforme progresa, quizás un día se sienta muy hipo y al otro muy hiper, lo cual es provocado por la destrucción de su tiroides. Dichos síntomas pueden incluir el sentirse ansioso, latidos fuertes y palpitaciones del corazón. El hiper es provocado por la liberación de hormonas tiroideas en la sangre debido a la destrucción. El hipo es causado por la disminución del funcionamiento de su tiroides debido a la destrucción.

Si su doctor le manda a hacer exámenes de laboratorio, quizás vea variaciones en los resultados, tales como un alto rango de la T3 libre o la T4 libre en una ocasión y bajos en la siguiente, o que parezca que está normal en otra ocasión; haciendo imposible el diagnosticar y dosificar basándose sólo en los exámenes.

El ataque y la destrucción gradual de su glándula tiroides puede durar por años, especialmente si usted está en las manos de un doctor que realiza los exámenes equivocados o que piensa que no pasa nada si su Hashimoto no se trata, siendo esto último una tragedia más común de lo normal.

¿Quién la padece?

Aparentemente, tres de cada cuatro individuos con la Enfermedad de Hashimoto son mujeres, aunque los hombres no son inmunes a ella. La mayoría de los pacientes que la padecen poseen un fuerte historial familiar, así como otras enfermedades autoinmunes. Otras personas se topan con la enfermedad después de dar a luz, ya sea que reconozcan los síntomas o no.

Nancy se sorprendió al descubrir que tenía la Enfermedad de Hashimoto después de haber nacido su primer hijo. Ella explica:

Después de los primeros siete meses de haber nacido Eric, estaba subiendo de peso en vez de bajar el peso ganado en el embarazo y no podía dejar de notar que me sentía demasiado soñolienta y triste. Mi mamá me dijo que tenía depresión postparto y que probablemente el tiempo se haría a cargo de esto. Fue entonces que agarré un frasco de hierba de San Juan para ayudarme a salir del apuro. Unas semanas después me estaba peinando cuando noté que mi cuello se veía más grueso en la parte de al frente.

Rápidamente, Nancy pidió una cita con su doctor y recibió el diagnóstico que explicaría sus síntomas: Enfermedad de Hashimoto.

La Enfermedad de Hashimoto fue descubierta alrededor de 1914 cuando un médico japonés llamado Hakaru Hashimoto describió una recién revelada condición, en la cual la tiroides aumentaba de tamaño (bocio) y tiempo después, se atrofiaba. El Dr. Hashimoto descendía de una larga línea familiar de practicantes de la medicina. Él acuñó la frase que dice que "la medicina es un arte de benevolencia". No recibió reconocimiento alguno por su descubrimiento sino hasta tiempo después.

Exámenes de laboratorio

Debido a que hasta un 95% de los pacientes con Hashimoto tendrán anticuerpos, esto podrá ser confirmado a través de dos exámenes de laboratorio de anticuerpos: el anti-tiroperoxidasa (anti-TPO) y el anti-tiroglobulina (anti-TG). El primer anticuerpo, el anti-TPO, ataca una enzima que normalmente se encuentra en nuestra glándula tiroides llamada peroxidasa tiroidea, la cual es importante para la producción de hormonas tiroideas. El segundo anticuerpo, la anti-TG, ataca la proteína clave en la glándula tiroides, es decir, la tiroglobulina, la cual es esencial para la producción de las hormonas tiroideas T4 y T3.

¡Desafortunadamente es muy común que los doctores sólo realicen un examen, y usted necesita ambos, ya que uno puede salir normal en un examen y salir alto en el otro!

El anti-TPO también puede ser encontrado en el hipertiroidismo, conocido también como la Enfermedad de Graves, por lo tanto usted debe estar seguro de que lo que tiene es Hashimoto y no simplemente hipertiroidismo. Los pacientes han notado que la saliva no siempre detecta con exactitud la Enfermedad de Hashimoto tal como lo hacen los exámenes de sangre.

En ocasiones, uno que otro doctor elegirá no tratar los anticuerpos altos, dejando que siga su curso hasta que se "estabilice". Es como decir *"disfrute sentirse como una porquería por años"*. Además, si usted deja que sus anticuerpos suban, lo que equivale a un ataque autoinmune muy fuerte, usted puede correr el riesgo de que la enfermedad autoinmune se esparza a otras áreas del cuerpo.

Tratamiento para la Enfermedad de Hashimoto

Los pacientes usualmente tratan la Enfermedad de Hashimoto de la misma forma en que uno trata el hipotiroidismo, usando el medicamento para la tiroides. Incluso en un tratamiento que sólo contiene T4, usted puede tener algo de éxito deteniendo el ataque y disminuyendo sus niveles de anticuerpos si usted llegase a aumentarlo lo suficiente. Sin embargo, los pacientes que se han cambiado a la hormona tiroidea disecada han notado muchos mejores resultados, especialmente si se dosificaron basándose en los síntomas y no en los exámenes de laboratorio (y que también aumentaron lo suficiente). Si usted padece la enfermedad, quizás quiera insistirle a su obsesionado doctor con los exámenes de laboratorio que usted necesita aumentar la hormona tiroidea disecada en base a la eliminación de síntomas, y no los laboratorios.

Debido a que las primeras dosificaciones de la hormona tiroidea disecada pueden inicialmente aumentar el ataque, los pacientes han aprendido a subirla más rápido, aun si es en cantidades pequeñas, que aquellas sin Hashimoto. Ellos encuentran que el aumento en anticuerpos eventualmente se detiene.

¿Por qué razón el uso de las hormonas tiroideas ha detenido el ataque en muchos pacientes? Sospecho que en parte tiene que ver con su sistema inmune. Un ataque de anticuerpos a su propio tejido es, en esencia, su sistema inmune volviéndose loco. Cuando uno le administra a su cuerpo las hormonas tiroideas que faltan, uno mismo mejora la salud del sistema inmune, el cual a cambio disminuye la producción de los anticuerpos locos. Cualquiera que sea la razón, los pacientes con problemas tiroideos en repetidas ocasiones se dan cuenta que mantener dosis bajas de hormonas tiroideas puede seguir alimentando el ataque, mientras que las dosis más altas finalmente detienen el ataque. Es por eso que para un paciente con Hashimoto puede ser crucial el aumentar su medicamento para la tiroides más temprano que tarde, aumentando lentamente hasta encontrar la cantidad que le funcione.

Algunos estudios de placebos controlados al azar sugieren que el tomar selenio, un microelemento esencial, podría ayudar a disminuir los niveles altos de anticuerpos, especialmente los anti-TPO. Las dosis recomendadas están entre los 200-400 mcgs diarios. Aunque los pacientes han aprendido que la finalidad es que se tome en conjunto con la hormona tiroidea disecada, no por sí solo como un tratamiento.

Ciertos pacientes han notado que sus anticuerpos estuvieron presentes por años, incluso cuando habían contrarrestado el ataque con las hormonas tiroideas. Sin embargo, los pacientes que toman hormona tiroidea disecada se han dado cuenta que los anticuerpos disminuyen en gran medida si toman dosis lo suficientemente altas.

El mejorar los niveles de Vitamina D es crucial para los pacientes con Hashimoto, ya que la Vitamina D promueve una función inmune saludable al regular sus "células linfocitos T". El grupo de este último, llamado "células T Colaboradoras", se conoce también como Th1 y Th2.

El embarazo puede ser un fuerte precursor para desarrollar Hashimoto, ya que el aumento de la actividad en su sistema inmune puede tanto empeorar una enfermedad autoinmune que ya posee, como la tiroiditis, o provocar que ésta aparezca. Otros investigadores sugieren que la menopausia posee el mismo factor desencadenante.

Naltrexona de Dosis Baja (LDN) y la Enfermedad de Hashimoto

La LDN (por sus siglas en inglés) es un medicamento aprobado por la FDA que entra en la categoría de "moduladores de la actividad opiácea y receptora". Cuando se toma en dosis bajas 1.5 mg es la dosis recomendada de inicio para los pacientes con Hashimoto, y tomada antes de la hora de dormir ha demostrado tratar efectivamente la enfermedad.

En muchos reportes de los pacientes con Hashimoto, aparte de los estudios médicos, la LDN ha disminuido o interrumpido el progreso del ataque autoinmune. Funciona al impulsar y estimular el sistema inmune, lo cual insinúa que la actividad autoinmune corresponde a un pobre funcionamiento del sistema inmune. Los pacientes con Hashimoto han reportado que pueden dormir mejor, una disminución del dolor muscular, mejor

digestión, piel más suave, disminución de la depresión y disminución de anticuerpos, y mucho más. Los mejores resultados
pueden tomar más tiempo en algunos pacientes que en otros. La
cantidad máxima recomendada es 4.5 mg.

El internet posee muchos sitios con buena información acerca
del tratamiento de la Enfermedad de Hashimoto con la LDN, y
los pacientes la han utilizado para instruir a sus doctores con
respecto a su uso.

La eliminación del gluten en su dieta

Tal como sus anticuerpos pueden empezar a atacar a su tiroides, también pueden atacar una sustancia que usted consume y
que se encuentra en el trigo y en los productos derivados de este,
el gluten. Entre los granos que poseen el gluten está el trigo, el
centeno, la avena, la espelta, la cebada y otros. El gluten puede
encontrarse en panes, cereales, pastas, salsas, especias y muchos
alimentos procesados.

El ataque autoinmune mencionado con anterioridad es conocido bajo el nombre de Enfermedad Celíaca, o CD por sus siglas en
inglés, y genera inflamación en varias partes del cuerpo, daño a
los intestinos y provoca una absorción deficiente de los nutrientes.

¿Por qué es que en muchos casos la Enfermedad de Hashimoto
va de la mano con la Enfermedad Celíaca? Resulta que las células
de la tiroides y el gluten son un tanto parecidas en su estructura.
Por lo tanto, si cualquier cantidad de gluten que usted consuma
termina en su sangre, también será atacada, lo cual mantiene a
su cuerpo en un estado de ataque y puede hacer que el ataque de
la Enfermedad de Hashimoto sea mucho peor.

Para distinguir la Enfermedad Celíaca autoinmune de una
simple intolerancia al gluten, pregunte a su doctor acerca de los
exámenes de anticuerpos anti-gliadina, el endomisio en la re-
cubierta de los músculos y la transglutaminasa en los intestinos. Existen también exámenes que usted puede ordenar por sí
mismo y los nombres los encontrará en el Apéndice D. Algunos
pacientes también pueden recurrir a una biopsia del intestino
delgado para confirmar la Enfermedad Celíaca.

Sin embargo, incluso la intolerancia al gluten en quienes
padecen el Hashimoto puede ser terrible.

Entonces, ¿cuál es la solución para esta relación tan poco amigable? El evitar por completo el gluten en la dieta. De hecho, algunas personas evitan los exámenes mencionados con anterioridad y simplemente eliminan el gluten de su dieta por algunas semanas para ver si hay mejorías. ¡El mejoramiento se convierte en un "sí"!

El yodo y la Enfermedad de Hashimoto

El uso del yodo en los pacientes con Hashimoto puede ser un tema controvertido entre los pacientes con problemas tiroideos. Algunos indican que se han encontrado con anticuerpos tiroideos, los cuales nunca habían tenido antes de usar el yodo.

Otros indican que los anticuerpos, que ya sabían que tenían, empeoraron. Aun así, muchos otros reportan que el uso del yodo disminuyó sus anticuerpos y si tratan de disminuirlo, sus anticuerpos aumentan.

Muchos pacientes con Hashimoto que han tenido éxito al usar el yodo, ha sido gracias a los nutrientes de soporte, los cuales también ayudan en la desintoxicación de toxinas provocadas por el uso del yodo. Dichos nutrientes incluyen a la vitamina C (2000-5000 mg), el selenio (200-400 mcg), la sal de mar sin refinar (1/2 cucharadita al día), el magnesio (400 mg) y el complejo B, con un énfasis en la vitamina B2 y B3.

Como paciente que padece el Hashimoto, la decisión de usar yodo debe llegar después de haber investigado y provenir de su propia sabiduría. Hay un grupo de yodo muy bueno en Yahoo (ver las listas de grupos de pacientes y las direcciones de internet bajo el título Fuentes' casi al final de este libro).

¿Cómo se relaciona la Hashitoxicosis con la Enfermedad de Hashimoto?

Usted podría decir que la madre de los desórdenes autoinmunes tiroideos es la Hashitoxicosis, ya que en ella no sólo se tienen los dos anticuerpos anti-TPO y la anti-tiroglobulina, sino también los anticuerpos de la Enfermedad de Graves, llamado inmunoglobulina estimulante de la tiroides (TSI, por sus siglas en inglés). La inmunoglobulina estimulante de la tiroides (TSI) ataca al receptor de la TSH, es decir, la hormona estimulante de la tiroides, y después la imita, lo que provoca que la tiroides produzca hormonas tiroideas en exceso.

Una persona que presenta dicha condición posee al mismo tiempo los espectros opuestos de la enfermedad tiroidea: la Enfermedad de Hashimoto, la cual lleva al hipotiroidismo, y la Enfermedad de Graves, la cual lleva al hipertiroidismo. Las oscilaciones provocadas por los múltiples ataques de los anticuerpos pueden ser agravantes. Se ha sugerido el dosificarse según los síntomas, es decir, usar la hormona tiroidea disecada o la T3 durante la etapa de hipo y nada durante la etapa de hiper. No obstante, es difícil.

Otro tratamiento que los pacientes indican que ha sido exitoso es el que implica el uso de la Naltrexona en dosis bajas, mencionado ya con anterioridad.

Otros problemas que acompañan a la Enfermedad de Hashimoto

Debido a que la Enfermedad de Hashimoto es una enfermedad autoinmune, los pacientes corren el riesgo de padecer otras enfermedades autoinmunes, las cuales incluyen a la Enfermedad Celíaca, Anemia Perniciosa (deficiencia de la vitamina B12) y un ataque autoinmune a las glándulas suprarrenales. También, la literatura indica que la Enfermedad de Hashimoto puede ir de la mano con la Diabetes Tipo 1 en aquellos individuos susceptibles. Si usted padece de Hashimoto, también puede ser sensible a algunos alimentos y presentar un problema con la cándida.

Enfermedad de Hashimoto por Causa Bacteriana

Existen casos raros de Enfermedad de Hashimoto en los que pudo ser provocada debido a la exposición a una bacteria patógena en particular. La revista médica "The Clinical Microbiology and Infection Journal" informó en el 2001 que quizás existía una conexión entre la bacteria Yersinia enterocolítica y ciertos tipos de Hashimoto. Se puede estar expuesto a dicha bacteria a través de carne contaminada, leche sin pasteurizar, agua contaminada sin tratar o incluso por mala higiene de aquel que manipula los alimentos. El tratamiento que se sigue es con el antibiótico llamado doxiciclina. Pídale a su doctor que le prescriba un examen de heces fecales para ver si usted ha estado expuesto a la bacteria.

Si su caso de Hashimoto no es provocado por una infección bacteriana o no tiene éxito con el tratamiento antibiótico, los pacientes creen que, antes que nada, la Enfermedad de Hashimoto puede ser controlada exitosamente si se trata con la hormona tiroidea disecada, la eliminación del gluten y el aumento de las dosis de acuerdo a los síntomas.

Curiosidades de la Enfermedad de Hashimoto:

- *La tiroiditis es un grupo de desórdenes los cuales provocan el ataque y la inflamación de la tiroides, y la Enfermedad de Hashimoto cae en este grupo. Algunas personas utilizan el término "Hashimoto" y "tiroiditis" indiscriminadamente.*

- *Ambos anticuerpos necesitan ser analizados, no sólo uno.*

- *Muchos estudios de investigación indican que la deficiencia de la vitamina D aumentará su riesgo de desarrollar la Enfermedad de Hashimoto.*

- *Muchos resultados de exámenes de laboratorio mostrarán un número bajo, aun sin tener todos los síntomas de la Enfermedad de Hashimoto. Si ese número está cerca de ser llamado "normal", es momento de preocuparse.*

CAPÍTULO 10

Únase al Club Psiquiátrico de los Hipolocos

Favor de aceptar mi renuncia. No deseo pertenecer a ningún club
que acepte a alguien como yo.

~ *Groucho Marx*

Nunca antes la membresía a un club había sido tan automática, vasta y dudosa, como aquella a la que quizás usted ahora mismo pertenezca junto con otros millones de mujeres y hombres en todo el mundo. ¿Y cómo fue que usted adquirió esta descarada membresía? Al tomar medicamentos que sólo contienen la T4 como el Synthroid, el Levoxyl, el Eltroxin, el Oroxine o la levotiroxina genérica, y/o al dosificar por medio del examen de la TSH, y/o al aceptar que le digan los bienintencionados, pero desinformados y automáticos, doctores que usted necesita:

- Tomar antidepresivos

- Tomar ansiolíticos

- Tomar litio (el cual interfiere con la función tiroidea)

- Ver a un terapeuta o psiquiatra

- Recibir terapia de descargas eléctricas, como le sucedió a mi propia madre

Por lo tanto, y debido a que siempre le han hecho creer que su doctor sabe más que usted, usted ha tomado una o más de las siguientes decisiones:

1. Diligentemente ha surtido su receta e ingiere sus antidepresivos, sus ansiolíticos o cualquier otra pastilla psicotrópica
2. Visitó a su consejero, psicoterapeuta, psicólogo o psiquiatra
3. Ha aprendido a vivir con esto y a aguantado y lidiado una y otra vez. Y todo ha sucedido a pesar de que existe un medicamento y un tratamiento muchísimo mejor el cual pudo haber prevenido la necesidad de la mayoría de las pastillas psicotrópicas y las visitas a los terapeutas. Tan simple como eso.

Aun así nunca se nos dijo.

Entonces, aparte de todos nuestro síntomas físicos de fatiga, falta de resistencia física, piel reseca, pérdida de cabello, facilidad para aumentar de peso, dolores y/o sentir frío cuando otros sentían calor... nosotros, como un grupo, hemos tenido que lidiar con más de un síntoma mental, emocional y psicológico del hipotiroidismo persistente, provocados por décadas de tratamiento deficiente o de disfunción suprarrenal que pasó desapercibida.

Estos incluyen pero no se limitan a:

- Depresión
- Ansiedad
- Miedo excesivo
- Cambios de humor bipolares
- Furia
- Cavilar acerca de algo
- Irritabilidad crónica
- Paranoia
- Confusión
- Problemas de concentración
- Problemas con la memoria
- Desórdenes obsesivos/compulsivos
- Aberraciones mentales
- Pensamiento confuso

No resulta raro para los pacientes con problemas tiroideos el manifestar con indignación que sus síntomas psicológicos son muchísimo más debilitantes y difíciles que los físicos. Sí, el tener mucho menos resistencia física que sus amigos es una cosa, pero tener dependencia a otro medicamento aparte de los que ya toma, o cargar con el estigma de padecer un desorden emocional/mental, es otra cosa. Es una farsa.

Susan, una dinámica chef que decidió luego en la vida quedarse en la casa al nacer su segundo hijo, había estado tomando 0.150 mcg de Synthroid durante tres años. Ella asegura:

> *Cuando empecé por primera vez a tomar Synthroid pensé que me iba a sentir muchísimo mejor. Mi doctor me examinaba la TSH regularmente y encontró, la que calificó como, la mejor dosis del mundo. Por el contrario, la depresión que ya traía desde antes estaba aumentando y estaba tan deprimida que nadie podía siquiera ir a echarme un ojo a la casa. No disfrutaba de ninguna actividad con mis hijos o esposo. Las vacaciones eran de lo peor para mí y si se me obligaba a preparar la casa para recibir visitas me tardaba horas en siquiera sentirme motivada para hacerlo. Le seguí rogando a mi doctor si podía ver si había algún otro problema y todo lo que me dijo fue "vaya a ver a un terapeuta". Fui con dos doctores más y todo lo que obtuve de ellos fueron muestras gratuitas de antidepresivos y más recetas para comprarlos.*

Mark S., un estudiante universitario, presentaba síntomas que iban más allá de la depresión. A continuación él nos explica:

> *No puedo decir que mi vida era horrible mientras tomaba 0.125 de Levoxyl, pero sí puedo asegurar que ya era incapaz de seguirles el paso a los amigos con los que salía a correr. Y algo más empezó a cambiar: tenía y tenía todo tipo de pensamientos preocupantes en la cabeza. Empezaban en cuanto me levantaba y seguían ahí cuando me iba a dormir. No me podía concentrar, no podía estudiar y esos pensamientos simplemente seguían y seguían hasta hacerme sentir que me iba a volver loco. Me sentía como un idiota y me sentía solo.*

Cuando los pacientes como Mark y Susan se quejaron con sus doctores acerca de los síntomas, fueron a parar al antidepresivo favorito de su doctor, al ansiolítico, al litio o cualquier medicina para la bipolaridad a la que acuden los doctores; sobretodo empezando por las muestras gratis en su escritorio que tan amablemente les han dado sus representantes médicos. ¿Le suena familiar?

Échele la culpa a la T3 libre baja

Usted se unió al club cuando su doctor o su psiquiatra no pudieron entender o no consideraron que los desórdenes mentales, emocionales o psicológicos pudieran deberse a niveles inadecuados de T3 libre, la hormona tiroidea más activa. El nivel bajo de la hormona puede darse por años antes de que su hipotiroidismo sea detectado debido a la dependencia que su doctor tiene en los resultados del falible examen de la TSH. O incluso, estará presente al tomar medicamentos que sólo contienen la T4, situación en la que el cuerpo depende de la conversión de la T4 a la T3 sola, sin recibir la T3 directa, tal como sucedería si se tomase la hormona tiroidea disecada.

Los doctores lo empujan a suscribirse al club de los hipolocos al no verificar la función de su tiroides usando los exámenes correctos (la T3 libre y la T4 libre) y al no darse cuenta lo que los resultados pueden significar. O fracasan al no reconocer los síntomas de la fatiga suprarrenal/la disfunción del eje HHS, o al no prescribir los exámenes de diagnóstico correctos, como es el caso del examen adrenal de saliva de 24 horas.

Y desafortunadamente, de la mano de los medicamentos vienen más problemas que usted obviamente no deseaba. Muchos antidepresivos están formados de moléculas fluoradas, lo que significa que usted está adquiriendo una sustancia sumamente tóxica, lo cual puede empeorar mucho más su problema tiroideo. Además, sus medicamentos pueden chocar con otros medicamentos o dejarlo con los clásicos efectos secundarios, incluyendo el aumento de peso.

Depresión e hipotiroidismo

Al estar en contacto con cientos de miles de pacientes con problemas tiroideos, he observado en repetidas ocasiones que la depresión crónica ligera, y ocasionalmente la depresión en sí, es el efecto secundario más común al tomar una cantidad insuficiente de tiroxina, los medicamentos que sólo contienen T4. De hecho, se podría garantizar que una gran cantidad de pacientes que toman la tiroxina se les ha alentado a tomar, o están tomando, medicamentos antidepresivos. Existen algunos estudios clínicos que demuestran que el uso a largo plazo de los antidepresivos también puede estresar el funcionamiento de las glándulas suprarrenales.

Además no se necesita ser un físico cuántico para suponer que una cierta cantidad de individuos con desórdenes depresivos que todavía no toman medicamentos para la tiroides, de hecho, son personas a las que no se les ha diagnosticado hipotiroidismo debido al erróneo rango "normal" del examen de la TSH o el fracaso para usar los exámenes adecuados.

Mi madre es un clásico ejemplo de la tragedia que se vive cuando hay una mala evaluación o tratamiento malo de los problemas tiroideos. Después de que luchó por años en contra de la depresión y la ansiedad mientras tomaba la T4, ella le cedió todo el control sobre su salud a un doctor que le aplicó la terapia de descargas elétricas, un tratamiento que sólo disminuyó ligeramente su depresión crónica y le atontó la memoria e inteligencia por el resto de su vida. Ella también se mantuvo tomando el antidepresivo Elavil junto con el Synthroid durante toda su vida; el Gordo y el Flaco del tratamiento tiroideo.

La T3 y la salud emocional

El Dr. Ridha Arem, en su libro titulado *The Thyroid Solution: A Mind Body Program for Beating Depression and Regaining Your Emotional and Physical Health*, establece lo siguiente:

> *Ahora los científicos consideran a la hormona tiroidea como uno de los más grandes "jugadores" en los desórdenes relacionados con la química cerebral. Y tal como sucede con cualquier desorden químico cerebral, hasta que es tratado correctamente, el desbalance en la hormona tiroidea tendrá graves efectos en las emociones y comportamiento del paciente.*

Las hormonas tiroideas de tiroxina (T4, como una hormona de almacenaje) y triyodotironina (T3, como lo hormona convertida y activa directa), no sólo juegan un papel en la salud de sus sistemas metabólico, endocrino, nervioso e inmune, sino también juegan un papel importante en la salud y en el funcionamiento óptimo de su cerebro, de su función cognitiva, humor, habilidad de concentración, memoria, intervalo de atención y emociones.

En su sitio de internet, la doctora Christiane Northrup, escribe acerca de la T3 como un neurotransmisor que regula la acción de la serotonina y otros transmisores en contra de la ansiedad excesiva. También menciona que un nivel bajo de la T3 podría estar implicado con la depresión[18].

El Dr. Barry Durrant-Peatfield, en su libro titulado *Your Thyroid and How to Keep It Healthy,* explica lo siguiente:

> *Las células cerebrales poseen mayor cantidad de receptores de la T3 que cualquier otro tejido, lo que significa que una ingesta adecuada de hormona tiroidea resulta primordial para que las células cerebrales funcionen adecuadamente.*

Peatfield cree que casi la mitad de las depresiones son ocasionadas por un hipotiroidismo que no ha sido identificado. Dicha cifra podría ser más alta si se toma en cuenta el gran número de pacientes tiroideos que sufren de depresión mientras están en el tan inferior tratamiento de medicamentos con solo T4.

Uno de mis artículos favoritos, *Hypothyroidism Presented as Psychosis: Myxedema Madness* que ha sido retomado por los doctores Heinrich y Grahm, explica la relación entre la enfermedad tiroidea y las manifestaciones psiquiátricas y psicológicas. Ellos enfáticamente aseguran:

> *Casi no hay duda de que la hormona tiroidea juega un papel preponderante en la regulación del humor, la cognición y el comportamiento. Como resultado, las personas con función tiroidea a menudo experimentan una amplia variedad de secuelas neurosiquiátricas. El rango de las presentaciones físicas y psiquiátricas, y sus sutiles y potenciales manifestaciones hacen del hipotiroidismo un diagnóstico fácil de defar pasar por desapercibido. Los*

---

18 *www.drnorthrup.com/womenshealth/healthcenter/topic_details.php?topic_id*

cambios de comportamiento pueden ocurrir ante la ausencia de las clásicas señales físicas y síntomas del desorden. Pág. 265, Primary Care Companion Journal of Clinical Psychiatry 2003; 5

El otro problema del nivel bajo de cortisol

Justo cuando los pacientes han llegado a comprender la conexión entre su depresión y el hipotiroidismo que no ha sido tratado, llega otro problema que deberá ser atendido en muchos de ellos: la fatiga suprarrenal/disfunción del eje HHS.

El tener fatiga suprarrenal significa que usted no produce suficiente cortisol, lo cual a su vez puede traer como resultado el que las hormonas tiroideas se estanquen en la sangre y no lleguen hasta sus células. Resulta primordial que la combinación de hipotiroidismo con fatiga suprarrenal sea identificada y reciba tratamiento.

Nell había estado tomando Synthroid por ocho años, siete años tomando antidepresivos, y sufría de muchos problemas. Ella escuchó por ahí acerca de la hormona tiroidea disecada e hizo el cambio. Ella nos explica:

Finalmente subí hasta los 2 granos y 1/2, y así lo mantuve por cinco semanas, y descubrí que algunos síntomas físicos se aliviaron, sin embargo seguía teniendo otros. Cuando me hice mis exámenes de laboratorio nuevamente, mi T3 libre estaba por arriba del rango y simplemente sentí que era algo normal en MÍ. Pero tal como antes, seguía sintiéndome incómoda al tener que salir de mi casa. Y mi tendencia a reaccionar excesivamente a cosas que mis amigos me decían no había cambiado. Estaba calmada en un momento y fúrica al siguiente. También sentía como si mis amigas se estaban poniendo en mi contra, y en particular sentía que una de ellas lo hacía, ella siempre había sido el tipo de mujer franca, del tipo que no lo hacen por causar daño. ¡Pero verdaderamente lo estaba pensando! Entonces escuché acerca del cortisol bajo, me realice los autoexámenes suprarrenales y era más que obvio que indicaban fatiga suprarrenal, sin embargo tenía que incluso superar el miedo a ESO.

Nell es un ejemplo del cómo los niveles bajos de cortisol pueden ser culpables también, incluso cuando usted siente que su tiroides está siendo tratada adecuadamente. Su T3 libre alta, junto con los síntomas psicológicos también eran sospechosos, ya que el cortisol bajo produce que los receptores celulares fracasen en no recibir adecuadamente las hormonas tiroideas de la sangre. Los síntomas emocionales y de comportamiento presentados al tener el nivel de cortisol bajo, el cual a su vez mantiene el hipotiroidismo, pueden incluir la necesidad de no salir de casa, la búsqueda de silencio y tranquilidad, incapacidad de tolerar el estrés, intolerancia al ruido fuerte, furia, altas y bajas emocionales parecidas a la bipolaridad, pánico, tendencias obsesocompulsivas, hipersensibilidad a los comentarios de otros, fobias, delirios, ideas suicidas, entre otros.

¿Cuál es la solución?

Los pacientes y ciertos doctores bien informados han aprendido que si ciertos síntomas de salud mental se hacen obvios, ya sea que usted o sus amigos los noten, es tiempo de encontrar un doctor que le pueda examinar la T3 libre. También resulta prudente el agregar los exámenes de los dos anticuerpos tiroideos, así como también verificar sus niveles de cortisol en cuatro puntos claves del día usando el examen de saliva. Tome en cuenta que la mayoría de los doctores pedirán un examen de sangre o de orina, sin embargo los pacientes se han topado en repetidas ocasiones con que el examen de saliva de 24 horas es el que proporciona la mejor información.

Si usted encuentra que su nivel de T3 libre está a la mitad del rango o debajo, o si usted presenta un ataque autoinmune en contra de su tiroides (lo que hará que no le sirvan de nada sus exámenes ya que se puede oscilar de hipo a hiper) usted tendrá que discutir acerca de incluir el Cytomel (T3 sintética) a su medicina actual con tiroxina. Hay un número en aumento de doctores e investigadores que están usando la T3 como colaboradora para la terapia antidepresiva, ya que al mejorar los niveles de la T3 puede aumentar los niveles de los neurotransmisores serotonina y norepinefrina al nivel óptimo que necesitan estar.

Aún mejor, de acuerdo a la experiencia de muchos, el cambiarse a la hormona tiroidea disecada la cual le proporciona el complemento completo a su tiroides, le suministraría T4, T3, T2, T1 y calcitonina. Hay muchos testimonios de pacientes que se han liberado de la depresión crónica y otros problemas emocionales cuando se dosificaron demasiado alta la hormona tiroidea disecada para colocar su T3 libre casi hasta arriba del rango (en la presencia de cantidades adecuadas de cortisol).

Si usted encuentra su T3 libre casi hasta arriba del rango, o por arriba del rango y sus problemas de salud mental persisten, la pieza faltante en el rompecabezas quizás sean las suprarrenales. Los Capítulos 5 y 6 proporcionan información que los pacientes han adquirido acerca de la diagnosis y dosificación de la insuficiencia suprarrenal.

Historias exitosas de la vida real

La historia de Joan: Durante diez años, los doctores frecuentemente me decían que necesitaba tomar antidepresivos. Yo resistía porque no quería estar como mi madre, quien los había tomado por años. Finalmente cedí y probé dos marcas. Una de ellas a duras penas tocó mi depresión. La otra funcionó por tres meses, después me provocó una depresión por las mañanas tan fuerte que yo juraba que me moría. Me sentía condenada. Un día en particular una amiga me habló acerca de Armour, la cual su tía recientemente se había cambiado. Ya que yo había estado tomando Levoxyl por más de 10 años, sentí curiosidad. Finalmente encontré a un doctor que me dio Armour, incluso con una dosis tan baja como 2 granos, comencé a notar que mi depresión estaba desapareciendo. Ahora tomo 3 granos y 3/4, y mi depresión ha desaparecido completamente.

La historia de Nancy: Bueno, por 14 años estuve tomando Synthroid. Mis peores momentos se daban justo antes de mis períodos menstruales, que era cuando verdaderamente pensaba que todo el mundo estaba en mi contra. Mi matrimonio estaba en ruinas como resultado de esto. También había sufrido de depresión severa durante el invierno, lo cual creo se llama Desorden Afectivo de Temporada. No podía funcionar durante el invierno y mis ciclos menstruales me daban tantos problemas que simplemente no podía funcionar la mayoría de los meses.

Ahora que estoy tomando Armour mi vida realmente ha cambiado. Ya puedo pensar nuevamente. Me siento 100% mejor. Ya no me aterran mis períodos menstruales porque mis emociones se han equilibrado. ¡Y lo mejor de todo es que sólo sangro la mitad de lo que sangraba!

La historia de Lou: Por años vi a mi hermana mayor Deb luchar contra la fatiga. Finalmente, su doctor resolvió el misterio y la hizo tomar Synthroid. Parecía que Deb iba mejor, pero seguía con depresión y su cabello se seguía poniendo más delgado. ¡Y entonces fue mi turno! Me dio hipotiroidismo cerca de cuatro años después que mi hermana. Sin embargo, investigué un poco en el internet y encontré acerca de la hormona tiroidea disecada y empecé a tomar Naturethroid. Una vez que llegué hasta los 3 granos me sentí MUCHO mejor y pude festejarlo. Por suerte, mi hermana está intentado dejar el Synthroid para cambiarse a la hormona tiroidea disecada como yo.

La historia de Judy: Resulta vergonsozo, pero siempre he sido bastante obseso-compulsiva. Siempre ha habido ciertas formas en las que tengo que hacer las cosas en la casa y me genera ansiedad si mi esposo no las hace de esa forma. Cuando hay truenos muy fuertes me siento mucho mejor si recito el alfabeto una y otra vez. Llevo 16 años tomando la Levo, es decir, desde que tengo 18 años. Nunca he tenido la misma energía que tienen mis amigos. Escuché acerca de Janie y el grupo que lleva, y encontré un doctor que me puso a tomar Armour. Se negó a dejarme subir la dosis más allá de los 2 granos, entonces encontré a otro doctor a hora y media de donde vivo. Ella me dejó subir la dosis por arriba de los 2 granos. Y para mi sorpresa ya no soy NI TANTITO obseso-compulsiva como siempre había sido. ¡Y ahora que lo pienso, durante todo este tiempo, esto era un síntoma de la tiroides que el Levothroid nunca eliminó! Estoy muy emocionada.

La historia de Michelle: Creo que he ido como con más de nueve doctores en los últimos años y cada uno de ellos me dijo que necesitaba tomar antidepresivos. Lo cual sólo me hacía llorar aún más, ya que había leído tantas historias feas acerca de ellos. Ahora tomo Armour y ya no me siento deprimida o con ansiedad.

La historia de Lucille: Estuve deprimida por once años antes de descubrir que tenía un problema en la tiroides, al igual que mi madre. Había estado tomando una variedad de antidepresivos por al menos seis de esos once años. Conforme me cambié del Levoxyl al Synthroid y cambié de doctores, mi depresión sólo empeoró. Ya que mi marido tenía licor en la casa, comencé a beber. ¡Ahora tomo 4 granos y ½ de hormona tiroidea disecada y mi depresión se ha disipado! Quién se hubiera imaginado. Sí, dejé de tomar, y me siento mejor de lo que me he sentido en una década.

La historia de la Sra. R.: Digamos que siempre había tenido problemas con lo que llaman ideas suicidas. No era una suicida activa, pero sí una suicida pasiva al considerarlo y actuar irresponsablemente. Había tomado y dejado los antidepresivos, incluyendo el Elavil, que me volvió una zombi. Finalmente convencí a mi doctor de que me hiciera unos exámenes de sangre. Él me dijo que tenía hipotiroidismo y me hizo comenzar a tomar Levothyroxine. No me ayudó en NADA. NADA. Después me uní a un grupo tiroideo de apoyo en internet, escuché acerca de la hormona tiroidea disecada y me cambié. ¡De hecho me siento mucho mejor que nunca! Estoy emocionada por lo que podría pasar si aumento mis niveles de T3 libre.

La historia de Steve: Soy un estudiante universitario. Desde que tenía cerca de 13 años había tenido episodios de manía y depresión. Apenas podía llevarme con mi madre, y pasé muchos días viviendo con una tía y un tío muy estrictos. Supuse que levantar pesas haría una diferencia, pero no lo hizo. Mi doctor me hizo tomar Synthroid cuando estaba por acabar la preparatoria. Y tampoco ayudó mucho. Por culpa de mis cambios de humor, cuando me fui para la universidad, tuve problemas haciendo amistades, aparte de siempre estar adolorido y cansado como un perro. El doctor de la universidad me hizo aumentar mi medicamento de la tiroides. No me hizo nada. Escuché acerca de Armour y lo empecé a tomar. Tuve una reacción horrible al hacerlo, y gracias a leerlo en el internet, me enteré de la fatiga suprarrenal. Actualmente tomo Cortef, volví a tomar Armour y ahora he comenzado a sentirme otra vez como un humano. Gracias.

La historia de Pam C.: He tenido depresión desde los 18 años e incluso tuve que pasar un rato en un hospital psiquiátrico en Dallas. También tomaba Levoxyl. Tres veces durante ese tiempo, cuando pregunté si mi problema tiroideo podría estar provocándolo todo esto, todo lo que me dijeron fue que "no" porque mi TSH estaba normal y lo que yo necesitaba era ver a un psiquiatra y no separarme de mis antidepresivos. Cuando me regalaron una computadora en Navidad empecé a investigar usando Google y me enteré de que los niveles bajos de la T3 provocan depresión y que el Armour quizás la detendría porque contenía T3 directa. Déjenme decirles que me puse a saltar de gusto. Les juro que el primer día que lo tomé comencé a sentirme mejor. Ojalá y hubiera sabido de él desde hace años. Ni un solo doctor me lo mencionó. Ni uno solo.

La historia de Cindy: Sólo puedo hablar por mí, pero desde que empecé a tomar Armour hace tres meses, todavía a veces me sigo sintiendo deprimida. ¡Sin embargo, pareciera que me la puedo quitar yo misma! También la depresión ya es mucho más ligera. Espero con ansías un mayor progreso.

La historia de G.R.: Hace 8 años se me diagnosticó hipotiroidismo y se me recetó Synthroid. Hace 6 años me diagnosticaron Trastorno Dismórfico Corporal y he tenido que tomar varios medicamentos psicotrópicos que no me ayudaron. Fue mi madre quien me dijo que había escuchado acerca de Armour, entonces encontré a un doctor que me dejó empezar a usarlo y después me cambié a otro que me DEJÓ subir mucho más la dosis. Ahora tomo 5 granos, además de 27½ mg de Cortef (hidrocortisona). Estoy impactada al decir que ya no sufro de depresión ni de ataques de ansiedad y ya no me siento horrenda. Verdaderamente es un milagro.

Escuchando las historias exitosas

Las historias anteriores apenas y tocaron la superficie del éxito de aquellos que se han cambiado de los medicamentos que sólo contienen la T4 y que dosificaban sólo basándose en la TSH... a un tratamiento de T3 o a la hormona tiroidea disecada.

También ellos no sólo dosificaron en base a la TSH, sino primordialmente usando la eliminación de los síntomas, utilizando la T3 libre y la T4 libre como guías.

Por lo tanto, no se desespere si usted es un auténtico y privilegiado miembro del Club Psiquiátrico de los Hipolocos. Usted podrá cambiar su membresía a un estatus inactivo al tomar la hormona tiroidea disecada, o por lo menos, agregar T3 a su tratamiento con medicamentos que sólo contienen la T4.

Curiosidades del Club de los Hipolocos:

- *La bipolaridad, aparte del hipotiroidismo, quizá tenga una conexión mucho más fuerte con la disfunción suprarren*

- *Hasta que el hipotiroidismo sea adecuadamente tratado, los pacientes han descubierto que el uso del amino ácido y el 5-Hidroxitriptófano precursor de serotonina (5-HTP, por sus siglas en inglés), en lugar de una prescripción para un anti-depresivo (estos no pueden ser combinados), tiene menos efectos secundarios.*

CAPÍTULO 11

El Grupo de los 10: Los errores más comunes

Metidas de pata, errores garrafales y errores de cálculo: muy comunes cuando se anda por un camino nuevo. Aquellos pacientes que han caminado el mejor camino al llevar un tratamiento tiroideo o suprarrenal han experimentado todo esto. Este capítulo presenta los errores y las soluciones con la esperanza que usted no los cometa también.

Mi propia curva de aprendizaje empezó cuando un doctor me hizo iniciar con ¾ de grano de Armour. No fue un gran error, ya que no es del todo malo tener una dosis baja al inicio para ayudarle al cuerpo a ajustarse a la T3 directa, la cual es una hormona tiroidea sumamente potente.

Sin embargo, la siguiente decisión que tomó sí fue un error grande. Me dejó tomando los ¾ de grano por nueve semanas antes de que la volviese a ver. ¡Fue un error gigantesco! Debido al circuito de retroalimentación, mi glándula pituitaria pensó que mi tiroides ya estaba produciendo un poco más de hormonas y a través de la TSH le indicó a mi tiroides, que ya de por sí producía pocas hormonas, que produjera mucho menos. Por lo tanto, mis síntomas de hipotiroidismo regresaron vengativamente. La primera prueba fue un periodo menstrual que duró el doble de lo normal. ¡Y estaba taaaan cansada!

1. **Permanecer en una dosis de inicio por demasiado tiempo:** Tal como el ejemplo que mencioné con anterioridad, es común para los doctores iniciar a los pacientes con una dosis baja y dejarlos por mucho tiempo en ella, es decir, las siguientes seis u ocho semanas siguientes al inicio de la dosis. ¿Cuál es el resultado? El cuerpo piensa que de repente su tiroides ha producido más hormonas. Y a través de la TSH en la glándula pituitaria, la tiroides recibe la orden de disminuir su ya disminuida producción. Entonces, su hipotiroidismo empeora en comparación de cuando empezó.

Hemos aprendido que a pesar de que un grano es una dosis beneficiosa y segura para la mayoría cuando comienzan a tomarla, especialmente ante la presencia de glándulas suprarrenales fuertes o niveles adecuados de cortisol, no es una cantidad adecuada para permanecer más allá de una o dos semanas sin aumentar por lo menos medio grano. Los pacientes continúan con aumentos de ½ grano cada dos semanas. Algunos quizás encuentren en los 2 granos su dosis óptima, sin embargo la mayoría de los demás necesitarán más y necesitarán disminuir conforme se aproximan a los dos o tres granos para así darle a la T4, en la hormona tiroidea disecada, unas cuatro a seis semanas completas para que aumente completamente.

Si usted tiene que iniciar con una dosis tan baja como de 30 mg, ya sea porque su doctor así lo indicó o debido a problemas suprarrenales, resultará mucho más crucial el que empiece a aumentarla para el fin de la primera semana. Cuando se presenta una disfunción suprarrenal y se está tratando con cortisol, los aumentos quizás necesiten hacerse en cantidades más pequeñas, aun cuando estén cercanos unos de otros.

2. **No aumentar lo suficiente:** Esto es algo que sucede de manera común y puede suceder en cualquier momento durante la dosificación de la hormona tiroidea disecada. Los pacientes podrán estar tomando dosis bajas e inadecuadas debido a:

- Se quedan atorados en una dosis inicial por demasiado tiempo.

- Estar aprisionado por las instrucciones de un doctor obsesionado con la TSH.

- Fallar en recibir un aumento en la hormona tiroidea disecada hasta los "próximos exámenes de laboratorio", para los cuales pueden faltar meses.

- Seguir un cuadro de conversión de equivalencias de Synthroid a hormona disecada inexacto, el cual provocará que usted no reciba la dosis necesaria.

- Obligado a disminuir la dosis debido a un nivel alto de T3 libre con síntomas persistentes de hipotiroidismo, lo cual es un síntoma de cortisol bajo y/o hierro bajo que necesita tratamiento. (Ver Capítulo 5 y 6).

- Miedo a subir la dosis.

Por ejemplo, un paciente sube de 1 grano o 1 grano y 1/2 (60-90 mg) y se da cuenta que hay mejoría, sin embargo no aumenta lo suficiente como para eliminar todos los síntomas. Por lo tanto, el paciente verá cómo regresan algunos de los síntomas del hipo, o tendrá algunos de los que padecía antes. O el paciente sube hasta los dos granos y nota un poco de mejoría. Es común pensar que la hormona tiroidea disecada no está funcionando en esta situación. ¡La realidad es que simplemente el paciente no la ha subido lo suficiente!

Se calcula que la secreción promedio diaria de hormonas tiroideas en las personas no enfermas de la tiroides es de 94–100 µg T4 y 10-22 µg T3[19]. Ya que la hormona tiroidea disecada producida en los EE.UU. posee 38 mcg de T4 y 9 mcg de T3 por cada grano (60 ó 65 mg), las cantidades mencionadas con anterioridad equivalen alrededor de tres a cinco granos de hormona tiroidea disecada. Y por supuesto, una gran cantidad de pacientes con hipotiroidismo han notado en repetidas ocasiones que su dosis óptima queda cerca al rango de los tres a cinco granos o más alto antes de deshacerse de los síntomas, especialmente al enfrentar problemas digestivos. Sin embargo, algunos son más bajos, y otros son más altos.

---

19 *www.thyroidmanager.org/Chapter2/2-text.htm, (Bernard A. Rousset, PhD., y John T. Dunn, M.D., Abril 13, 2004)*

También puede ser beneficioso revisar la función suprarrenal, ya que el cortisol bajo puede evitar que las hormonas tiroideas lleguen a las células. Con el nivel de cortisol bajo, usted seguirá teniendo los síntomas del cual usted pensará que es la dosis óptima, o incluso será incapaz de alcanzarlos debido a los síntomas como de hipertiroidismo.

3. Pensar que los síntomas de hipertiroidismo sólo se deben al tomar demasiada hormona tiroidea disecada: Hay que admitirlo, un paciente puede tomar demasiada hormona tiroidea disecada y pasarse a hiper, siendo esto revelado por un ritmo cardíaco más alto o por presión sanguínea más alta, sudores, ansiedad, temblores, etc. Verifique con su doctor si esto le sucede. Sin embargo, si usted presenta síntomas como de hiper al tomar dosis menores a los tres granos, existe la posibilidad de que la causa sea por problemas en las suprarrenales (es decir, que no haya suficiente cortisol o haya demasiado) y/o un nivel bajo de hierro/ferritina. Ambas situaciones provocan que las hormonas tiroideas aumenten bastante en la sangre y que no lleguen a las células, así como también un aumento en los niveles de T3 inversa. Por lo tanto, resulta recomendable revisar los niveles de cortisol con un examen suprarrenal de saliva de 24 horas (ver Capítulo 5), el de ferritina con un panel de hierro completo (ver Capítulo 13) y hacer los exámenes de T3 libre/T3 inversa para encontrar el radio. (Ver Capítulo 13).

4. Fallar al multidosificar: Es una característica común en muchos medicamentos el que se tome una pastilla una vez al día. Aquellos que toman un medicamento que sólo contiene T4, la cual es una hormona de almacenamiento con un periodo de vida largo, hacen justo eso. Algunos pacientes tiroideos que toman la hormona tiroidea disecada también la toman una vez al día, y lo hacen por la mañana. Sin embargo, conforme pasa el tiempo, es probable que la estrategia de una vez al día salga contraproducente y le deje con fatiga por las tardes o con glándulas suprarrenales estresadas. Ya que una tiroides saludable le proporcionará hormonas tiroideas a lo largo de todo el día y conforme lo vaya necesitando, los pacientes han aprendido a replicar dicho proceso natural al multidosificar la hormona tiroidea disecada para así distribuir mejor la T3 directa. La T3 directa es inmediata, hace su pico cerca de dos horas después de que usted la toma y después inicia su caída al tener un periodo de vida más corto que la T4. Por lo tanto, el dividir sus dosis resulta lógico.

Por ejemplo, una persona con una dosis de tres granos y medio quizás tome dos granos en la mañana, uno al mediodía o al inicio de la tarde, y medio grano para la mitad de la tarde. El dividir la dosis dos veces al día es mucho más común; por ejemplo, en las mañanas y después del mediodía o a media tarde.

Otro beneficio de la multidosificación es que le causa mucho menos estrés a las glándulas suprarrenales, lo cual es crucial si se presenta una función suprarrenal lenta y todavía se está tratando de encontrar la dosis óptima del suplemento de cortisol.

5. Tomar la hormona tiroidea con estrógeno, calcio o hierro: Desafortunadamente, cuando se ingiere la hormona tiroidea disecada con alimentos o suplementos que contengan calcio, hierro o incluso estrógeno, una cierta cantidad de T3 directa dentro de la pastilla de hormona tiroidea quedará atrapada e inutilizable en la mezcla. Debido a eso los pacientes han aprendido a evitar el ingerir estos al mismo tiempo que ingieren la hormona tiroidea disecada, y a su vez, tomar dichos productos con tres o cuatro horas de separación de la hormona tiroidea disecada.

Es aceptable el tener alimento en el estómago, sin embargo, al tomar la hormona tiroidea disecada, hágalo mientras no contenga nada de lo anterior.

Al evitar suplementos que contengan calcio tendrá que cuidarse también del jugo de naranja fortificado con calcio y de tomar los productos de carbonato de calcio sin receta médica como Tums o Rolaids. A pesar de que ciertas marcas de hormona tiroidea disecada no han sido diseñadas como tabletas sublinguales, los pacientes han descubierto que algunas como la "Thyroid" de Erfa (Canadá) funcionan bien vía sublingual al colocar la tableta bajo la lengua y dejarla ahí y olvidarse de ella. ¿Por qué? Porque casi el 100% de ella es utilizada cuando se ingiere vía sublingual, ya que su mayoría entra directamente al torrente sanguíneo en comparación a la gran cantidad que se pierde cuando se ingiere debido a los ácidos estomacales y el procesamiento hepático. ¡Algunos pacientes que han cambiado a la administración sublingual han descubierto que pudieron tomar una cantidad menor que si lo hacían vía oral, y aun así tener los mismos buenos resultados!

6. Pensar que la hormona tiroidea disecada no está funcionando cuando un problema se presenta: Lo genial de la hormona tiroidea disecada es que contiene la T3 directa, también llamada triyodotironina. Es la más poderosa de las hormonas tiroideas. Gracias a dicho poder puede agravar ciertas condiciones conforme son expuestas a la T3.

Un ejemplo de esto es mi condición benigna del corazón llamada Prolapso de la Válvula Mitral. Me di cuenta que con cada aumento me daban palpitaciones constantes en la válvula mitral. Sin embargo, al paso de cinco días, mi corazón se calmaba y se fortalecía. Otro paciente tuvo comezón cuando empezó a tomar la hormona disecada y estaba tan determinada a echarle la culpa que hasta la dejó y volvió a tomar Synthroid, pero siguió sintiendo comezón. Desde entonces hemos aprendido que la comezón desaparece conforme se sigue aumentando la hormona tiroidea disecada.

7. Agregar T4 o T3 a la hormona tiroidea disecada demasiado pronto: La mayoría de los pacientes reportan que han obtenido un nivel excelente de salud, energía y resistencia física con sólo la hormona tiroidea disecada, especialmente cuando se han tomado el tiempo para hacer el aumento y encontrar su dosis óptima. Algunos pacientes y sus doctores sienten predilección por agregar ya sea T4 sintética o T3 a la dosis de hormona tiroidea disecada para obtener un cierto resultado. El reto es no hacerlo demasiado rápido, de lo contrario se perderán los beneficios de la cantidad óptima de T4, T3, T2, T1 y calcitonina. Los pacientes, en vez de hacerlo así, han aprendido que si simplemente hubiesen aumentado la dosis, los resultados deseados hubiesen sido alcanzados.

En algunos casos, un paciente quizás sospeche que presenta resistencia a las hormonas tiroideas cuando seis o siete granos de hormona tiroidea disecada no le hacen nada. Para ese entonces, agregan la T3 también llamada Cytomel bajo nombre de marca y prescripción, a su dosis para alcanzar los resultados deseados y resolver los síntomas. Además, debido a que la mayoría de los pacientes que están en la dosis óptima de la hormona tiroidea disecada a menudo presentan una T4 a medio rango, algunos de ellos agregan una pequeña cantidad de T4 para aumentar el nivel. Aunque debe tener cuidado de no aumentarla tanto que provoque un exceso de T3 inversa. Es la decisión de cada quien.

8. Aumentar las dosis demasiado rápido: Recuerdo claramente la experiencia de un grupo de pacientes tiroideos que encontré en el internet: a un paciente masculino le habían prescrito la hormona tiroidea disecada, y por su cuenta, aumentó un grano por semana, alcanzando seis granos para la sexta semana. Auch. Empezó a presentar los síntomas de una fuerte sobredosis, los cuales incluían mucha ansiedad y temblores. Tuvo que dejar de tomar cualquier tipo de hormona tiroidea por varias semanas para permitir que la T4 disminuyera. Entonces su doctor reinició la dosis de un grano, y comenzó un aumento mucho más prudente de la dosis.

Los pacientes han aprendido que tras empezar con una dosis por cerca de dos semanas (por ejemplo, un grano), se puede empezar a aumentar la dosis más o menos a medio grano cada dos semanas. También se han dado cuenta que cuando están cerca de los tres granos, es bueno mantener cada dosis por al menos cuatro a seis semanas para permitir la acumulación de la T4 y para ver los resultados de la conversión de la T4 a T3.

9. Prestar demasiada atención a los exámenes de laboratorio: Desafortunadamente han pasado décadas en el que se ha desarrollado un patrón tan desagradable que fomenta la pereza, dicho patrón se presenta cuando los doctores dan tratamiento a los pacientes usando los puntos en una hoja de papel (llamado exámenes de laboratorio), en vez de utilizar la intervención médica basada en la presentación clínica, es decir, los síntomas. Los exámenes de laboratorio son complementos útiles para el espectro completo de la dosificación. ¡Sin embargo, los pacientes saben por experiencia personal que los síntomas son el caballo que jala la carreta, no la carreta la que jala al caballo!

Por ejemplo, el reaccionar ante un examen de laboratorio que presenta la T3 libre alta y pasar por alto los síntomas de hipotiroidismo persistentes provocará que se pase por alto un síntoma clave de la disfunción suprarrenal. O el indicar la disminución en los medicamentos para la tiroides debido a una TSH de menor rango y pasar por alto los síntomas de hipotiroidismo persistentes provocados por la misma disminución, provocará que el paciente camine otra vez en dirección hacia el infierno del hipotiroidismo.

10. No comprender el problema del exceso de la T3 inversa (rT3): Un gran número de pacientes que se han topado con que presentan ya sea suprarrenales disfuncionales, niveles bajos de hierro/ferritina u otros problemas crónicos también pueden producir demasiada T3 inversa de la T4, provocando que sus niveles de T3 libre disminuyan. También se sospecha que el exceso de la T3 inversa compite como la T3 por los mismos receptores celulares, evitando que la T3 ingrese a las células y lleve a cabo su trabajo. Entonces el reto es encontrar un doctor que entienda que esto necesita ser examinado y tratado. La examinación implica hacer los exámenes de laboratorio de la T3 inversa y la T3 libre al mismo tiempo, y después encontrar el radio. El tratamiento implica ya sea disminuir la hormona tiroidea disecada mientras se tratan los problemas que están causando el exceso de la T3 inversa o la disminución de la T3, o estar bajo un tratamiento que sólo incluya T3 por un mínimo de 8-12 semanas mientras que los otros problemas son descubiertos o tratados. Ver el Capítulo 13 para más detalles.

Una buena manera de resumir este capítulo es el entrar al consultorio de su doctor y esperar que se le respete por su conocimiento basado en la información encontrada en este libro y en la red de internet, así como también la sabiduría intuitiva y subjetiva que posee acerca de su propio cuerpo. ¡No le entregue el poder a alguien más, usted puede prevenir los errores que otros pacientes han realizado!

Curiosidades del Grupo de los 10:

- *Ya que el hipotiroidismo puede provocar que su pensamiento se ponga "confuso" y como resultado cometer errores en el tratamiento, pídale a un amigo en quien confíe o a una persona amada que le ayude a leer este libro. También tome en consideración marcar páginas en el libro y llevarlo a la consulta.*

- *El no masticar algunos de los medicamentos para la tiroides antes de tragarla, como es el caso del Armour del 2009 y otros con exceso de celulosa, puede provocar que la hormona tiroidea sea menos efectiva.*

- *El pensar que su doctor sabe más que usted, y no demandar respeto en el consultorio médico por su propia experiencia subjetiva y sabiduría, puede mantenerle enfermo.*

CAPÍTULO 12

La T3 es La Estrella del Espectáculo

El hombre que sigue a la multitud usualmente no llegará más lejos que la multitud. El hombre que camina solo encuentra por sí mismo lugares donde nunca nadie ha estado.

~ Alan Ashley-Pitt

La mayoría de las bandas legendarias tienen un vocalista el cual acapara la mayoría de la atención de los fanáticos, como el caso de Kurt Cobain de Nirvana o Brian Wilson de los Beach Boys. Y cuando se trata del grupo de las hormonas tiroideas, la que tiene la estrella dorada en la puerta es la T3, alias la triyodotironina.

La T3, una hormona a base de yodo, pertenece a una familia bastante conocida de cinco hormonas producidas por una tiroides saludable: T4, T3, T2, T1 y la calcitonina. Juntas, trabajan armoniosamente y sin complicaciones, tal como lo haría un coro bien entonado, buscando el desempeño óptimo del cuerpo. La hormona de almacenaje T4 es aproximadamente un 80-93% del total de la producción tiroidea, la T3 es el 7-20%, y las menores cantidades pertenecen a la T2, T1 y calcitonina.

La T3 se merece un premio de la academia

La T3 es la hormona biológicamente más activa y vigorizante producida por la tiroides, es de cuatro a ocho veces más poderosa que la hormona de almacenamiento T4. Hace su aparición en el cuerpo de dos maneras: primero y básicamente a través de la conversión de la T4 en T3 al eliminar el átomo de yodo, o segundo, al ser producida endógenamente, es decir, directamente.

La T3 afecta positivamente a cada célula, tejido y órgano en su cuerpo. Juega un papel fundamental en los niveles de energía, la resistencia física, la fuerza inmune, la salud capilar y dérmica, la función cerebral, la función hepática y la temperatura corporal. La T3 lleva a cabo un papel especial dentro de la salud de su corazón, así como también en su bienestar emocional y mental. La presencia de la T3 directa (en comparación con la T3 de la conversión), junto con la acción sinergética entre todas las T y la calcitonina, es exactamente la razón por la cual un gran número de pacientes están encontrando que la hormona tiroidea disecada natural les proporciona muchísimo más beneficios que sólo tomar un medicamento que sólo contiene T4. En el peor de los casos, el tomar la combinación de la T4/T3 sintética es mucho mejor que sólo tomar la T4.

La T3 y la salud de su corazón

Las investigaciones frecuentemente revelan la fuerte conexión entre la hormona tiroidea T3 y su influencia en un ritmo cardíaco saludable, una buena presión sanguínea y la resistencia vascular, esta última se refiere a la capacidad de su cuerpo para bombear sangre a través del sistema circulatorio. La T3 desempeña un papel muy fuerte en la normalización de los niveles altos de colesterol. En cambio, los niveles bajos de T3 pueden coincidir con un funcionamiento deficiente del ritmo cardíaco, presión sanguínea en aumento y la ateroesclerosis (el endurecimiento de las arterias). La T3 baja se asocia con el colesterol en aumento.

A través de los años, esta fuerte conexión entre la hormona tiroidea T3 y la salud cardiovascular no ha pasado desapercibida por los pacientes con problemas de la tiroides, aun cuando no pudieran entender lo que estaban viendo. Al principio, Cathy estaba frustrada por lo que le había pasado a su madre de 68 de años de edad cuando tuvieron que operarla del corazón, pero llegó a una importante conclusión diez años después.

Ella explicó:

Nunca escuché historias acerca de problemas cardíacos del lado de la familia de mi madre. Mis abuelos murieron a una edad tardía. Y el aumento de peso de mi mamá no era raro ya que mi abuela también había tenido un poco de sobrepeso pues era dueña de una pastelería. Sin embargo, cuando mi mamá tenía alrededor de 60 años, y había estado tomado Synthroid por cerca de 35 años, necesitó que se le realizara una angioplastia con balón. Me dijeron que se hacía para abrir una arteria que se había hecho angosta debido al colesterol alto. Y se me hizo bastante raro. Sin embargo, lo llegué a comprender diez años después cuando me uní a un grupo de pacientes tiroideos. Muchos de los demás pacientes hablaban acerca de sus problemas con el colesterol alto cuando tomaban las pastillas de T4. Y algunos otros mencionaron también problemas cardíacos. ¡Una chica mencionó que tuvo un fallo cardíaco cuando tenía 40 años y tomaba Synthroid, y que ahora que estaba tomando la hormona tiroidea disecada todo era completamente diferente! Y se me prendió el foco con lo de mi mamá.

Es verdad que existe un patrón familiar para una gran cantidad de pacientes con hipotiroidismo que toman medicamentos que sólo contienen T4 conforme van envejeciendo: aumento de peso desconocido, aumento del colesterol y problemas cardíacos. Aun en 1976, cuando el Dr. Broda Barnes escribió *Solved: The Riddle of Heart Attacks,* claramente observó una fuerte conexión entre el hipotiroidismo y las enfermedades cardíacas.

Y debido a que los pacientes se han dado cuenta de que su hipotiroidismo persiste mientras se toman los medicamentos que sólo contienen T4, el aumento del colesterol es la norma conforme se envejece, lo que a su vez le puede conducir a enfermedades cardiovasculares. En cambio, aquellos que han hecho el cambio hacia la hormona tiroidea disecada con su T3 directa, y que hacen los aumentos de dosis de acuerdo a la eliminación completa de los síntomas y no en base al resultado del examen de la TSH, indican una sólida disminución de los niveles de colesterol y una gran mejoría en su salud cardiovascular. A continuación Sharon nos comparte su inspiradora historia:

> *Durante 16 años había estado tomando la levotiroxina cuando escuché acerca de la hormona tiroidea disecada en un grupo tiroideo de apoyo en internet. Estaba tan impresionada que cuando volví a ver al médico de la familia para platicar sobre mis exámenes de laboratorio pensé en insistirle acerca de hacer el cambio. Él es un doctor mayor de edad y sabía acerca de la hormona tiroidea natural. Suerte la mía, porque se portó bien acerca de hacer el cambio. ¡En esa consulta también me enteré que mi colesterol estaba en 305! Esa tarde tomé mis pastillas y empecé al día siguiente. Le dije que quería aumentarla basándome en lo que había aprendido de otras personas que habían vivido lo mismo que yo, entonces el doctor me dio suficiente para que durara hasta la próxima cita y me pidió que me reportara cada tres semanas. ¡Varios meses después, al verificar mi colesterol, había bajado hasta 198! ¡No hice nada diferente que cambiar a la hormona tiroidea disecada natural!*

La historia de Sharon es parecida a la de miles de pacientes tiroideos que hacen el cambio a un producto de hormona tiroidea disecada. Y una visita a uno de los varios grupos de internet de pacientes con problemas tiroideos da fe del mejoramiento cardiovascular en un gran número de pacientes tiroideos. Para ver una plétora de artículos acerca de la conexión entre la T3 y la salud del corazón, sólo utilice su sistema de búsqueda favorito y escriba "triyodotironina cardiovascular".

El papel de la T3 en contra de la depresión

¿Se siente crónicamente triste? ¿Tiene problemas para sentirse emocionado con respecto a su vida? Las investigaciones han demostrado una fuerte relación entre el nivel de T3 libre ("libre" se refiriere al total de T3 disponible y sin consolidar) y la incidencia de depresión y sentimientos de adormecimiento emocional; es decir, que entre más bajos estén los niveles de la T3 libre más alta será la incidencia de depresión y sentimientos de apatía. En cambio, entre más óptimos sean los niveles de T3 libre, mejor será la salud emocional.

Tal como se explica en el Capítulo 10, la depresión crónica es bastante común para aquellos que sólo toman medicamentos que contienen T4 donde la única T3 que los pacientes reciben es la que obtienen de la conversión. Pero cuando los pacientes hacen el cambio al tratamiento de hormona tiroidea disecada con su T3 directa, y logran alcanzar una T3 libre casi hasta arriba del rango (y teniendo glándulas suprarrenales saludables o adecuadamente tratadas), se escuchan miles de reportes subjetivos acerca del mejoramiento y/o eliminación de la depresión crónica. Los pacientes han informado que exitosamente han puesto fin a los antidepresivos.

Biológicamente, las hormonas tiroideas, especialmente la tan activa y proveedora de vida T3, interactúan con los receptores cerebrales y hacen el cerebro mucho más sensible a la norepinefrina o la serotonina. La norepinefrina, un neurotransmisor, juega un papel en la lucidez, la memoria y el equilibrio del humor. La serotonina, otro neurotransmisor, regula el humor y la emoción.

Según numerosos estudios que informan acerca del uso de la T3 en el combate de la depresión, la mejoría se dio ya sea que el paciente padeciera hipotiroidismo o no. Uno se pregunta si el diagnóstico de hipotiroidismo fue realizado correctamente. La incidencia del hipotiroidismo no diagnosticado está extendida, es odiosa y constante debido a la obsesiva dependencia que se tiene en los resultados de laboratorio de la TSH y la T4 total. Por lo tanto, en la vida real quizás haya un gran porcentaje de pacientes clínicamente o crónicamente depresivos, los cuales tienen un fuerte grado de hipotiroidismo, ya sea bajo medicamentos que sólo contienen T4 o sin ellos.

Al agregar T3 a los antidepresivos, se ha propuesto que la T3 acelera los efectos de los antidepresivos. Incluso más conciso, quizás se esté tratando la verdadera razón de la depresión, un nivel bajo de T3 por hipotiroidismo. Existen numerosos ejemplos de pacientes cuya depresión se resolvió por completo cuando el hipotiroidismo que padecían se diagnosticó correctamente y se trató adecuadamente con la hormona tiroidea disecada, o cuando por lo menos se usó la combinación de T4/T3 sintéticas o la T3 sola.

El punto principal de todo esto es que la adición de la T3 en el tratamiento de la depresión posee un buen registro de ser seguro, práctico y asequible, ya sea tomada sola o combinada con la T4 como en la hormona tiroidea disecada, o simplemente como complemento a los antidepresivos. Y funciona.

En octubre del 2000, la edición del diario *The Annal of Pharmacotherapy* 34 (10):1142-45, el abstracto que a continuación se presenta es un buen ejemplo de lo que sucede con muchos pacientes hipotiroideos y depresivos cuando han tomado un tratamiento que incluye la T3 directa:

OBJETIVO: Describir a un paciente con depresión e hipotiroidismo desde hace mucho tiempo el cual había presentado una mejoría en su humor sólo después de que se agregara la triyodotironina (T3) a su terapia de reemplazo con tiroxina (T4).

RESUMEN DEL CASO: Una mujer caucásica de 50 años de edad con un largo historial de depresión e hipotiroidismo documentado desde 1991. A pesar del tratamiento con T4 y una dosis de hasta 0.3 mg/diaria, ella continuaba sintiéndose deprimida, tenía síntomas de hipotiroidismo y una concentración persistentemente elevada de la hormona estimulante de la tiroides. La adición de una dosis baja de T3 a su régimen trajo como resultado una mejoría significativa en su humor.

DISCUSIÓN: La relación entre el hipotiroidismo y la depresión es bien conocida. Es posible que el largo historial de depresión de esta paciente quizás haya sido consecuencia de su hipotiroidismo tratado inadecuadamente, debido a causa de un mal cumplimiento del paciente o a la resistencia a la T4. No obstante, su depresión respondió a la adición de una dosis baja de T3 a su régimen. Este caso hace énfasis en la importancia del chequeo de los pacientes deprimidos por hipotiroidismo. Su curso clínico también sugiere que la depresión relacionada al hipotiroidismo quizás sea mucho más receptiva al régimen que incluye T3 en vez del reemplazo con la T4 sola. Esto es consistente con la observación de que la T3 es superior a la T4 como terapia auxiliar en el tratamiento de la depresión unipolar.

CONCLUSIONES: Los pacientes depresivos deben ser examinados para el hipotiroidismo. En los pacientes con hipotiroidismo, la depresión quizás sea mucho más receptiva al régimen que incluye T3 en vez del reemplazo con T4 sola. Por lo tanto, la inclusión de la T3 en el régimen de tratamiento quizás sea garantizado después de probar adecuadamente con la T4 sola.

En conjunto a los numerosos resultados de los estudios que comprueban la eficiencia del tratamiento con T3 para la depresión, también existen varias referencias al uso exitoso de la T3 en el tratamiento de la ansiedad, Trastorno Dismórfico Corporal, Bipolaridad, Trastornos Obsesivos Compulsivos (OCD, por sus siglas en inglés), Ideación Suicida, por nombrar algunos.

Dos casos en los que quizás se requiera un tratamiento con sólo T3

Sin importar qué tan beneficiosa hayan encontrado los pacientes la hormona tiroidea disecada en la reversión total de los síntomas de hipotiroidismo, podrían presentarse dos problemas que un cierto porcentaje de pacientes experimentan, aun cuando han tratado adecuadamente la fatiga suprarrenal: la resistencia a la hormona tiroidea o los niveles altos crónicos de la T3 inversa. En dichos casos, el uso de la T3 junto con la hormona tiroidea disecada, o sola, es un tratamiento necesario.

• Síndrome de Resistencia de Tejidos Periféricos a las Hormonas Tiroideas/Incapacidad de Respuesta

Imagínese que el tanque de la gasolina de su vehículo tiene suficiente combustible, pero su auto es incapaz de utilizarlo. Esto es similar al síndrome de resistencia a las hormonas tiroideas o la incapacidad de respuesta. Ambas son condiciones raras.

Se piensa que la resistencia de los tejidos es provocada por un defecto de los receptores celulares de las hormonas tiroideas y/o problemas en la sensibilidad del tejido pituitario. El utilizar los exámenes de laboratorio quizás no ayude con esta condición, ya que quizás usted puede encontrarse con niveles adecuados, sin embargo sin respuesta y continuos síntomas de hipotiroidismo.

Una incapacidad de respuesta puede significar que el cuerpo no hace nada con la T4 y se vuelve tóxica en el cuerpo. Si usted presenta Síndrome de Resistencia de Tejido Periférico en las Hormonas Tiroideas, usted necesitará altos niveles suprafisiológicos de hormona tiroidea disecada y agregar T3 hasta que los síntomas sean eliminados. Es importante trabajar de cerca con su doctor para encontrar la cantidad correcta sin que sea demasiada. Usted quizás se dé cuenta que incluso las dosis altas no disminuyen su TSH, por lo que es importante poner atención primero a la eliminación de sus síntomas.

Si usted presenta una respuesta tóxica a la T4, el tratamiento que sólo incluye la T3 es el tratamiento recomendado. Ejemplos de la T3 son el Cytomel de King Pharmaceuticals, bajo el nombre genérico de liotironina sódica. Paul Robinson, el autor de origen británico de *Recovering With T3: My Journey from Hypothyroidism to Good Health Using the T3 Thyroid Hormone*, padece dicha condición.

• Niveles demasiado altos de T3 inversa (rT3)

En cualquier situación en la que el cuerpo necesita conservar energía, como en el caso de una enfermedad o accidente, la tiroides convertirá correctamente cualquier exceso de la T4 en la inactiva T3 inversa para así disminuir los niveles de T3 y poder concentrarse en un solo problema. Incluso el tener gripe puede provocar este cambio de conversión.

Sin embargo, algunas veces el propio cuerpo produce demasiada T3 inversa. Por ejemplo, si su cuerpo tiene niveles insuficientes de hierro o niveles bajos o altos de cortisol, o incluso un nivel bajo de vitamina B12, su cuerpo convertirá la T4 a un exceso de T3 inversa... y lo hará de una manera crónica.

O cuando usted tenga que enfrentar un exceso de estrés emocional, físico o biológico, las glándulas suprarrenales responderán produciendo cortisol extra para ayudarle a su cuerpo a lidiar con el estrés. Sin embargo, cuando la producción de cortisol se vuelve demasiado alta debido a una respuesta muy larga al estrés crónico, los minerales como el selenio comienzan a absorberse deficientemente y la capacidad de la T4 de convertirse en T3 se inhabilita. Para limpiar el exceso de T4, su tiroides la convertirá en T3 inversa adicional. Incluso los betabloqueadores pueden bloquear la T4 para que no se convierta en T3, y producir T3 inversa en exceso.

Además, si debido al estrés biológico y crónico sufrido por un largo periodo de tiempo *(como el estar tomando sólo T4)*, finalmente las glándulas suprarrenales se fatigan, el resultado final será un nivel bajo de cortisol. El nivel bajo de cortisol provocará que las hormonas tiroideas se estanquen en la sangre en vez de interactuar con las células. Otra vez, para limpiar el exceso de T4, así como también para disminuir los niveles de la T3, su tiroides la convertirá en T3 inversa adicional. Y cuando la T4 convierta demasiada T3 inversa, se observarán efectos secundarios un tanto inconvenientes.

Imagínese un chorro de agua corriendo hacia una alcantarilla, pero el agua también está arrastrando un montón de ramas de todos los tamaños, tapando la alcantarilla con las ramas hasta que el agua deja de pasar. Esto es muy similar a lo que sucede en el cuerpo cuando se está produciendo T3 inversa en exceso, disminuye la cantidad de T3 que puede interactuar en las células.

Los panoramas mencionados, ya sea presentando un nivel bajo de ferritina/hierro o un problema suprarrenal o incluso ambos, son la razón por la cual es imperativo el tratar adecuadamente las glándulas suprarrenales y los niveles bajos de ferritina/hierro. Pero como esto puede tomar tiempo, quizás usted necesite hacer algo en relación a un problema potencial de T3 inversa, el cual los pacientes han descubierto es bastante común.

Cómo distinguir la T3 inversa alta

Existen dos pistas para distinguir si usted tiene un problema con la T3 inversa:

1. La primera pista aparece con la subjetiva experiencia de sentirse intoxicado conforme se trata de aumentar los medicamentos de la tiroides. O, tal como algunos pacientes han reportado de primera mano: no sentirse del todo bien, tener reacciones extrañas, no obtener los beneficios que otros obtienen, una temperatura corporal baja, tener ansiedad, etc.

2. Otra pista aparece con los exámenes de laboratorio más actualizados. Si usted presenta una T3 libre arriba del rango, o una T4 libre alta en el rango y una T3 libre abajo del rango, esto fuertemente insinúa que la conversión se está dirigiendo hacia el exceso de T3 inversa. De hecho, los pacientes comentan, que si los resultados del examen muestran que la T4 libre está 1.4 por arriba en el rango, quizás necesita comenzar a preocuparse.

Si lo antes mencionado resulta sospechoso, el siguiente paso es realizar dos exámenes de laboratorio al mismo tiempo: el de la T3 libre y el de la T3 inversa. Usted estará buscando el radio entre las dos. El examinar la T3 inversa sola quizás no proporcione la información que se necesita, ya que podría verse normal, pero no en comparación con la T3 libre. Mucho del conocimiento compartido y obtenido por los pacientes acerca de esto fue obtenido del artículo del doctor Kent Holtorf.[20]

Lo ideal sería que el radio fuese de 20 o más alto para poder revelar que hay niveles bajos y saludables de T3 inversa. Si se usara sólo la T3 total, el radio a la T3 inversa debería ser de 10 o más alto para poder revelar niveles bajos y saludables de T3 inversa.

Para determinar el radio se deberá dividir la T3 libre entre la T3 inversa (T3 libre ÷ T3 inversa). Sin embargo, esto puede ser difícil ya que la mayoría de los exámenes de laboratorio de las dos dan diferentes unidades. La forma más difícil de determinar el radio es usando una calculadora en línea en la siguiente dirección de internet: *http://www.stopthethyroidmadness.com/ rt3-ratio*. Usted tomará cada uno de los resultados y cada una de las unidades.

O si usted disfruta el reto que representan las matemáticas o la métrica, a continuación se incluyen cuatro ejemplos de cómo obtener los radios:

1. Si la T3 inversa y la T3 libre están en pmol/L (o pg/mL), multiplique la T3 libre por 1000, divida la T3 libre entre la T3 inversa.
2. Si la T3 inversa está en nmol/L y la T3 en pmol/L, divida la T3 libre entre la T3 inversa.

20 *(the Journal of Clinical Endocrinology & Metabolism 2005; 90(12):6403-6409)*

3. Si la T3 inversa está en ng/dL y la T3 libre en pg/dL, divida la T3 libre entre la T3 inversa.

4. Si la T3 inversa está en pg/mL y la T3 libre en pg/dL, multiplique la T3 libre por 100, después divida la T3 libre entre la T3 inversa.

Nota: Existe una lista de laboratorios en el Apéndice D en los que puede ordenar sus propios exámenes, si existiese la necesidad después, discuta los resultados con su doctor y cómo desea tratarse.

Cómo mejorar el radio entre la T3 libre y la T3 inversa

Existen al menos tres formas para disminuir los niveles crónicos de T3 inversa baja, las cuales mejorarán su radio:

1. Tratando las causas: Un nivel bajo de hierro es una causa común, así como lo es un problema suprarrenal (cortisol demasiado alto o demasiado bajo) o incluso un nivel bajo de vitamina B12. Por lo tanto, el aumentar el hierro y la vitamina B12 hasta un nivel óptimo, o mejorar los problemas suprarrenales, cualquier de estos podrá ayudar a mejorar el radio entre la T3 libre y la T3 inversa. Algunas personas sienten la necesidad de disminuir la hormona tiroidea disecada, la cual disminuye la T4... y todo mientras tratan las causas. El cambiar el estilo de vida puede ser la clave, así como también mejorar las opciones de alimentos, el enfrentar y tratar adicciones al alcohol o al cigarro, y el evitar el estrés fuerte y crónico.

2. Utilizar un buen producto de limpieza/soporte para el hígado, más el selenio: Ya que la mayor parte de la T3 inversa se produce en el hígado, algunas personas han disminuido su nivel de T3 inversa al usar un buen limpiador del hígado, especialmente aquellos hechos de semillas de cardo mariano. Usted quizás necesite tomar el doble de la cantidad recomendada para lograr disminuir la T3 inversa. En algunas personas el cardo mariano puede disminuir la ferritina, por lo cual algunos pacientes han agregado hierro a la lista de suplementos o han aumentado la dosis si es que ya lo tomaban con anterioridad. También asegúrese que el cardo mariano que toma provenga de las semillas. El cardo mariano que no es producido de las semillas puede tener efectos estrogénicos.

También existe mucha investigación que demuestra que un nivel bajo de selenio puede aumentar la T3 inversa. Los pacientes lo suplementan con 200-400 mcg de selenio para no permitir esto.

3. Tomar sólo T3: El dosificar la T3 sola tiene sus retos ya que no almacena la T4 para proporcionarle al cuerpo T3. Sin embargo, lo anterior puede funcionar y resulta especialmente importante si no se ha tenido éxito al disminuir el nivel crónico de T3 inversa de cualquier otra formas. El Cytomel es una marca muy popular de T3 entre los pacientes, tal como lo es el Cynomel mexicano. No todo el mundo está de acuerdo en que tomar T3 sola sea necesario tanto como están de acuerdo que el corregir las causas es la clave..

Cambiar el tratamiento y dosificar con sólo T3

Si usted elije un tratamiento para la tiroides en el que se toma sólo T3, ya sea que usted se siente mejor mientras trata las causas de la T3 inversa alta o debido a problemas celulares con la T4, sería bueno empezar con cantidades bajas, aumentar en pequeñas cantidades y multidosificarla mientras se trata de mejorar otros problemas.

Generalmente muchos pacientes han preferido iniciar con una dosis baja total, algo así como 12.5 mcg, dividiéndola en 6.25 en la mañana y 6.25 cuatro horas después (o 10 mcg divididos entre 5 y 5). Algunos empiezan en 20 ó 25 mcg sin problema alguno, los dividen en tres o cuatro dosis cada tres horas. En el caso del prolapso de la válvula mitral que yo tenía, el cual hace que el corazón sea sensible, el iniciar con dosis bajas le proporciona al corazón tiempo para ajustarse, si es necesario. Los tiempos de la multidosificación pueden ser encontrados al poner atención a los síntomas. Algunas personas se han dado cuenta que la T3 desaparece en menos de cuatro horas y por lo tanto se van con las tres horas. A otras personas les va bien con el esquema de las cuatro horas. Algunos pacientes agregan la dosis final a la hora de dormir, lo que ayuda a la desintoxicación, la reparación celular y un mejor sueño.

Nada de lo antes mencionado sobre la dosificación es una ciencia exacta. Puede llegar a ser un proceso individual de ensayo y error. La clave es que usted estará tratando de reemplazar con la T3 al mismo tiempo que la T4 está disminuyendo (si alguna vez estuvo tomando tratamiento que sólo incluía T4 o T4/T3). Además, si la T3 inversa estuviese alta, sus receptores celulares quizás todavía estarían invadidos con T3 inversa y por consiguiente, no estaría recibiendo toda la T3. Es por esto que usted quizás se sienta a veces con mucho más hipotiroidismo, o las temperaturas quizás sean raras después del aumento.

Cada 5 a 7 días, después de haber establecido la rutina de la multidosificación mencionada con anterioridad, los pacientes siguen aumentando T3 a la primera dosis de la mañana y así sucesivamente. La mayoría no aumentará más allá de los 25 mcg sobre cada dosis individual; algunos necesitarán permanecer en menos. Nuevamente, usted estará aumentándola al mismo tiempo que sus niveles de T4 estarán disminuyendo. Los pacientes se han beneficiado al aumentarla cada cinco días más o menos, siempre y cuando las adiciones de T3 no estén causando un ritmo cardíaco alto o una temperatura por arriba de los 99 grados (37.2 C°). Si algunos presentan algún problema, se recomienda aumentar en cantidades menores es recomendado, así como también el multidosificar. Muchos pacientes que toman la T3 buscan un esquema de dosificación de cinco veces al día, el cual incluye la dosis de la hora de dormir. Algunos toman menos pero se necesitan buenos niveles de cortisol.

También muchos pacientes con problemas suprarrenales han experimentado que tomar 25 mcg de T3 a cualquier hora una sola vez, les puede provocar ansiedad. Usted puede discernir qué está sucediendo al tomar su presión arterial cuando la ansiedad le esté atacando. Si todavía continúa bien, y puede mantenerla al sentarse y levantarse, usted quizás podría estar tomando demasiada hidrocortisona, lo cual empuja demasiada T3 en sus células como una canoa que desciende rápidamente a través de un río que fluye con mucha fuerza.

PRECAUCIÓN: si su nivel de ferritina/hierro es bajo, los pacientes han descubierto que necesitan trabajar en aumentarlo mientras se está en una dosis baja de T3. También, si las glándulas suprarrenales presentan una disfunción, comprobada por el examen de saliva suprarrenal de 24 horas o por síntomas intensos, y no está seguro si ha alcanzado su cantidad óptima de cortisol, aún 25 mcg de T3 puede ser demasiado para usted. El elegir la mitad de dicha cantidad, dividida en dos dosis puede ser mucho más sabio.

Qué cantidad de T3 es suficiente

Las dosis finales pueden variar de un individuo a otro. Después de aumentar hasta cerca de 50-75 mcg de T3, algunas personas siguen manteniendo los aumentos para ver si se alcanza una dosis óptima y si la TSH ha sido suprimida completamente. Otros se sienten bien al aumentarla un poco más para suprimir por completo cualquier producción futura de T3 inversa y para alcanzar una buena cantidad. Usted será capaz de juzgar cuándo disminuir según su temperatura y pulso, es decir, si aumentan demasiado.

A través de la observación de los síntomas y exámenes de laboratorio, muchos pacientes pueden alcanzar una cantidad óptima en los 50 mcg, más o menos, con la multidosificación correcta, lo cual es clave. Algunos necesitarán irse un poco más arriba, algo así como los 75 mcg. Una minoría ha necesitado aumentar aún más. La cantidad es la que sea necesaria para eliminar aquellos síntomas problemáticos, mantener un buen ritmo cardíaco y alcanzar una temperatura de la tarde de 98.6 F° (36.6 C°), más o menos. Dependerá de cada quien.

Si alguien siente que necesita eliminar la T3 inversa con un medicamento que sólo contiene T3 antes de ser capaz de hacerlo corrigiendo los problemas que la provocan, aparentemente le tomará entre 8-12 semanas dependiendo de la gravedad de los niveles de la T3 inversa. Algunos pacientes teorizan que quizás necesitan aumentar las cantidades de T3 más de lo necesario para así poder bombardear a los receptores celulares y para así poder limpiar el exceso de T3 inversa. Esto será demasiado, y los pacientes reportan que se presentan oleadas temporales y repentinas de adrenalina, ritmo cardíaco alto y aumento de la presión arterial. Es entonces cuando la T3 es reducida bastante rápido.

La dosificación óptima parece poner a la T3 libre hasta arriba del rango o ligeramente arriba del rango (ante la presencia de una función suprarrenal fuerte o de suplementación adecuada de cortisol). El tener un rango más alto de T3 libre puede ser necesario mientras se toma el medicamento que sólo contiene T3 para compensar por la incapacidad de recibir T3 de la conversión de la T4.

También se ha observado que cuando los pacientes tienen un nivel óptimo de T3, durante ese gran avance de 8-12 semanas, pareciera que sus glándulas suprarrenales comienzan a curarse. ¿Cómo fue que eso se descubrió? Al presentar repentinamente síntomas de cortisol alto la cantidad de hidrocortisona que antes necesitaban. Quizás el eliminar el exceso de T3 inversa también quita el estrés a las glándulas suprarrenales.

Disminuir la Hormona Tiroidea Disecada Natural y añadirla en la T3

Muchos pacientes descubrieron que no tenían que estar directamente en la T3 para bajar la T3 inversa. Ellos simplemente disminuyeron la hormona tiroidea disecada, y añadieron sólo T3. ¿Qué tanto se puede disminuir la hormona tiroidea disecada? La mayoría necesita estar en menos de dos granos.

Exámenes de laboratorio cuando se está tomando T3

Una vez que se ha tomado la T3 lo suficiente en una dosis correcta, usted observará un nivel bajo de TSH y T4 libre. Un nivel bajo de T4 significa que también hay menos T3 inversa. Cuando se tiene un nivel óptimo con sólo T3 sin la hormona tiroidea disecada, algunos pacientes han presentado resultados de niveles de T3 libre ligeramente por arriba del rango sin tener síntomas de hipertiroidismo. Este nivel más alto de T3 libre hace que la tiroides se contenga de producir T4. También compensa por la falta de conversión de la T4 a la T3 regular. Cuando se toma la hormona tiroidea disecada, la T3 libre usualmente está en lo más alto del rango.

Marcas y tipos de T3

Todos los productos con T3 son productos sintéticos que sólo contienen T3. Entre las marcas se puede incluir a: Cytomel de King Pharmaceuticals, Cynomel (especialmente la versión mexicana), Tertroxin (utilizada en el Reino Unido y Australia), Thybon (en Alemania), y muchas más. La T3 también es llamada liotironina sódica. Pueden existir más nombres de marcas, además de las marcas genéricas. A menudo, el Cytomel es uno de los favoritos de los doctores y pacientes en los EE.UU. Algunas de las otras marcas pueden ser un poco más débiles y podría ser una buena idea hablar con los pacientes (ver la sección Fuentes al final del libro bajo "Grupos de Paciente en Paciente") para investigar qué es lo que les gusta y qué no.

Otra variante recomendada por el doctor Denis Wilson es la T3 de liberación lenta/liberada con tiempo, él creó el término Síndrome Wilson para definir la T3 inversa alta provocada por el estrés o una enfermedad, la cual también recibe el nombre del Síndrome del Enfermo Eutiroideo (SEE). En la experiencia de los pacientes tiroideos, la T3 liberada con tiempo funciona bien en algunos y no funciona nada bien en otros, ya que su tasa de absorción puede variar y a veces es difícil saber si se está tomando suficiente. Incluso el doctor John C. Lowe[21] ha expresado que la T3 de liberación con tiempo no es una buena elección ya que el calcio en los intestinos puede amarrar a la T3 la cual está presente por más tiempo al ser "liberada por tiempo". Por lo tanto, tendrá que averiguar qué es lo que mejor para usted.

El multidosificar el Cytomel ha tenido mucho éxito y ha sido la opción preferida para la mayoría.

Por cuánto tiempo se debe tomar sólo la T3

El periodo de tiempo que los pacientes se quedan tomando la T3 es una decisión individual, y está basada en el descubrimiento y el tratamiento de los problemas persistentes que causaron en un principio el exceso de la T3 inversa. Dichos factores pueden incluir la intolerancia al gluten, la cándida, un nivel bajo de vi-

---

21 *http://www.drlowe.com/QandA/askdrlowe/t3.htm*

tamina B12, nivel bajo de ferritina/hierro, problemas con el cortisol, la Enfermedad de Lyme, entre otros. Teniendo confianza en el tratamiento de cualquiera de dichos problemas, además de tomar la T3 por un mínimo de 12 semanas para eliminar por completo la T3 inversa, usted quizás esté listo para considerar la disminución gradual de la T3 mientras agrega nuevamente la hormona tiroidea disecada. Trabaje en equipo con su doctor mientras disminuye gradualmente la T3 y agrega la hormona tiroidea disecada. Ya que un grano de hormona tiroidea disecada (con la T3 directa y la conversión de la T4 a la T3) aproximadamente equivale a 25 mcg de T3, esta última podrá ser dejada y reemplazada por un grano.

Si persistiera el problema con el cortisol, puede que necesite seguir tomando la T3 hasta resolverlo y antes de reiniciar la hormona tiroidea disecada.

La media vida de la T3

'Media vida' se refiere a la cantidad de tiempo que se necesita para que la mitad de la T3 desaparezca del torrente sanguíneo, dejando sólo la otra mitad. Los pacientes con problemas tiroideos se han dado cuenta que la 'media vida' de la T3 depende de qué tan grave el hipotiroidismo es, es decir, entre más hipo usted sea, menor será la duración de la T3, por lo cual usted debe dosificar con no más de cuatro horas de separación entre la primera dosis de T3 o la hormona tiroidea disecada. En cambio, ¡entre mejor y más adecuadamente tratado esté, mucho más durará la T3, que subjetivamente será 24 horas después de la última dosis! La autora de este libro, quien ha estado recibiendo un tratamiento adecuado con la hormona tiroidea disecada, ha notado que incluso cuando se le olvidaba tomar la dosis de la mañana se sentía bien hasta cerca del mediodía. Para ese entonces, ella podía notar un poco de soñolencia, y entonces darse cuenta que "¡uy, olvidé tomarme la dosis de la mañana!".

Curiosidades de la T3:

- *Los anticuerpos de la Enfermedad de Graves pueden provocar niveles altos de T3 inversa.*

- *Los pacientes también han logrado disminuir la T3 inversa usando los suplementos de cardo mariano elaborados con las semillas de la planta. Pero estos pueden bajar el nivel de hierro, por lo tanto los pacientes usan hierro con él.*

- *La T3 aumenta la globulina transportadora de hormonas sexuales (SHBG, por sus siglas en inglés), y como resultado, los hombres quizás necesiten ponerle atención a la suplementación con testosterona.*

- *La suplementación con T3 puede provocar que los niveles de estrógeno disminuyan un poco.*

- *25 mcg de T3 es apenas el equivalente a un grano de hormona tiroidea disecada.*

- *La T3 ayuda a prevenir el cáncer en el hígado (http://cancerres. aacrjournals.org/ cgi/content/abstract/60/3/603) y puede reparar y reconstruir.*

- *La T3 hace su pico en aproximadamente dos horas con la hormona tiroidea disecada, y aproximadamente 4 horas con la T3 sola.*

- *Construyendo lentamente para esto, los pacientes han encontrado el éxito al dosificar su T3 a la hora de dormir, o cuando se levantan en la mañana... esto es si tienen buenos niveles de cortisol.*

CAPÍTULO 13

Aspectos Importantes Relacionados con Ser Hipotiroideo

Al igual que un gato que camina elegantemente por la orilla de una cerca, los cuerpos saludables siempre están en un estado de equilibrio. La acción adecuada de un órgano puede afectar las reacciones estables de otro que se encuentra en perfecto equilibrio.

Por otro lado, cuando un órgano se enferma o existen deficiencias corporales, el desequilibrio aparece. En el caso de los pacientes hipotiroideos, es común descubrir problemas en otras partes del cuerpo que deben ser atendidos. Entre ellos se encuentran los niveles bajos de hierro y ferritina, deficiencias de la vitamina B12, Enfermedad Celíaca o la intolerancia al gluten, colesterol alto y/o deficiencia de yodo. También he agregado una sección sobre el tratamiento con yodo radioactivo para el hipertiroidismo causado por la Enfermedad de Graves, así como también sobre el hipopituitarismo y el cáncer de la tiroides.

Ferritina Baja/Hierro Bajo

Conforme a un gran número de pacientes que ha cambiado a un tratamiento mucho más óptimo que incluye a la T3, muchos de ellos se han llevado una sorpresa al descubrir que quizás tengan niveles bajos de hierro, ya sea con la ferritina (el hierro en almacenamiento), u otros niveles de hierro. La ferritina es una proteína de almacenamiento de hierro encontrada en las células, cuya función es atrapar el hierro, almacenarlo y después liberarlo para su utilización. Se pueden tener niveles "normales" de hierro sérico y sin embargo tener un nivel bajo de hierro almacenado. Por lo tanto, el medir la ferritina es medir qué tanto hierro ha reservado el cuerpo para su propio uso seguro.

En adición, los pacientes quizás se den cuenta que poseen un nivel bajo de hierro sérico, un % bajo de saturación de transferrina (el % de hierro ligado por el transporte de proteínas) y un nivel alto de CTFT (revelando deficiencia de hierro).

• La causas de la deficiencia de hierro

La causa que provoca la deficiencia de hierro o ferritina es multifactorial y está relacionada con nuestra condición de hipotiroidismo. Primero, el tener un metabolismo lento debido al hipotiroidismo disminuye la producción del ácido clorhídrico en el estómago, lo cual a su vez provoca una mala absorción del hierro. El hipotiroidismo persistente también mantiene baja la temperatura corporal, lo que hace que el cuerpo produzca menos glóbulos rojos. Además, en las mujeres, el hipotiroidismo puede provocar períodos menstruales abundantes, lo cual causan pérdida de hierro y menor cantidad de hierro almacenado. Entre más bajos estén los niveles de hierro mucho más rápido se agotará el hierro almacenado. Aunque resulta mucho más común en las mujeres, los hombres no están inmunes a padecer la deficiencia de hierro.

Phil, un paciente con problemas tiroideos, suprarrenales y pituitarios, quien se especializa en problemas masculinos asegura:

Tenía un montón de problemas y no podía ubicar con exactitud lo que me impedía avanzar. Mis niveles de testosterona eran buenos al tomar medicamentos, la hidrocortisona funcionaba y mis niveles de hormonas tiroideas estaban mucho mejor, y ya no me enfermaba en el invierno como antes.

Sin embargo, me iba a acostar fatigado y me levantaba fatigado. Tenía un ritmo cardíaco alto por arriba de las 110 pulsaciones por minuto en reposo. Me quedaba sin aliento al sólo levantar un vaso con agua. A veces sentía que me iba a desmayar. Tenía flema atorada hasta el fondo de la garganta, y tenía que expectorar y escupir una y otra vez hasta que podía sacarlas para poder respirar.

Para ser honesto, sentía que tenía insuficiencia cardíaca congestiva. Y estaba tomando Florinef por los niveles bajos de aldosterona, y seguía reteniendo tantos líquidos que necesitaba tomar de vez en cuando diuréticos. Simplemente no tenía lógica.

Finalmente, las chicas en un grupo en el que estoy inscrito me insistieron en que me hiciera un examen de la ferritina. Mis niveles salieron más bajos de lo normal. La parte más baja del rango es de 29 y yo tenía 18. Después de tomar 212 mg de hierro elemental del fumarato ferroso de 324 mg, mi ferritina sólo subió hasta 24 después de tomarlo por siete semanas. Resulta ser que mi respiración está mucho mejor. Ya subo corriendo las escaleras sin quedarme sin aliento. Ya dejé de tomar medicinas para ayudarme a respirar, así como la medicina para el reflujo. He bajado 22 libras (10 kilos) desde que tomo el hierro y llevo el programa de Weight Watchers mientras que antes llevaba el programa pero subía de peso. Ahora puedo ejercitarme y ya no estoy encerrado en la casa. Mi depresión ha disminuido y mi vida sexual es mucho mejor. Le pregunté a mi doctor la razón por la cual mis niveles de hierro eran tan bajos y él me respondió que pensaba que se debía a mi problema de hipopituitarismo y tantas hormonas en niveles bajos.

La caída en el nivel bajo de ferritina puede ser asintomática, pero eventualmente se convierte en el precursor de la anemia (hierro sérico bajo, saturación baja) ya que los niveles de hemoglobina en su sangre caen, los cuales son moléculas en la sangre que transportan oxígeno a los tejidos. Y una vez que lo anterior sucede, usted puede presentar los síntomas (ver a continuación).

La transición del nivel bajo de ferritina a la anemia provoca síntomas tan similares al hipotiroidismo que muchos pacientes concluyen equivocadamente que su hormona tiroidea disecada es demasiado baja o que simplemente no funciona. ¡El nivel excesivamente bajo de ferritina/hierro también puede dificultar el continuar el aumento de la hormona tiroidea disecada!

Biológicamente, los niveles insuficientes de hierro pueden estar afectando los primeros dos de los tres pasos para la formación de hormonas tiroideas al reducir la actividad de la enzima peroxidasa tiroidea, la cual depende del hierro. A su vez, la deficiencia de hierro podría también alterar el metabolismo tiroideo y reducir la conversión de la T4 a la T3, aparte de modificar la vinculación de la T3, es decir, hacer una cierta cantidad de T3 utilizable. Los niveles bajos de hierro pueden producir niveles demasiado altos de T3 inversa. Además, los niveles bajos de hierro pueden aumentar las concentraciones circulantes de TSH (hormona estimulante de la tiroides).

El hierro, además del yodo, selenio y el zinc, son esenciales para el metabolismo normal de las hormonas tiroideas.

• Síntomas de los niveles bajos de hierro y ferritina

El nivel bajo de hierro imita el estado hipotiroideo, y puede incluir depresión, dolor, fatigarse fácilmente, debilidad, sensación de frío, ritmo cardíaco alto, palpitaciones, pérdida del deseo sexual, dificultad para pensar, quedarse sin aliento al realizar un esfuerzo, etc.

La autora de este libro se dio cuenta que le era difícil hasta subir las escaleras de su casa y notó que tenía ardor en exceso en sus piernas debido a la acumulación de ácido láctico.

• Por qué se necesita un panel de hierro completo que incluya ferritina

Muchos pacientes han descubierto que cualquier tipo de inflamación en el cuerpo, lo cual puede ser común al tener niveles bajos de hormonas tiroideas y especialmente un nivel bajo de cortisol, pueden conducir a un examen de ferritina con resultados presuntamente normales o altos. Debido a esto, el pedirle al doctor que le mande a hacer un panel de hierro completo, el cual puede incluir la ferritina, podrá darle una mejor perspectiva. Un panel de hierro completo con resultados ideales son:

- CTFT (alrededor del último cuarto del rango)

- Hierro sérico (alrededor de 110 en las mujeres, y 130 en los hombres)

- % de saturación (cerca de 35% en las mujeres, más alto en los hombres)

CTFT (Capacidad de Fijación de Hierro Total): este examen mide la capacidad de otra proteína, la transferrina, para realizar su trabajo de transportar una pequeña cantidad de hierro al hígado, a la médula ósea y al bazo. La CTFT subirá cuando las reservas totales de hierro sean demasiado bajas..

Examen de hierro sérico: este examen mide la pequeña cantidad del hierro circulante que está ligado por la transferrina, la cual es mencionada con anterioridad. Es una pequeña cantidad ya que la mayoría del hierro de su cuerpo está ligado a proteínas como la transferrina y la ferritina.

% de saturación: este examen mide el hierro sérico dividido entre la CTFT. El mismo revela la habilidad de su cuerpo para unir y transportar su hierro a otras áreas del cuerpo.

Si su saturación o el hierro sérico están bajos, incluso con la ferritina normal, usted necesitará ir pensando en tomar suplementos alimenticios con hierro.

NOTA: ¿Le gustaría confirmar la inflamación que hace que la ferritina se ponga alta? Puede preguntarle a su doctor acerca del examen de la Proteína C Reactiva (PCR), así como también el examen de la Velocidad de Sedimentación Globular (VSG) o el conteo de glóbulos blancos/leucocitos.

• Ejemplo de un examen de laboratorio para mostrar el por qué la ferritina por sí sola no proporciona suficiente información

Cuando esta paciente obtuvo los resultados de sus exámenes de laboratorio se dio cuenta del porqué la ferritina no es suficiente. Usted se dará cuenta que su nivel de ferritina está perfecto; para la mujeres la meta es entre los 70 y los 90. Sin embargo, los niveles séricos y de saturación de ella estaban demasiado bajos, revelando que la ferritina había aumentado en respuesta a la inflamación. Estos resultados significan síntomas similares al hipotiroidismo.

- Ferritina: 82
- Hierro, Sérico: 49 (el rango era 35-155, y el resultado debería ser alrededor de 110)
- Saturación de Hierro: 18 (el rango era de 17-55, y el resultado debería ser de 25-35% como mínimo, no más alto que 45%)
- CTFT: 333 (el rango era de 250-370, y el resultado debería ser no más arriba de 300 como máximo)

- UIBC (capacidad de fijación de hierro no saturado): 266 (el rango era de 150-372, y el resultado debería ser no más arriba de 200 como máximo)

• Cómo prepararse para su panel de hierro y ferritina

Como mínimo, usted deberá permanecer sin tomar los suplementos por 12-24 horas. Algunos doctores recomiendan hacer ayuno de hierro por cinco días.

• La solución para el nivel bajo de hierro almacenado y/o de hierro

Una vez que usted haya verificado que tiene un nivel bajo de hierro o ferritina a través de un examen de sangre (ferritina por debajo de los 50 o una saturación de hierro menor a 25%, más o menos), el próximo paso será agregar a su dieta un suplemento alimenticio con hierro. El hierro en los alimentos viene en dos formas: hierro hemo y el no hemo. El hierro hemo se absorbe mucho mejor y puede incluir a las carnes magras, las aves y el pescado. El hígado contiene la concentración más alta, pero si está en la lista de cosas que le da asco comer, cualquier carne le ayudará.

Las fuentes de alimentos con hierro no hemo, las cuales no se absorben tan bien como las carnes hemo, incluyen a las espinacas, las almendras, los frijoles (en lata también), la melaza, varios tipos de harinas fortificadas con hierro y productos de granos. Otras fuentes de hierro incluyen a las frutas secas, los chícharos, los espárragos, los vegetales de hojas verdes, las fresas, el germen de trigo, las pasas y algunas nueces.

La mayoría de los pacientes, bajo la guía de sus doctores, han descubierto que es necesario reforzar su dieta con suplementos alimenticios de hierro.

• Tipos de suplementos con hierro

Los suplementos de hierro inorgánico más comunes que se venden sin receta médica, tanto orales como líquidos, incluyen a: *el sulfato ferroso, el glutamato ferroso, el fumarato ferroso, etc.* El sulfato ferroso por lo regular es el más barato y algunos pacientes le agregan vitamina E ya que el sulfato ferroso quizás reduzca ligeramente los niveles de vitamina E. Se recomienda tomarlo con alimentos para prevenir las náuseas.

El gluconato ferroso y el fumarato ferroso puede causar menos síntomas, y ambos son suaves en el estómago y se absorben bien. El fumarato ferroso a menudo es prescrito por los doctores en una forma mucho más fuerte. El hierro también puede ser administrado vía intravenosa en un hospital bajo indicación médica.

El hierro bisglicinato, un suplemento de hierro aminoquelado que puede ser fácil de tolerar y no causa estreñimiento, es un tipo de hierro al que muchos pacientes le tienen fe ciega. Una marca muy popular es la Bluebonnet.

El hierro líquido es una buena elección si usted utiliza el tipo vegetal (no hemo). Sólo tenga cuidado con el hierro líquido de base animal (hemo), ya que temporalmente puede ennegrecer los dientes, tal como le sucedió a la autora de este libro. El hierro líquido puede absorberse mejor, por lo cual los pacientes usan menos.

Se recomienda tomar vitamina C ya que ayuda a absorber el hierro y contrarresta los radicales libres producidos por el hierro. Por lo menos, tome sus tabletas de hierro con jugo de naranja o con una bebida rica en vitamina C. También el tomar un suplemento mineral puede ayudar a la absorción, tal como lo pueden hacer el complejo B, en especial la vitamina B6, ya que las investigaciones han comprobado que la vitamina B6 ayuda al aumento de la ferritina.

Evite la soya en exceso (lo cual debería de estar haciendo de todas maneras como paciente tiroideo) ya que disminuye la absorción del hierro, tal como lo hace el té negro, el zinc, el calcio, una alta cantidad de fibra e incluso el comer yemas de huevo en exceso. Ingiera con moderación cualquiera de estos alimentos, suplementos o líquidos.

• Qué tanto tomar

Es importante leer la etiqueta del hierro en tabletas/cápsulas de cualquier tipo que esté tomando para descubrir qué tanto "hierro elemental" hay en cada una. La cantidad total de mgs en el frasco muchas veces NO representa la cantidad de hierro elemental. Los pacientes hipotiroideos han descubierto que pueden tomar hasta un total de 150-200 mg diarios de "hierro elemental", divididos y tomados con los alimentos para evitar molestias estomacales, y para ayudar a aumentar el nivel bajo de hierro. Si usted es una mujer que todavía menstrua, debe seguir tomando el hierro, aun en cantidades pequeñas, para mantener esos niveles.

NOTA: el hierro líquido se absorbe mucho mejor que las tabletas, por lo que los pacientes descubrieron que pueden tomar mucho menos.

• Niveles seriamente bajos de hierro y ferritina

Si su ferritina está baja o los exámenes de laboratorio del hierro salen seriamente bajos, pregunte a su doctor acerca de una inyección de hierro o sobre la prescripción de una infusión intravenosa de hierro. Cualquiera de las dos aumentará los niveles de hierro mucho más rápido, en sólo unas semanas en comparación a los varios meses que lleva tomando suplementos. La infusión intravenosa de hierro requiere una clínica de salud ambulatoria para pacientes y puede ser costosa. El paciente será monitoreado para prevenir que se presente una descarga anafiláctica.

• En caso de tener la CTFT y el hierro bajos

CTFT significa "capacidad de fijación de hierro total", y mide la capacidad del hierro de fijarse en la sangre para ser transportada donde sea necesario. En la mayoría de los pacientes cuando el hierro o la ferritina están bajos, la CTFT estará alta. Aunque algunos la tendrán ocasionalmente baja. En ese caso, los pacientes han aprendido a tomar cantidades mucho menores de hierro elemental para prevenir la acumulación elevada en la sangre, por ejemplo: 50-75 mg al día. Algunas personas podrán ingerir 100 mg pero se necesitará examinar los niveles de hierro frecuentemente para asegurarse que no están tomando demasiado. El aumentar los niveles bajos de hierro y ferritina será un proceso mucho más lento en comparación con aquellas personas con una CTFT normal.

• Cómo enfrentar los molestos efectos secundarios de los suplementos con hierro

El tomar los suplementos con hierro puede provocar estreñimiento o heces pequeñas y duras. En este caso, el tomar un suplemento con magnesio puede ser bueno para contrarrestar dicho efecto, y deberá tomarlo dos veces al día hasta encontrar la cantidad que logra ablandar las heces. También existen laxantes bajo prescripción que pueden ayudar y son mucho más seguros de utilizar a largo plazo.

Ya que el hierro puede ligar a las hormonas tiroideas, los pacientes han aprendido a tomar la hormona tiroidea disecada por vía sublingual para así evitar el contacto con el hierro. O en caso de tener que tomar ambos, evite tomarlos al mismo tiempo.

• Cuando los niveles de hierro vuelven a subir

Muchos pacientes han aprendido a la mala que los niveles de hierro o ferritina pueden volver a caer. Por lo tanto, sería una buena idea permanecer tomando una pequeña dosis de hierro e/o ingerir alimentos ricos en hierro, especialmente en el caso de las mujeres y más en aquellas que todavía tienen períodos menstruales. Una vez llega la menopausia, los niveles de ferritina quizás se queden en el lugar que deben de estar.

• Padecimientos raros que pueden provocar un nivel bajo de ferritina

Es importante mencionar que existen algunos padecimientos raros que no pueden ser corregidos al tomar hierro: la Talasemia y la Policitemia Vera. En el caso de la Talasemia, una condición hereditaria que provoca que el cuerpo produzca una forma anormal de hemoglobina que transporta oxígeno; los suplementos con hierro pueden causar una sobrecarga de hierro debido a la falta de un gen en la hemoglobina. Las transfusiones sanguíneas podrían ser necesarias. La Policitemia Vera equivale a tener demasiados glóbulos rojos haciendo que la sangre sea demasiado densa. Si los resultados de los exámenes de laboratorio muestran niveles altos de hemoglobina y hematocritos, usted deseará que su doctor verifique los padecimientos mencionados anteriormente.

La vitamina B-12 deficiencia

La vitamina B-12 es una vitamina esencial para la salud de los glóbulos rojos de la sangre y el sistema nervioso, así como también para la producción del ADN y la división celular. Se encuentra principalmente en la carne, las aves y el pescado, además de los productos lácteos y huevos. La B-12 es liberada en el estómago por el ácido clorhídrico. Sin embargo, ya que el hipotiroidismo puede provocar niveles bajos de ácido clorhídrico, el presentar un nivel bajo de vitamina B-12 puede ir de la mano con el hipotiroidismo gracias a una mala absorción. El estrés también puede disminuir los niveles de B12. Por lo tanto, sería bueno verificar los niveles de vitamina B-12, especialmente ya que la anemia por deficiencia es gradual y puede llegar a ser más severa de lo que los síntomas indiquen.

Cuando los síntomas por fin se presentan, estos pueden incluir debilidad y fatiga, confusión, problemas de equilibrio, moretones y palidez, así como también el quedarse sin aliento, sentirse mareado y un ritmo cardíaco alto. Las etapas más avanzadas pueden provocar hormigueo en las extremidades (llamado neuropatía), o una lengua roja e irritada y la pérdida del sabor. El nivel bajo de B12 puede elevar demasiado la T3 inversa.

El doctor John Dommisse, M.D. de Tucson, Arizona, en el artículo que lleva por título *Hidden Causes of Dementia,* expresa que él piensa que los "rangos normales" de las deficiencias de vitamina B-12 "son demasiado bajos". Si ese fuera el caso, existe un gran grupo potencial de pacientes hipotiroideos que presentan una deficiencia de la vitamina B-12.

Los rangos de B-12 que son considerados "normales" variarán de país en país. Por lo general, usted está buscando un resultado que se ubique hasta arriba del rango, si no uno ligeramente alto. Los pacientes han descubierto que el tomar suplementos con vitamina B-12 también puede ser útil. El tratamiento proporcionado por su doctor involucrará a la Metilcobalamina, una forma farmacéutica de la vitamina B-12, en inyecciones o pastillas masticables.

Otra forma mucho más grave de deficiencia de la vitamina B-12 es conocida como Anemia Perniciosa, la cual es un desorden autoinmune y puede ser común entre los pacientes que padecen la Tiroiditis de Hashimoto, otro problema autoinmune. Tal como una deficiencia normal, el cuerpo es incapaz de absorber la vitamina B-12 del tracto digestivo. Los tratamientos consisten de tabletas o inyecciones.

Enfermedad Celíaca o Intolerancia al Gluten

Debido a que las enfermedades autoinmunes pueden ir de la mano, existe un porcentaje de pacientes con Hashimoto que también padecen la Enfermedad Celíaca, también llamada Esprue Celíaco o Intolerancia al Gluten. Dicho ataque provoca daño atrófico en el intestino delgado, que a su vez provoca la mala absorción de los nutrientes en los alimentos ingeridos y puede provocar desnutrición y otras enfermedades. Algunas personas pueden padecerla con menor severidad que otras.

En cambio, aquellas personas con Celiaquía poseen un riesgo mucho más alto de padecer hipotiroidismo (aparte de la diabetes o la artritis reumatoide).

Los estimados están entre un 10-14% de los pacientes hipotiroideos que presentan Celiaquía, la cifra podría ser más alta. ¡Las investigaciones plantean que si los Celiacos controlan la enfermedad al evitar el gluten, también podrán detener un ataque autoinmune tiroideo o prevenir que suceda uno!

Otra razón importante para mencionar la relación de la Celiaquía con la enfermedad tiroidea es la siguiente: cuando se recibe un tratamiento que no es suficiente debido a estar tomando la tiroxina o si no se ha diagnosticado gracias a la dependencia en exceso del rango de la TSH, se compromete la seguridad del sistema inmune, lo cual puede conducir a las condiciones que pueden disparar la respuesta autoinmune, incluyendo aftas bucales, infecciones vaginales o candidiasis intestinal. Estos tres también se pueden desarrollar debido a una disfunción suprarrenal.

El estrés puede causar que la Celiaquía se presente, y el comer ciertos tipos de proteína de almacenamiento, es decir el gluten, puede detonar la respuesta autoinmune. El gluten se encuentra en el trigo, el centeno, la cebada e incluso la avena, así como también en otros productos de granos relacionados. La tendencia genética celíaca también puede ser detonada por aftas bucales, las infecciones vaginales y la candidiasis intestinal, todas ellas contienen la misma secuencia proteínica al igual que el gluten. Algunos pacientes notan manifestaciones de la Enfermedad Celíaca después de dar a luz; otros después de una infección o una cirugía.

El sitio de internet de la Celiac Sprue Association (Asociación de Esprue Celíaco) asevera que hasta 1 entre 133 personas padecen la Enfermedad Celíaca, ¡y que sólo el 3% ha sido diagnosticado! Otros estimados están alrededor de 1 en 2000. También existe evidencia de que la gente con ascendencia irlandesa y sueca presentan la incidencia más alta. Es muchísimo más frecuente en las personas de piel más clara que en aquellas con piel más oscura y en los asiáticos.

• Síntomas de la Enfermedad Celíaca

Los síntomas de la Enfermedad Celíaca incluyen: hinchazón, calambres musculares, gases con mal olor y diarrea, aunque también se puede presentar estreñimiento, pérdida de peso, anemia, fatiga crónica, debilidad, osteoporosis prematura e incluso dolor en los huesos. Usted también puede padecer de vómitos, migrañas, hormigueo en las manos o dificultad para caminar. Si el ataque autoinmune inició en la infancia, puede traer como resultado estatura corta, y problemas con el esmalte dental. La intolerancia a la lactosa puede ser algo común en muchas personas que padecen la enfermedad de Crohn.

No es raro el ser diagnosticado equivocadamente con el síndrome del colon irritable, colon espástico o la Enfermedad de Crohn. La Enfermedad de Crohn afecta al sistema nervioso central y puede tener síntomas similares a la Esclerosis Múltiple. Usted padecerá la Enfermedad de Crohn toda la vida, aunque esta puede aumentar y disminuir.

Existen tres exámenes claves para confirmar el diagnóstico, estos incluyen a: el anticuerpo anti-endomisio (IgA EMA), el anticuerpo anti-gliadina (IgA y IgG), y el anticuerpo anti-transglutaminasa tisular (tTG IgA) o el anti-reticulina. Los exámenes recomendados para los pacientes son el IgA sérica total y el tTF IgA. Si un paciente tiene deficiencia del IgA, estos dos exámenes no funcionarán y se necesitarán otras pruebas. Si es necesario, un gastroenterólogo también podrá tomar una biopsia del tejido del intestino delgado.

Usted también puede simplemente eliminar el gluten de su dieta para ver si los síntomas mejoran por varios meses.

• Tratamiento de la Enfermedad Celíaca

El tratamiento de la Celiaquía se realiza con una dieta completamente libre de gluten, lo que significa eliminar cualquier producto alimenticio que contenga trigo, centeno, cebada e incluso avena, esta última puede tener rastros de trigo.

Usted debe tener cuidado, ya que incluso otros productos pueden contener gluten, incluyendo la salsa de soya de su restaurante favorito de comida china y muchos otros alimentos procesados. Aunque no lo crea, algunos cosméticos contienen gluten, así como también algunos limpiadores para el hogar. Una vez que se elimina el gluten de la dieta, se debe de dar tiempo para que los síntomas de la Celíaca desaparezcan.

Incluso el arroz y el maíz puede ser un problema para algunas personas con problemas de gluten debido a la contaminación.

Hay medicamentos bajo prescripción, como el Dapsone, del cual podría hablar con su doctor para ayudarle a controlarla. Sin embargo, quizás necesite empezar lentamente para que el cuerpo pueda lidiar con los efectos secundarios del medicamento. Muchas personas simplemente eliminan el gluten de sus dietas.

El doctor Joseph Murray, MD, Ph.D., quien ha sido uno de los líderes en el diagnóstico de la Enfermedad Celíaca y la Dermatitis Herpetiforme en los Estados Unidos, asevera que el daño infligido a los intestinos por la Enfermedad Celíaca puede ser revertido en la mayoría de los casos al evitar el gluten. La autora de este libro se pregunta si el tomar la hormona tiroidea disecada, la cual fomenta un sistema inmune más fuerte, puede ayudar a estimular la curación cuando se evita el gluten, así como también en comparación con aquellas personas que toman la tiroxina o no han sido diagnosticadas debido a la dependencia extrema del doctor en el rango de la TSH.

• **Problemas que acompañan la Enfermedad Celíaca**

La Dermatitis Herpetiforme a menudo puede ir de la mano con la manifestación de la celiaquía. La Dermatitis Herpetiforme es una condición dérmica crónica que provoca una comezón extrema, ella se manifiesta a través de protuberancias rojas de las que pueden brotar ampollas, estas se pueden ubicar mayormente en los codos, rodillas, espalda, nalgas e incluso el cuero cabelludo, aunque a veces pueden encontrarse en cualquier otra parte del cuerpo. Muchos pacientes que la padecen ven su inicio cuando son adultos jóvenes. Tal como los pacientes celíacos, se controla al evitar el gluten en la dieta. El yodo en su dieta puede empeorarla, según algunas fuentes, por lo tanto si se toma un suplemento con yodo, quizás deba poner atención para ver si está afectando o no al paciente. La "enfermedad" Celíaca se refiere a la mucosa intestinal dañada gracias a un gen heredado, y el evitar el gluten puede ayudar a controlar la enfermedad. Se propone que otras personas pueden presentar una sensibilidad al gluten sin que haya daño en los intestinos y esto simplemente podría ser llamado Intolerancia al Gluten.

Colesterol Alto

Sorprendentemente, un gran porcentaje de los pacientes con hipotiroidismo, especialmente aquellos que sólo llevan un tratamiento que contiene sólo T4, tienen el colesterol alto o en el transcurso de los años estará alto. Y tristemente, la típica manera en que los doctores abordan esto es viéndolo como un padecimiento separado de su condición de hipotiroidismo.

El colesterol es una sustancia suave pero similar a la cera que se pasea con las grasa en el torrente sanguíneo y también se encuentra en el tejido y las células. El colesterol es la sustancia de la que el estrógeno, la progesterona, la testosterona, la dehidroepiandrosterona y el cortisol están hechos. Por lo tanto, el colesterol es bueno y resulta esencial para una salud equilibrada.

Sin embargo con el hipotiroidismo, el colesterol quizás no sea metabolizado adecuadamente, produciendo una acumulación dañina. Y se puede tener un nivel alto de triglicéridos y un nivel bajo de colesterol bueno (HDL, por sus siglas en inglés). El resultado es un riesgo mayor de enfermedades cardiovasculares y un doctor que quiere hacerle tomar estatinas, las cuales por sí mismas son problemáticas, potencialmente causando problemas de memoria, debilidad muscular y neuropatía periférica.

La solución es seguir un tratamiento para el hipotiroidismo con hormona tiroidea disecada o con T3 y dosificar en base a la eliminación de los síntomas, además de buscar un nivel de T3 alto en el rango ante la presencia de unas glándulas suprarrenales saludables o soporte de cortisol adecuado. Hay un sinnúmero de casos de pacientes que al tomar la hormona tiroidea disecada vieron cómo el nivel de su cortisol disminuyó gracias a que el metabolismo mejoró.

Deficiencia de yodo

Cuando los pacientes se comunican por medio de grupos de internet, no es raro verlos discutir sobre por qué hay una explosión de problemas de hipotiroidismo a nivel mundial. Sabemos que pueden haber múltiples causas, y que una en particular es la deficiencia de yodo en los terrenos donde se está sembrando los alimentos. Además de esto, la cantidad de toxinas en el medo ambiente a las que estamos expuestos, incluyendo fluoruro, bromuro, cloruro, cloro y mercurio, los cuales compiten por los mismos receptores celulares al igual que el yodo, los cuales pueden provocar que muchos de nosotros presentemos niveles bajos de yodo.

Y debido a que una de las funciones primarias del yodo en el cuerpo es la formación de las hormonas tiroideas, un nivel bajo de yodo puede ser cosa seria. El yodo también juega un papel importante en la salud de su corazón, cerebro, hormonas femeninas, mamas, sistema inmune, y muchas más.

Uno de mis libros favoritos en la materia de la salud de las mamas es *Breast Cancer and Iodine: How to Prevent and How to Survive Breast Cancer,* por el Dr. David Derry, MD.

En la mayoría de los casos, la mayor ingesta de yodo proviene de la sal refinada. En su dieta, el yodo puede ser variable dependiendo de la cantidad en la que ha sido yodado el producto alimenticio o el alimento del que se ha alimentado el animal. Conforme los pacientes se han interesado más en la sal marina, la cual a menudo no ha sido yodada, los niveles del yodo en la dieta disminuyen aún más.

• Examinando sus niveles

Es de suma importancia el investigar si usted necesita yodo o no. La "prueba de descarga de yodo" está considerada como la evaluación más exacta de los niveles de yodo en el cuerpo. Se toma un total de 50 mg de tabletas de Iodoral. Luego, recolecta la orina de las 24 horas siguientes y se envían al laboratorio para análisis. Los laboratorios de yodo incluyen a: los Hakala Research Labs visitando *www. hakalalabs.com,* los FFP Laboratories (correo electrónico: *ffp_lab@yahoo.com*), Doctors Data, Inc visitando *www.doctorsdata.com,* además los Latrix Clinical Services (correo electrónico: *info@labrix.com*).

• Suplementos alimenticios con yodo

Los suplementos alimenticios con yodo se han vuelto muy populares, especialmente entre los pacientes con problemas tiroideos justo después de haber obtenido niveles bajos en los exámenes de laboratorios. Stephanie A. Buist, una naturópata quien considera que su ingesta de yodo le ayuda a su sistema inmune después de haber padecido cáncer de tiroides, asegura:

El hipotiroidismo está creciendo en una tasa alarmante y creo que uno de los elementos clave es la deficiencia de yodo. Hasta la década de los ochenta, el yodato de potasio era usado como un acondicionador para la masa en los productos de repostería. Sin embargo, por alguna razón fue sacado, eliminado y reemplazado con el bromato de potasio, un haluro que inhibe la función tiroidea. Los haluros como el fluoruro, el cloruro, el bromuro y el mercurio bloquearán la absorción del yodo, es por eso que se debe ingerir suficiente yodo (más que la dosis recomendada) para superar estos factores ambientales comunes. De manera general, el suplementar con 6-50 mg de yodo Lugol será suficiente para mejorar los padecimientos tiroideos. Para aumentar la efectividad del yodo en el tratamiento de los padecimientos tiroideos, se deberá considerar también la ingesta de selenio, vitamina C, vitamina B2 (riboflavina) y vitamina B3 (hexanicotinato de inositol).

Los suplementos más populares son el Iodoral en tabletas (12.5 mg y 50 mg) o el Lugol (2% ó 5%) como un líquido que se agrega al jugo de preferencia. Una gota de Lugol de 5% posee aproximadamente 6.25 mg de yodo (además de 3-4 mg de potasio). Las dosis recomendadas para aumentar los niveles bajos son hasta los 50 mg, aunque otras personas toman menos. Los suplementos con yodo deben ser tomados con alimentos para una mejor absorción y tener menos problemas estomacales. La mayoría evita tomarlo en la tarde, ya que el ingerirlo por las tardes puede mantenerlo despierto.

• Efectos secundarios con el yodo

En caso de que la prueba de descarga de yodo revele que se tienen niveles bajos, se tendrá que tomar en cuenta que el uso del yodo actúa como un agente desintoxicante, especialmente contra el exceso de bromuro y otras toxinas, por lo tanto deberá de estar preparado ante posibles efectos secundarios como la fatiga, los granitos en la cara, dolores de cabeza, etc. Eventualmente desaparecerán y será de gran ayuda el tomar nutrientes de soporte para contrarrestarlos, entre ellos puede tomar: vitamina C, complejo B, vitamina D y minerales como el selenio, magnesio y zinc. En caso que sea necesario, también puede tomar cantidades menores de yodo para irlo aumentando lentamente. Stephanie Buist, ND, en su sitio de internet Natural Thyroid Choices, también recomienda el método Salt Loading (carga de sal) por un máximo de tres días, el cual atrapa el bromuro y lo elimina a través de la orina. Mezcle ½ cucharadita de sal del mar Céltico en ½ taza de agua tibia, tómela, después tome un vaso de 12 onzas (340 g) de agua y repita todo el procedimiento cada media hora hasta que vaya a orinar.[22]

También es útil el mantener todas las vías de desintoxicación abiertas. Muchos tés sirven para dicho propósito, como el de diente de león, limón amarillo y jengibre, ortiga y manzanilla. Las semillas del cardo mariano son conocidas por ayudar al hígado y la desintoxicación.

------

22 *http://www.naturalthyroidchoices.com/SaltAdrenal.html.*

• El yodo y la Enfermedad de Hashimoto

Algunos pacientes con Hashimoto han observado que el yodo exacerba sus síntomas autoinmunes y los hacen sentir mucho peor. Por otra parte, muchas otras personas han descubierto que les disminuye los anticuerpos. La naturópata Stephanie Buist, dueña de un grupo sobre yodo en Yahoo, asevera que se puede evitar la exacerbación usando los nutrientes de soporte adecuados, los cuales incluyen a la vitamina C, el selenio, la sal de mar y los cofactores ATP, además de tés desintoxicantes. También menciona el método "salt loading" (carga de sal), el cual mueve las toxinas a través de los riñones mucho más rápido. Además, Buist dice, que algunas personas confunden los síntomas de la liberación de toxinas con una exacerbación del ataque autoinmune. Todo lo antes mencionado lo podrá encontrar en: *http://naturalthyroidchoices. com/SaltAdrenal.html*. Si usted padece la Enfermedad de Hashimoto deseará investigar acerca del uso del yodo antes de proceder o hablar con un doctor que conozca sobre el tema.

• El yodo y la disfunción suprarrenal

Algunos pacientes se han preguntado si su suplementación de yodo promueve el estrés en sus suprarrenales. Por otro lado, existen otros pacientes con fatiga suprarrenal que no han encontrado problemas con la liberación de toxinas si estaban tomando ciertos nutrientes de soporte junto con el yodo.

Victoria, una paciente con disfunción suprarrenal, relata el siguiente ejemplo de cómo dichos nutrientes lograron hacer la diferencia:

Por casi un año había estado recibiendo tratamiento sin yodo para el agotamiento suprarrenal y me lo daba un médico especialista en Medicina Integral (ella dijo que mi examen de saliva era el peor que había visto en su vida). Nada de lo que hizo aliviaba mi situación, incluyendo el agregar 3 mg de yodo al día-- sólo hubo un cambio mínimo. Entonces perdí mi seguro médico y ya no pude volver a la consulta de ella. Después de tener una recaída en mi salud, encontré la lista de yodo en Yahoo (ver lista de grupos en las Referencias casi al final del libro) y aprendí acerca del protocolo: mayores cantidades de yodo y sobretodo acompañarlo de nutrientes y suplementos suprarrenales para sanarlas. Tomé cantidades extra de sal sin refinar (1+ cucharada por día), vitamina C extra, vitamina E (1200 u/día), empecé a tomar vitamina D3 cada día (8000 u), además de Isocort (1-2 perlas al día) y pregnenolona (40-50 mg al día). Después de 2-3 meses de esto tuve que dejar de tomar el Isocort (córtex suprarrenal) ya que cuando lo tomaba me sobrestimulaba las suprarrenales.

Desde entonces, puedo trabajar por horas de manera seguida y no dar un bajón constantemente. Tengo energía de sobra y he vuelto a hacer música y presentaciones con mi pareja, entre otras cosas. Puedo salir y bailar por horas. También desde entonces, he bajado al menos 20 libras (9 kilos) y no las he vuelto a subir.

Jody ha descubierto que es muy importante el uso del yodo para enfrentar su Hashimoto:

Había escuchado acerca del yodo pero tenía miedo de usarlo ya que había leído acerca de los problemas al usarlo teniendo Hashimoto. Sin embargo, también salí baja cuando me hice la prueba de descarga de yodo, entonces decidí intentarlo. Me aseguré de tomar suficiente selenio y minerales con agua con sal. Empecé con una dosis baja y de ahí aumenté. A los dos meses me di cuenta que ya no tenía las palpitaciones. Cuatro meses después de haber empezado, mi doctor aceptó revisar mis anticuerpos. ¡Los dos ya estaban más bajos! No lo podía creer. Y han seguido bajando. También dejé de presentar todos los síntomas de la mastitis quística crónica.

Esto simplemente es una decisión que cada quien deberá tomar. Algunas personas evitan el yodo del todo cuando tienen disfunción suprarrenal para no empeorarla; otros toman una dosis mucho más baja que los 50 mg, algo cercano a los 12.5, y les va bien. Otros como Victoria, alcanzan el éxito con el yodo al tener fatiga suprarrenal si están tomando nutrientes de soporte, tés desintoxicantes o hierbas.

Ya que el uso del yodo es controversial en lo que respecta a la disfunción suprarrenal, le invito a que se una al grupo de yodo de Yahoo y lea las diferentes opciones antes de decidir qué es lo mejor para usted. Un libro excelente sobre el tema es *Iodine: Why You Need It, Why You Can't Live Without It* (3ra edición) por David Brownstein, MD, el cual puede comprarse directamente en su sitio de internet.

Hipopituitarismo

A pesar de que esta condición se considera rara, los pacientes tiroideos se han dado cuenta que podría ser mucho más común de lo que se pensaba debido a un eje hipotálamo/pituitaria disfuncional. El hipopituitarismo se refiere a cuando la glándula pituitaria mantiene una función más baja de lo normal, recordemos que la glándula pituitaria es una glándula del tamaño de un chícharo ubicada en la base de su cerebro.

Cuando la glándula pituitaria se encuentra saludable secreta hormonas que dirigen el funcionamiento de las suprarrenales, la tiroides y las hormonas sexuales. Para la tiroides, dicha hormona es la TSH (hormona estimulante de la tiroides) y para las suprarrenales es la ACTH. Una pista que el hipopituitarismo deja, junto con los síntomas de fatiga, frío, depresión, presión arterial baja, etc., es tener la TSH muy baja en el resultado de laboratorio, tan baja como 0.8 en mujeres, y 1.8 en los hombres), *junto con una T3 libre baja*. Los síntomas son similares a síntomas bien conocidos del hipotiroidismo. También se puede tener bajas la ACTH (hormona adrenocorticotropa), la hormona luteinizante y la hormona folículo-estimulante. Un nivel bajo de la ACTH se descubre a través de una prueba de estimulación con ACTH.

Otra posible causa del hipopituitarismo es ese horrendo golpe en la cabeza que recibió cuando chocó de frente con una pared mientras corría su bicicleta. Incluso un movimiento brusco de la cabeza cuando alguien le choca el auto por detrás puede dañar la glándula pituitaria. Un tumor en la pituitaria puede disminuir su funcionamiento, así como también la pérdida de sangre, radiaciones, toxinas o anticuerpos.

El tratamiento para el hipopituitarismo es el mismo que se realiza para el hipotiroidismo o el cortisol bajo. ¿Es curable?

Muchos dirán que no. Sin embargo, hemos visto a un paciente que se libró de su hipopituitarismo con el tratamiento adecuado para las suprarrenales y tiroides.

Cáncer de la Tiroides

No hay nada más impactante que enterarse que se tiene cáncer en la tiroides. Muchos pacientes que se les ha diagnosticado cáncer en la tiroides ni siquiera sabían que existía, y definitivamente no esperaban que les sucediera. Las mujeres son tres veces más susceptibles de desarrollarlo cáncer en la tiroides que los hombres.

En las etapas tempranas, puede no haber síntomas del cáncer de tiroides. Más adelante, se descubre cuando al tacto se encuentra un nódulo en la tiroides, después se observa con un ultrasonido y al final se confirma al hacer una biopsia de aguja delgada. (Afortunadamente, las investigaciones médicas aseguran que sólo del 1-5% de dichos nódulos son cancerosos, es decir, no porque encuentre un nódulo usted tiene cáncer). Otros síntomas de cáncer en la tiroides pueden incluir lo siguiente: tos o carraspera, inflamación del cuello o dificultad para tragar, aunque esto también se puede presentar por la Enfermedad de Hashimoto.

¿Qué lo causa? Aparentemente existen múltiples posibilidades de alto riesgo. La exposición en exceso a la radiación es un riesgo ya conocido, así como la exposición constante a los rayos-X, los tratamientos contra el acné, radiografías dentales, etc. Otro riesgo es el tener un accidente radioactivo como el de Chernobyl en 1986, o la fusión accidental del reactor nuclear en Japón en el 2011. La genética puede aumentar el riesgo debido a un gen alterado. Los niveles bajos de yodo aumentan el riesgo de cáncer de la tiroides. Algunos pacientes con cáncer de la tiroides no presentan ninguno de los riesgos antes mencionados.

Un examen de laboratorio que ayuda en la confirmación del cáncer, especialmente del tipo papilar y folicular (ver a continuación) recibe el nombre de examen de la tiroglobulina (Tg), la cual puede ser producida por las células cancerosas tiroideas. Nota: las investigaciones indican que si el examen sale positivo con anticuerpos en contra de la anti-tiroglobulina (anticuerpos usados para diagnosticar la Enfermedad de Hashimoto), la tiroglobulina no será un indicador confiable de existencia de tumor y cáncer tiroideo.

Existen cuatro formas básicas de cáncer de la tiroides: Papilar *(este representa la mayoría de los casos, relacionado con la exposición radiactiva y es altamente curable)*, Folicular *(más agresivo, se observa en las deficiencias de yodo)*, Medular *(en las células parafoliculares que producen calcitonina)*, y Anaplásico *(el menos común y muy maligno)*.

La mayoría de los cánceres de la tiroides son tratados con la eliminación del lóbulo que contiene el cáncer, y a menudo el otro lado en muchos casos. El yodo radioactivo (RAI, por sus siglas en ingles), aunque controvertible, es un tratamiento convencional de seguimiento, ya que las células tiroideas continúan absorbiendo el yodo y el exceso de él se convierte en una forma de quimioterapia. Los médicos alternativos pueden utilizar tratamientos holísticos para calmar los efectos secundarios que necesitan los tratamientos convencionales del cáncer de la tiroides. Esto último valdría la pena hablarlo con un buen doctor.

Thyca es una organización sin fines de lucro para los pacientes sobrevivientes del cáncer de la tiroides: *http://thyca.org.*

El yodo radioactivo (RAI, por sus siglas en inglés) como un tratamiento para el hipertiroidismo de Graves

El tratamiento con yodo radioactivo (RAI, por sus siglas en inglés), o el I-131 tomado vía oral, es un tratamiento común para el hipertiroidismo de Graves y ha sido usado por muchas décadas. Ya que el yodo es utilizado por la tiroides, la glándula recolectará el yodo radioactivo sin saber que es radioactivo. A su vez, la tiroides se destruirá y el exceso será excretado a través de la orina. Elaine Moore, una destacada vocera de los pacientes con hipertiroidismo, perspicazmente asevera que la glándula tiroides se convierte en la víctima del tratamiento, mientras que la causa era un sistema inmune que se había vuelto loco.[23]

Desafortunadamente, el utilizar el yodo radioactivo para tratar el hipertiroidismo (y la Enfermedad de Hashimoto, en algunos casos sumamente desafortunados) provocará hipotiroidismo en la mayoría de los casos. Pero aun peor, existen efectos secundarios potenciales a largo plazo, y la razón por la cual usted

---

23 *www.elaine-moore.com/gravesdisease/RAI.htm*

notará un gran número de pacientes con problemas en la tiroides huyendo en dirección contraria al yodo radioactivo. El siguiente sitio de internet enlista las 22 razones más importantes para no usar el yodo radioactivo: *http://www.stopthethyroidmadness. com/rai,* el cual incluye un riesgo mayor de padecer ciertos tipos de cáncer, daño a las glándulas paratiroideas, enfermedades oculares, entre otros problemas. O usted puede leer una contestación a dichas objeciones en el *Journal of Nuclear Medicine Technology* Volumen 34, Número 3, 2006 143-150, y sacar sus propias conclusiones. De todos modos, a los pacientes no les gusta.

Las alternativas al yodo radioactivo incluyen los medicamentos antitiroideos que actúan químicamente en la glándula tiroides. El propiltiouracilo y el metamizol (bajo el nombre de marca Tapazole) son utilizados en su mayoría en los EE.UU. y Canadá, mientras que el carbimazol es utilizado en el Reino Unido. La extirpación quirúrgica es también una alternativa tras el uso de los fármacos antitiroideos.

Curiosidades de los Aspectos:

- *Si la inflamación está haciendo que aumente la ferritina, se ha demostrado que hasta 1000-2000 mg de aceite de krill disminuyen la inflamación, lo que a su vez puede disminuir la ferritina alta.*

- *Los defensores del yodo hacen énfasis en el uso de los suplementos con yodo para prevenir el cáncer tiroideo provocado por la radiación en el medio ambiente.*

- *¿Ha intentado todo y sigue teniendo problemas? Es tiempo de preguntarle a su doctor acerca de sus niveles del virus de Epstein-Barr y otros viruses y bacterias, además de la Enfermedad de Lyme.*

CAPÍTULO 14

Los pacientes tienen una historia que contar

Aun con toda la información innovadora encontrada en este libro, la parte más inspiradora puede ser la de las historias de otras personas que lo han vivido. He aquí algunas para inspirarle, y hay miles de millones en todo el mundo. Algunas de estas historias mencionan el medicamento Armour, pero casi todas las marcas de hormona tiroidea disecada funcionan también.

La historia de Meleese Pollock:

Mi historia inicia en 1994, cuando no sólo empecé a sentirme fatigada, sino también mi mente empezó a sentirse adormecida. Había aumentado 23 kilos (50 libras) cuando nunca jamás en mi vida había tenido un problema de sobrepeso.

¡Y la fatiga era horrible! Me iba a acostar por la noche y me moría por 10-11 horas de sueño como si me hubiese dopado. Después me tenía que arrastrar fuera de la cama a llorar en la cocina porque estaba demasiado cansada para despertar a los niños y alistarlos para ir a la escuela.

Tuve a mis tres hijos cuando tenía 28, 35 y 38 años. Finalmente fui al médico y gracias a Dios, él verificó cómo estaba el funcionamiento de mi tiroides, ¡y por fin obtuve una respuesta! Me diagnosticaron con la Enfermedad de Hashimoto/hipotiroidismo y me prescribieron 100 mcg de Oroxine (la marca australiana de T4 sintética). Después de tres meses me volvieron a hacer los exámenes y me aumentaron a 150 mcg. En los siguientes dos años me aumentaron dos veces a 200 mcgs, luego a 300, y en la dosis de los 300 mcgs, y en la última dosis me quedé por los próximos 10 años. Aun así, seguía sintiendo esta incapacitante fatiga. No podía bajar de peso y sufría una depresión terrible.

Entré al internet, empecé a buscar respuestas y aprendí acerca del Armour. Ya había escuchado acerca de él pues un naturópata lo había llamado la "hormona porcina". Encontré que acá en Australia la podía conseguir en forma de cápsulas formuladas con hormona USP tiroidea importada de los EE.UU. El químico farmacéutico que la formulaba dijo que necesitaba tomar 180 mg (3 granos), ya que eso era el equivalente a 300 mcgs de Oroxine.

Entonces empecé a tomar la hormona tiroidea natural formulada y en unos días me empecé a sentir mucho mejor. Casi cada tres meses me hacía exámenes de sangre y me horrorizaba al darme cuenta que mi TSH se había disparado hasta 6.00.

Así que regresé al Oroxine. Simplemente pensé que el Armour no estaba funcionando conmigo, que estaba haciendo algo mal y que era mi culpa. Las cosas me iban de mal en peor. Decidí que si las cosas no mejoraban me quitaría la vida. Y todo eso sucedía mientras mi TSH estaba en 0.05, la T3 libre en 5.2 con 5.3 en el tope más alto del rango, y la T4 libre de 19 con un rango al tope de 23. ¡Los exámenes salían perfectos pero aún tenía todos los síntomas!

Hace como 18 meses decidí darle una segunda oportunidad a la hormona tiroidea disecada después de haberme enterado que se dosifica en base a los síntomas y no en base a una "fórmula de conversión". He ido poco a poco subiéndola hasta encontrar mi dosis óptima de 390 mg (6 granos y ½), ¡y sigo sin creer la diferencia! ¡Mis niveles de energía están mucho mejor, la depresión/el pensamiento confuso se están yendo, y lo mejor es que he bajado 23 kilos! (cerca de 50 libras). Armour me salvó la vida.

La historia de Nancy Kay Adam:

Casi se me salen las lágrimas al relatar mi historia, pero la verdad es que quiero contribuir. He sido corredora desde que estaba en la preparatoria. Competí en muchos eventos y gané muchos de ellos. También era buena en el tenis.

En la universidad, seguí practicando y también logré muchas cosas. Tengo muchas medallas y trofeos en una vitrina de los cuales me siento orgullosa.

Cuando salí de la universidad, me casé con mi novio e inmediatamente tuvimos a Michael. Y creo que es ahí donde todo empezó. Simplemente no me sentía bien después de que él nació, y no podía bajar todas esas libras. Tuve a Emily 15 meses después. Y esa vez fue mucho peor. Estaba muy cansada y tenía depresión postparto. Y me estaba poniendo gordinflona y eso me molestaba terriblemente.

Supuse que podría bajar de peso al ponerme a correr de nuevo, y lo intenté. La preparatoria que estaba cerca tenía una pista muy buena que podía usar. Pero me equivoqué. Cada vez que iba, me cansaba como nunca. Le echaba la culpa a que era una mamá joven.

¡Cinco años después había subido más de peso! No podía correr, y mi doctor seguía diciéndome que el problema era que estaba comiendo demasiado y ejercitándome muy poco, ya que todos los exámenes salían normales. Para ese entonces ya tomaba antidepresivos. Pero déjeme decirle, seguía muy deprimida.

Además, comencéa sentir mucha ansiedad. Sí, amaba a mis hijos y adoraba ser mamá, y teníamos una casa preciosa gracias al nuevo trabajo de mi marido, pero me veía horrible y me sentía muy mal. Esos años fueron malos, a pesar de todo lo bueno.

Finalmente, conocí a Janie al sentarme junto a ella en un concierto de violín al aire libre. Conforme nos fuimos conociendo mejor, ella me dio información la cual se me hizo muy, muy curiosa. Leí todo lo que ella me dijo que leyera e hiciera una cita con un doctor que me había recomendado que quedaba como a dos horas de distancia.

Para hacer el cuento corto, me di cuenta que todo este tiempo había tenido hipotiroidismo, que la TSH no estaba diciendo todo y que estaba comenzando a presentar fatiga suprarrenal. Comencé a tomar Isocort y después lo cambié por hidrocortisona. Necesitaba estar tomando hormona tiroidea disecada, lo cual logré gracias a esta nueva doctora que me ayudó a aumentar la hidrocortisona. Tuve algunos obstáculos; le tuve que decir que quería seguir aumentando más allá de lo que ella consideraba que debía quedarme. Y ahora me siento 100% mejor. 100%. Ya he ido disminuyendo mi hidrocortisona, y también comencé a correr de nuevo. Esto es magnífico.

La historia de Helen Trimble:

Después de meses de una rápida recaída en mi salud, acompañada de una lista con un sin fin de horrorosos síntomas, el diagnóstico de hipotiroidismo y la consiguiente prescripción del Synthroid me proporcionaron un inmediato y absoluto alivio psicológico. Tenía una actitud positiva hacia el Synthroid y pensaba que terminaría con la tan problemática pérdida de masa muscular, pérdida de cabello y cejas, piel reseca, garganta ronca, fatiga debilitante, de aliento, piernas inquietas e incesante hormigueo en las extremidades.

Pero no lo hizo. Continué retrocediendo más en un profundo, y oscuro temor, y estaba gravemente deprimida. Perdí la capacidad para pensar claramente, necesité de un bastón para caminar, pasaba las noches en blanco, sufría un dolor insoportable en las noches que me impedía dormir, me quedaba sin aliento a cada rato, me daban convulsiones durante la noche, el corazón me palpitaba horriblemente y presentaba pérdida de cabello persistente. El Synthroid me estaba mandando a la tumba. Literalmente me estaba muriendo y estaba considerando como una opción el suicidio. Mi deterioro físico y mental era algo demasiado grande de soportar. Ya no estaba aterrada de morirme, estaba aterrada de vivir. Me di cuenta que ya no le servía a nadie y que pronto me convertiría en otra estadística más de una tiroides mal tratada.

Según mi doctor, los exámenes estaban normales. ¿Normales?, le pregunté. "¿Cómo puede quedarse ahí y decirme que estoy normal cuando me veo y camino así?"

Ella no supo qué responder. Sólo se encogió de hombros. Le dije a mi doctora que necesitaba probar con la hormona tiroidea disecada. Ella protestó, pero al final aceptó. Estaba tan mal que una nueva prescripción valía la pena.

En dos semanas mi tan deteriorada mente, cuerpo y espíritu rápidamente empezaron a mejorar y a la cuarta semana ya podía caminar sin la ayuda del bastón, y el dolor muscular y los calambres se habían ido. Comencé a dormir profundamente, dejé de quedarme sin aliento y ya el corazón no me palpitaba tan feamente y me credieron unos hermosos mechones de cabello nuevo cejas que habían desaparecido. A lo largo del día, sentía la energía renovada y el pensamiento confuso quedó en el pasado. Unos exámenes de sangre que me hice más adelante mostraron que estaba anémica y comencé a tomar suplementos de ferritina e inyecciones de vitamina B12. En unos meses la fatiga desapareció.

El cambio de Synthroid a Armour me salvó de cometer suicidio y de una vida de discapacidad. Armour detuvo la locura tiroidea que estaba sintiendo y le trajo equilibrio a mi vida. Hoy día, trabajo a tiempo completo, estoy por terminar mi maestría en la Universidad de Phoenix, y vivo la vida al máximo.

La historia de Kerry Bergus:

Casi cuando entré a la pubertad, mi madre, quien tiene una licenciatura en enfermería, comenzó a pensar que yo tenía hipotiroidismo, a pesar de que siempre que un endocrinólogo verificaba mis niveles de hormonas tiroideas salía "normal" en los exámenes. Mis periodos menstruales eran tan copiosos y dolorosos que tenía que faltar a la escuela por varios días cada mes y vivir tomando codeína.

Finalmente me dieron pastillas anticonceptivas. Mis pechos se pusieron enormes, pasaron de ser copa B a copa D casi de la noche a la mañana. Mis períodos ya no eran dolorosos ni copiosos pero empecé a sentir ansiedad sin razón alguna. Aumenté un poco de peso a pesar de estar activa participando en los tambores de la banda y en otras actividades. Después de la preparatoria dejé de tomar las pastillas anticonceptivas y comencé a tener un horrible acné. También aumenté de peso y los períodos menstruales copiosos y dolorosos volvieron.

Al final de mi adolescencia y casi al entrar en los veinte años de edad, la amigdalitis crónica e infecciones nasales provocaron la extirpación de mis amígdalas cuando tenía 21 años. Estaba deprimida y una vez seriamente pensé en suicidarme. Gracias a Dios mi madre estuvo ahí para ayudarme. Desde ese punto en adelante luché con la terrible ansiedad, depresiones constantes y pensamientos suicidas que sentía de vez en cuando. Cuando tenía casi treinta años me casé e inicié mi camino hacia la maternidad. Después que nació mi primer hijo en seis semanas perdí todo el peso del embarazo y felizmente volví a usar mis jeans de antes. En seis meses quedé embarazada de nuevo, pero esta vez el peso no lo bajé después de dar a luz. Mi tono muscular se deterioró, mi cabello se cayó y me sentía cansada la mayor parte del tiempo. Mi descascarada y seca piel parecía como de serpiente y la ansiedad aumentó.

Cuando quisimos buscar un tercer hijo varios años después, tuvimos problemas de fertilidad. Cuando finalmente quedé embarazada, fue difícil. Mi peso aumentó a pesar de que mi forma de comer no había cambiado. Estaba muy enferma y tuve diarrea todo el tiempo, mi cabello se cayó y terminé teniendo presión sanguínea alta. Después del parto, mi peso no bajó a pesar de que comía menos, mi cabello siguió cayéndose y mi presión sanguínea se mantuvo alta. Me tuvieron que hacer una ablación endometrial para que dejará de tener los sangrados tipo hemorragia que tenía en cada periodo.

Conforme pasaron los años, mi peso aumentó, mi cabello se mantuvo delgado y mi matrimonio se deterioró. Cuando me convertí en madre soltera se me diagnosticó una tiroides lenta y mi ginecólogo me dio Synthroid. Me di cuenta que no había diferencia alguna en cómo me sentía, incluso con aumentos. Él me examinaba la TSH y me decía que estaba bien. Entonces un endocrinólogo diagnosticó que tenía una tiroiditis de Hashimoto. Para ese entonces mi colesterol estaba en 217 y me sentía terriblemente mal.

Sabía que necesitaba algo más y por eso empecé a buscar en el internet, en donde justo encontré un grupo de hormona tiroidea natural. Finalmente había encontrado un grupo que sabía exactamente por lo que estaba pasando. Las mujeres me apoyaban tanto, era como una taza de sopa caliente en un día frío. Finalmente fui con mi doctora y le pedí que me cambiara de Synthroid a Armour. Ella nunca había escuchado acerca del Armour, pero accedió a hacerme la receta.

Conforme subí hasta los 3 granos vimos un cambio dramático en mi colesterol, bajó de 217 a 139. Mi piel se puso tan suave y flexible que ya casi no me pongo crema. No tengo nada de acné y por fin pude reducir mi medicina de la presión. Todo esto se debió gracias a mi cambio del Synthroid a Armour. Mi vida ha mejorado tanto y mi energía ha vuelto. La ansiedad con la que viví por casi 30 años se ha resuelto completamente. Pensé que tendría que vivir con ella por siempre pero Armour me ha devuelto mi vida.

La historia de T.F.:

Por años, mi esposa me dijo que yo era el típico hombre porque me negaba a ir con un doctor. Pero cuando finalmente mis problemas aumentaron e incluso afectaron mi trabajo (soy dueño de una tienda de golf), fue entonces que consulté a uno. Ya estaba cansado de estar cansado y sin aliento. Y mi esposa no estaba muy exitada que digamos con mi figura. Resulta que tenía la espalda dañada (lo que obviamente ya sabía) y que tenía hipotiroidismo. Entonces el doctor me dio Levoxyl. Pensé que ayudó algo, pero realmente no fue así. Seguía sintiéndome cansado y me dolía la espalda.

Cerca de dos años después, mi esposa, quien es una fanática del internet, me habló acerca de Armour. Acepté la propuesta y hablé con mi doctor. De hecho, él es mi vecino y mi esposa tuvo que convencerlo. Pero finalmente logré hacer el cambio. Cambiar definitivamente ha hecho la diferencia. También me enteré que mis niveles de hierro tampoco estaban bien, así que también estoy trabajando en esto. Estoy impresionado. Usted no escucha mucho acerca de hombres con hipotiroidismo, pero yo sí, e incluso he conocido a algunos que lo padecen. Armour verdaderamente me ha funcionado. Incluso mi espalda ha mejorado porque ahora ya uso una caminadora que tengo en el sótano.

La historia de Cathy:

Sufríamos de un grave y constante estrés que había empezado en 1985 con la muerte de mi padre y con el robo de la maquinaria y herramientas con las que se ganaba la vida mi esposo. El estrés continuó debido a que él tenía una hernia severa y tuvo que someterse a una operación. Continuando con la historia, teníamos problemas con nuestros dos hijos mayores, y esto afectaba a nuestro hijo menor de una forma negativa. Después nuestra casa se quemó y nos topamos con que estábamos $100,000 dólares por debajo del seguro. Nuestros niveles de estrés aumentaron terriblemente, así como también nuestros problemas con unos vecinos drogadictos, quienes afectaban más y más a nuestros dos hijos mayores. Esto continuó así por varios años hasta que nuestros hijos se fueron de la casa.

Alrededor del 2000-2001 mi quiropráctico me dijo que tenía problemas con las glándulas suprarrenales, pero no tenía ni idea de qué eso significaba y básicamente ignoré lo que me dijo. Sin embargo, seguía enfermándome y el hipotiroidismo empeoraba y los doctores sólo me daban Synthroid. Hice un poco de investigación en el internet y descubrí Armour, pero no pude encontrar a ningún doctor que me lo prescribiera. Estaba enferma y desesperada en el 2005-2006 y encontré los grupos de pacientes tiroideos en Yahoo y finalmente encontré. Inicialmente empecé con Armour y después leí acerca de que los problemas suprarrenales pueden agravar los problemas del hipotiroidismo, por lo tanto dejé de tomar el Armour y conseguí un poco de Isocort con la bendición de mi quiropráctico. También empecé a tomar el Iodoral (yodo) en esa época, pensando que con mi largo historial de síntomas de hipotiroidismo sin diagnosticar durante mi infancia probablemente también tenía una deficiencia de yodo.

Después de que logré llegar hasta los 3-4 de Isocort por día, agregué el Armour de vuelta y gradualmente aumenté el Isocort hasta 8-10 por día y también aumenté el Armour en conjunto con el Isocort hasta que llegué a los 6.75 granos. Cabe mencionar que una vez que llegué hasta los 8-10 Isocorts por día, me cambié a la hidrocortisona (25 mg diariamente).

Me fue mucho mejor de lo que me fue con el synthporquería, pero seguía faltando algo, por lo tanto investigué acerca de la T3 inversa y entendí que con todo el estrés severo, y de verdad severo y constante, la T3 inversa probablemente representaba un problema. No podía hacer los exámenes con dinero de mi bolsillo, por lo tanto me puse a probar la T3 temporalmente, lo cual sigo haciendo para tratar de despejar los receptores. Una vez que acabé la T3 (la cual he estado tomando por cerca de 3 a 4 meses) me cambiaré a Armour y quizás siga tomando un poquito de T3, dependiendo de cómo salgan las cosas. Durante todo este tiempo mi necesidad de hidrocortisona se mantuvo constante por varios meses.

Gradualmente parecía que la cantidad de hidrocortisona que estaba tomando era demasiada ya que comenzaba a sentir los síntomas de hipertiroidismo, por lo tanto reduje la dosis a 22.5 y me mantuve constante por varios meses. Una vez más sentía que tomaba demasiado y bajé a 17.5 mg diarios y me mantuve en esa cantidad por varios meses. Durante este tiempo en el que reducía la dosis de vez en cuando se me olvidaba tomarlas y no sentía efectos secundarios de ningún tipo por no haberlo hecho, lo cual me indicó que necesitaba bajar la hidrocortisona. Sólo me ha dado bronquitis dos o tres veces porque me he sentido un poco temblorosa, pero eso ha sido todo, y ya no he tomado las dosis contra el estrés por varios días, y me siento bien, por lo tanto saco como conclusión que mi necesidad de hidrocortisona diaria se ha reducido hasta que estaba en los 10 mg diarios, después a los 5 mg y de ahí a nada. He tomado dosis contra el estrés cuando he tenido los ataques de asma, y tuve resultados. Sin embargo, permanezco atenta y tomaré dosis contra el estrés si lo necesito ya que estoy plenamente consciente de que mi estado suprarrenal es y sigue un tanto delicado; los temblores durante la enfermedad me lo indican y todavía tengo una buena reserva de hidrocortisona, seguiré poniendo atención a mis síntomas y tomaré dosis contra el estrés tal como lo he hecho; si lo puedo evitar, NO quiero volver jamás al camino que llevaba.

CAPÍTULO 15

Buena Comida, Buenos Suplementos

Los pacientes tiroideos y suprarrenales bien informados y bien tratados adoran comer comidas más saludables y tomar ciertos suplementos alimenticios en su camino hacia la salud. Muchos de nosotros hemos descubierto que hemos tenido deficiencias de muchos e importantes nutrientes y minerales como el potasio, sodio, magnesio, selenio e/o hierro, además de la vitamina D, B12, entre otros. Tanto una dieta deficiente como una mala digestión debido al hipotiroidismo han jugado sus correspondientes papeles. Y hemos necesitado un poco de ayuda en muchas áreas.

Por lo tanto hemos acudido a la comida saludable y buenos suplementos alimenticios. Los alimentos, especialmente cuando están crudos y sin cocinar, son nutricionalmente densos y proporcionan importantes enzimas necesarias para la digestión y una salud óptima. Se dice que los alimentos orgánicos proporcionan menos pesticidas y otras toxinas.

Algunos pacientes eligen dejar a un lado las carnes, otros piensan que la carne es importante para tener un buen consumo alimenticio.

Más allá de los alimentos de buena calidad, también hemos acudido a los suplementos alimenticios. Algunas marcas de suplementos quizás sean de mejor calidad que otras. Por ejemplo, hemos leído que las vitaminas basadas directamente de los alimentos quizás tengan estándares de procesamiento más altos. Por otro lado, algunas personas aseguran que las vitaminas sintéticas realmente son lo mismo que las naturales, molécula por molécula. Además, algunas marcas quizás produzcan productos mucho más digeribles que otros compuestos de rellenos. A mí por ejemplo, me gusta la vitamina C amortiguada, por eso escojo vitamina C en polvo que también contiene magnesio, calcio y potasio, y simplemente la revuelvo con la bebida que tome en la mañana.

Las organizaciones de apoyo al consumidor han advertido acerca de comprar marcas muy baratas, ya que cuando se han analizado han tenido menos cantidad de un nutriente que lo estipulada. El punto principal de esto es que es la responsabilidad de cada quien de investigar y decidir con qué se está mucho más cómodo.

Este capítulo está dividido en dos grupos: los alimentos sanos que los pacientes informan que estan comiendo, y los suplementos alimenticios buenos que los pacientes informan que estan tomando, ya sea cuando se dieron cuenta que los niveles de ciertas sustancias estaban bajos y necesitaban un impulso o simplemente tomaron para darle un soporte a sus cuerpos en la búsqueda de la salud. Tome en cuenta que esta lista no es exhaustiva y sólo representa varios de los alimentos y suplementos que los pacientes con problemas tiroideos han informado estar consumiendo o tomando. Algunos pacientes toman un poco de estos; otros toman unos diferentes. Es una decisión personal. No estamos diciendo que cualquier persona leyendo este libro debe tomar cualquiera de los mencionados. Sin embargo, muchos pacientes han sentido la necesidad de algunos de ellos después de ver los resultados en sus exámenes de laboratorio. Otros han querido tomarlos sólo para estar más saludables. Un doctor con conocimiento en la materia, un médico naturópata o un especialista en nutrición puede ayudarle, así como también podrá informales acerca de cualquier efecto secundario.

¿Y qué acerca del gluten en los alimentos? Muchos pacientes han descubierto que deben evitar el gluten para tener mejor salud. Algunos incluso reportaron una reversión de su estado hipotiroideo (especialmente en el caso de la Enfermedad de Hashimoto) al ser estrictos evitando el gluten.

ALIMENTOS:

Almendras: Poseen una cantidad alta de proteínas así como también de magnesio, potasio, vitamina E y B2. Cómalas moderadamente, ya que son altas en ácido oxálito.

Harina de almendras: Esta es una alternativa saludable a la harina de trigo y es libre de gluten, alta en fibra y proteína y baja en carbohidratos digeribles. Hay muchas recetas buenas en el internet. (Pancakes: una taza de harina de almendras, dos huevos, ¼ de taza de agua mineral, 2 cucharadas de aceite de coco, ¼ cucharadita de sal y un toque de endulzante).

Vinagre de Manzana: Quién lo habría dicho, pero cuando este antiguo remedio se agrega a nuestro jugo favorito o al agua (una cucharada) mejora tremendamente la digestión (un problema frecuente entre los pacientes con problemas de tiroides) e incluso puede eliminar la intolerancia a la lactosa. Para leer sobre más beneficios, vaya al siguiente sitio de internet: *http://www.earthclinic.com/Remedies/acvinegar.html.*

Albaricoques (Damasco/Chabacano): Aun cuando están secos son una gran fuente de potasio, el cual puede bajarse en los pacientes con problemas suprarrenales o tiroideos, y dos albaricoques (damasco/chabacano) equivalen a una pastilla de potasio de 99 mg.

Espárragos: Resulta ser que este vegetal puede poseer algunas propiedades anticancerígenas gracias a que posee histona y glutatión. También es una buena fuente de vitamina B6, además tiene magnesio y muchos nutrientes más. Yo lo prefiero al vapor o crudo. Para que sepan mejor, los brotes de espárragos deben estar tiernos.

Aguacates: La comida perfecta que contiene todo en uno; los aguacates son una buena fuente de potasio, vitamina A y C y contienen ácidos grasos monoinsaturados.

Moras azules: Las moras azules son frutas de bajo índice glucémico que pueden reducir la inflamación, algo bastante común en el hipotiroidismo y los problemas suprarrenales, así como también pueden reducir ciertos riesgos de cáncer. Las investigaciones han revelado que mejoran la memoria, pueden reducir el azúcar en la sangre y mejoran el humor. Son ricas en vitamina C y en antocianidinas, que son unos fitonutrientes antioxidantes que aumentan los efectos de la vitamina C. Son potencialmente de excelente utilidad para las suprarrenales y la tiroides.

Nuez de Brasil: Son una buena fuente natural de selenio, y muchos artículos sugieren consumir no más de dos al día para cubrir las necesidades de selenio.

Coliflor: Aunque usted no lo crea, este vegetal es una excelente base crujiente para pizza baja en carbohidratos. (1 taza de coliflor cocida y pasada por un procesador de alimentos hasta que luzca como arroz, un huevo, una taza de queso mozzarella, 1/2 cucharadita de hinojo y 1 cucharadita de orégano. Combine todo, presione en una cacerola del tamaño y forma de una base de pizza. Hornee a 450 grados por 20 minutos más o menos. Agregue la salsa alfredo o salsa para pizza. Añada carne y vegetales a gusto. Agregue más queso mozzarella y gratine). Tenga cuidado y no la coma tan seguido pues es goitrogénica.

Aceite de coco: Existen muchos beneficios de este aceite de aspecto lechoso. Las investigaciones científicas muestran que ayuda a la digestión, peso, diabetes, energía, Alzheimer, entre otras cosas. Yo tomo dos cucharadas diarias.

Agua de coco (no es lo mismo que la leche de coco): Esta nutritiva bebida tiene un nivel muy alto de potasio y minerales, incluso mucho más que el plátano. Contiene azúcar natural. Es altamente recomendada por muchas personas.

Donas: Es broma, no me hagan caso. Ya quisiéramos.

Huevos: Tal como otras proteínas, los huevos son una buena fuente de complejo B, especialmente de la riboflavina (B2) y la yema es rica en vitamina A y D. Las claras de huevo en polvo pueden ser una buena bebida alta en proteína y algunas de ellas están saborizadas. Es un alimento excelente si padece de resistencia a la insulina.

Pescados, aves y carnes: Todos estos son buenas fuentes de proteína y complejo B: el pollo y el pavo tienen una cantidad de proteína un poco mayor. El aumentar la cantidad de proteína diaria mientras se disminuye la ingesta de carbohidratos, ayuda a mantener o perder que estaba en lospeso, una bendición para los pacientes tiroideos.

Cebollas: La antioxidante cebolla es rica en buenos nutrientes, incluyendo la vitamina C, el potasio, el cobre, el manganeso y la vitamina B6. Algunos pacientes dicen que las cebollas pueden ayudar a bajar un poco la presión sanguínea alta gracias al azufre que contiene.

Semillas de Calabaza: Para aquellas personas que tienen los niveles de magnesio muy bajos, las semillas de calabaza son una buena fuente de magnesio así como también de proteína y zinc. ¡La mayoría de las semillas son buenas para nosotros!

Espinacas: Este es un vegetal maravilloso y es una buena fuente de zinc, niacina y vitaminas A, C, E y K, además de magnesio, potasio... y más. Cómala en moderación, ya que es alta en ácido oxálico.

Tomates: Esta "fruta" que es usada como vegetal está llena de licopeno, que también actúa como antibiótico, y contiene vitaminas A, C, K, hierro y potasio. Para un saludable antojito rocíe queso parmesano encima de un tomate y gratine.

Bebidas licuadas hechas con vegetales: Para aquellas personas que no le gustan los vegetales, el echarlos a la licuadora con una manzana, y su tan alta cantidad de vitamina C, es una excelente manera de estimular la buena salud de las suprarrenales y la tiroides. Prepare sabrosos licuados con las espinacas o las berzas, apio, zanahorias, pepinos, espárragos y más. Quizás usted necesite aumentar sus medicinas de la tiroides si las toma de manera regular, para así contrarrestar los efectos goitrogénicos de algunos de estos vegetales.

Yogur: una buena manera natural de incorporar lactobacilos acidophilus en su digestión y cuerpo. Revise las etiquetas para asegurarse de que esté cargado con buenas bacterias. El yogur griego es el que menos carbohidratos tiene.

SUPLEMENTOS ALIMENTICIOS:

Lactobacilos acidophilus: No sólo ayudan con la digestión, también son un excelente suplemento para la salud vaginal reincorporar bacterias buenas y protegiendo en contra de las bacterias malas negativas y los parásitos. También parece que impulsan la salud del sistema inmune. Si los pacientes están utilizando la hormona tiroidea disecada compuesta ellos piden lactobacilos acidophilus en polvo como relleno en vez de usar celulosa.

Ácido Lipoico (ALA, por sus siglas en inglés): Este es un antioxidante y un ácido graso que ayuda a convertir el azúcar en la sangre en energía, es por eso que los diabéticos lo adoran. También ayuda con la neuropatía periférica. Un beneficio agregado en él es que parece que inhibe el crecimiento de tumores. El ácido lipoico en cantidades altas puede inhibir la conversión de la T4 a T3.

Ashwagandha: Aparentemente esta hierba adaptógena contrarresta el estrés y la ansiedad, así como también apoya al sistema inmune contra el cáncer y las enfermedades. Es utilizada para apoyar a las suprarrenales sanas, no para reemplazar el cortisol en el caso de las suprarrenales lentas.

Vitaminas B: Está establecido que la necesidad de las vitaminas B (proveedoras de vida y solubles en el agua) aumenta conforme la salud usted está más la saludable al tomar la hormona tiroidea disecada, por lo tanto, muchos pacientes tiroideos buscan altas dosis de complejo B. El complejo B apoya para un metabolismo más acelerado, tono de la piel, sistema inmune, mejora la salud emocional y es de suma importancia para la salud de las glándulas suprarrenales. Busque alimentos a base del complejo B y folato, en lugar del ácido fólico.

Vitamina B5: (Ácido Pantoténico): Se le llama la vitamina anti-estrés del complejo B, y junto con la vitamina C, tiene una fuerte relación con la función del córtex suprarrenal, esa es la razón por la cual a menudo se escucha que es recomendada por los doctores cuando se está bajo estrés.

Vitamina B6: Esta es una de las vitaminas del complejo B más estudiadas y puede presentarse un nivel bajo de esta cuando hay problemas con la tiroides. Es necesaria para mantener los niveles de serotonina y también ayuda al sistema inmune y la formación de glóbulos rojos. La Piridoxal 5 Fosfato es la forma activa de la vitamina B6.

Vitamina B12: Es muy común para pacientes tiroideos niveles bajos de esta importante vitamina B después de algunos años sin recibir tratamiento o no ser tratados adecuadamente. Sin suficiente B12, usted puede sufrir de demencia, irritabilidad o depresión, u hormigueo y/o entumecimiento de los dedos de las manos y pies, problemas para caminar, de la vista... entre muchas otras cosas. Busque el metilo, una versión de B12.

Canela: Esta especia ahora se encuentra en forma de cápsulas, ya que los pacientes tiroideos que tienen diabetes han descubierto que la canela puede disminuir los niveles de glucosa en la sangre. No es una disminución dramática, es de un 20% a 30% según los estudios clínicos, pero vale la pena la mejora. Las cantidades sugeridas son de 1-4 gramos (equivale a ½ cucharadita). Algunos investigadores comentan que aumentar demasiado la dosis no es bueno para el hígado.

Coenzima Q10: Se encuentra de manera natural en las mitocondrias celulares pero puede disminuir con el hipotiroidismo que no ha sido tratado a largo plazo o recibido un tratamiento adecuado. Ayuda a la función coronaria y a otros músculos y es un buen antioxidante.

Aceite de Hígado de Bacalao: Este súper suplemento nutricional es maravilloso para la función cardíaca. Posee altos niveles de Omega 3, vitamina A y D y en algunas personas alivia el dolor artrítico. Los niveles altos de vitamina D son importantes ya que en muchos pacientes tiroideos los niveles bajan.

Eleutero (ginseng siberiano): Este es un adaptógeno herbario que ayuda a lidiar con el estrés y puede ayudar a prevenir la caída en la disfunción suprarrenal, la cual requerirá de cortisol. Ayuda a impulsar la concentración y también la función inmune.

Aceite de Pescado: Afortunadamente el aceite de pescado hoy día está hecho con sabores como el limón o cereza, lo cual lo hace más soportable. Es sumamente importante ya que el aceite de pescado posee altos niveles del beneficioso Omega 3. Pareciera que posee un efecto positivo en contra de la depresión.

Folato (en lugar de ácido fólico): El Folato es la forma natural y preferida de la vitamina B9, el ácido fólico es la versión sintética. Los estudios demuestran que es útil para embarazada, ayuda a prevenir que los conteos de los glóbulos rojos sean bajos y estimula la función coronaria y cerebral.

Jengibre: Cuando solía tomar el tan nefasto tratamiento que sólo contiene T4, padecía de una terrible tendonitis. El tomar cápsulas de jengibre en polvo lo eliminó, tal como lo hizo la hormona tiroidea disecada. Pero hasta el día de hoy sigo tomándolo, ya que posee tantas propiedades beneficiosas que van desde el reducir el dolor artrítico, fomentar una función cardíaca saludable y disminuir el colesterol, así como también el manejo o la prevención de la diabetes.

Ginkgo Biloba: Esta es una hierba de gran popularidad en el mercado ya que ayuda con la demencia, la cognición y la memoria, es decir, las cosas con las que aquellas personas que sólo toman T4 o que tienen fatiga suprarrenal tienen que lidiar. El único efecto secundario a tomar en cuenta es el sangrado en algunas personas, por lo tanto hay que tener cuidado.

Extracto de Semillas de Uvas: Este es un muy seguro y efectivo flavonoide antioxidante que mejora la pared interna de las arterias, y muchos doctores lo prescriben para despejar los vasos sanguíneos con grasa. Ayuda a disminuir las respuestas alérgicas, mejora la presión sanguínea y la función coronaria. ¡Y reduce las arrugas!

Yodo: Ya que estamos consumiendo tantos químicos a través de los alimentos y el agua, los receptores del yodo se atascan o el yodo es expulsado del cuerpo debido a las toxinas como el fluoruro, bromuro y cloruro. Por lo tanto, muchos pacientes tiroideos toman suplementos con yodo, ya sea en forma líquida (Lugols) o en pastillas (Iodoral). Ver Capítulo 13 para saber más sobre el yodo.

Aceite de Krill: Este aceite de origen marino es sumamente rico en Omega 3, EPA y DHA y es muy bueno para disminuir la inflamación. Funcionará tomando de 1000-2000 mg diarios. Si usted es alérgico a los mariscos puede que necesite evitarlo.

Magnesio: Incluso después de estar en niveles óptimos de hormona tiroidea disecada, me sorprendí al descubrir que mi nivel de magnesio y potasio estaban muy bajos. El magnesio es un mineral sumamente importante y cuando está muy bajo puede provocar calambres y palpitaciones. Cuando está en sus niveles óptimos, ayuda al sistema inmune y a la presión sanguínea, proporciona un mejor nivel de energía y huesos fuertes.

Melatonina: Aquellas personas que presentan un nivel de cortisol alto durante la noche encuentran que esta hormona es muy importante para ayudarles a dormir. También es un antioxidante y puede tener un papel importante en contra de la demencia.

Cardo Mariano: Este suplemento ha ayudado a disminuir las enzimas hepáticas y la T3 inversa alta. Las cantidades recomendadas empiezan en los 400 mg y las investigaciones demuestran que se puede subir con seguridad hasta los 1200 mg diarios. También, puede disminuir el hierro sin suplementarlo.

Minerales: Tanto en los macro y los microelementos, los minerales son de suma importancia para la salud y el bienestar, es por eso que los pacientes tiroideos hacen un fuerte énfasis en ellos. Los macroelementos incluyen al calcio, magnesio, potasio, sodio, fósforo, cloro y el azufre, y el cuerpo los necesita en cantidades mayores. Los microelementos son necesitados en menores cantidades e incluyen al hierro, yodo, zinc, selenio, manganeso, cobre y cobalto. Incluso el fluoruro es un microelemento, sin embargo obtenemos demasiado a través del agua.

Multivitamínas: Existe una variedad de suplementos multivitamínicos en el mercado, y los pacientes buscan aquellos que son naturales y a base de alimentos. Los pacientes a menudo agregan más vitaminas y minerales a sus multivitamínicos.

Potasio: Como el magnesio, muchos de nosotros presentamos un nivel bajo del potasio electrolítico, el cual provoca la retención de sal y problemas con la presión sanguínea. El potasio es importante para la buena función cardíaca, así como también una contracción muscular y ósea sin complicaciones, incluyendo para la digestión. También puede disminuir el estrés presentado a largo plazo. El solicitar un conteo de glóbulos rojos en vez de sérico revelará los niveles celulares de potasio. Un rango normal puede estar entre los 3.7 y los 5.2, y las investigaciones sugieren que los niveles saludables se encuentran de la mitad a arriba del rango. El potasio muy alto ubicado fuera del rango puede ser peligroso, los doctores sabios recomiendan hacer exámenes de laboratorio frecuentes para verificarlo.

Hierbas en Polvo: Si usted es como yo y no es un gran fan de los vegetales, este podría ser un buen suplemento a considerar. Existe una gran variedad de marcas de hierbas en polvo, y necesitará revisar los ingredientes, ya que algunos de ellos contienen soya y la soya es un "no" definitivo para los pacientes tiroideos. Muchos no lo incluyen. Se pueden mezclar con la bebida de la mañana de su preferencia, como el jugo o la limonada. Para agregarle un toque extra al incluir stevia líquida para darle sabor.

Rhodiola Rosea (Raíz de Oro): Esta planta ayuda a mitigar la depresión, aparte de estimular un mejor aprendizaje y un mejor nivel de energía. Se dice que ayuda a que las suprarrenales repartan el cortisol mejor a lo largo del día y a contrarrestar el estrés. Está destinado a apoyar la función suprarrenal al lidiar con estrés o incluso durante las altas y bajas de cortisol.

Selenio: El selenio se ha convertido en un suplemento de gran importancia para los pacientes con problemas tiroideos. El selenio no sólo es un potencial anticancerígeno, sino también es parte de la enzima que provoca que la T4 se convierta en T3. También es un quelador del exceso del mercurio, el cual adquirimos a través de los empastes dentales.

Las investigaciones han descubierto que el selenio puede disminuir los anticuerpos de la Enfermedad de Hashimoto. La ingesta máxima recomendada es de 400 mcg.

Sal Marina: La sal es crucial para la buena función suprarrenal y la sal marina es el sodio a elegir gracias a sus trazas de minerales. Muchos pacientes usan de ¼ a ½ cucharadita de sal marina en un vaso con agua, especialmente en la mañana y por la tarde, ante situaciones estresantes, en la disfunción suprarrenal confirmada o ante un nivel bajo de aldosterona. Verifique con su doctor.

Vitamina A: Pareciera que la vitamina A es necesaria para que las hormonas tiroideas absorban el yodo que necesitan. Y con el hipotiroidismo, el cuerpo tiene una capacidad reducida de convertir el betacaroteno en vitamina A. Por lo tanto, resulta crucial para el buen funcionamiento inmune, aparte de la vista y muchas cosas más. Pregúntele a un profesional sobre las cantidades, ya que demasiada vitamina A tampoco es buena.

Vitamina C: Resulta que muchos pacientes tiroideos que tomaban una alta dosis de vitamina C se escaparon de caer en las garras de la disfunción suprarrenal después de haber estado tomando T4 o de no haber sido diagnosticados debido al horrendo examen de la TSH. Las suprarrenales utilizan más vitamina C que cualquier otra parte del cuerpo. La vitamina C también hace que el hierro que se ingiere sea más absorbible, aparte de contrarrestar los radicales libres provocados por el hierro. También juega un papel importante en la formación de hormonas tiroideas.

Vitamina D: Tal como en el caso de la vitamina B12, la ferritina y el hierro, muchos pacientes se topan a sí mismo presentando niveles bajos de esta importante vitamina, lo cual quizás explique los problemas óseos que los pacientes con hipotiroidismo tienen. La vitamina D mejora la función inmune, así como también posee un proactivo papel contra el cáncer y las enfermedades cardiovasculares. Cuando los exámenes de laboratorio revelan que hay deficiencia de ella, a menudo se nos indica tomar entre 2,000 y 10,000 unidades o más, y luego repetir los exámenes.

Zinc: Aparte de mejorar el sistema inmune, muchas enzimas el zinc para realizar su trabajo, según al Linus Pauling Institute. Por lo tanto, si los exámenes de laboratorio indican que el zinc está bajo, no estaría nada mal el tomar un suplemento. Sin embargo, si usted presenta cortisol bajo quizás necesite evitarlo ya que provoca que el cortisol baje. El tomar suplementos de zinc a largo plazo como 50 mg diario, puede disminuir los niveles de cobre.

Curiosidades de la Buena Comida y Buenos Suplementos :

- *El tomar suplementos con potasio ha ayudado a muchos pacientes tiroideos a disminuir su presión sanguínea, sin embargo es importante monitorear los niveles ya que un nivel muy alto (por arriba del rango) puede ser peligroso.*

- *Las investigaciones demuestran que el tener niveles bajos de selenio pueden fomentar niveles demasiado altos de T3 inversa.*

- *¿Está tomando progesterona? Las investigaciones demuestran una fuerte relación entre la progesterona y los niveles de aldosterona altos; buenas noticias para aquellos con un nivel bajo de aldosterona. Pero demasiado puede elevar el cortisol.*

- *El suplemento de ácido gama-aminobutírico (GABA, por sus siglas en inglés) tiene un efecto relajador y anti-ansiedad. No es recomendable usar a largo plazo.*

- *Antes de suplementar con el calcio, los pacientes realizan un examen laboratorial de calcio para asegurarse que no padezcan de hiperparatiroidismo, el cual eleva demasiado el calcio.*

Apéndice A

Ingredientes en los Productos con Hormona Tiroidea Disecada

La lista a continuación de las marcas de hormona tiroidea disecada no está en ningún orden en particular. El polvo de hormona tiroidea usado en estos productos de prescripción médica proviene de tiroides porcina que han sido congeladas, cortadas en pedazos, secadas y molidas hasta formar un polvo muy fino. Probablemente varios lotes son combinados para crear un lote del polvo de hormona tiroidea porcina de potencia completa. Después se prueba para asegurarse que alcanza las especificaciones establecidas. Se obtiene de los cerdos con los que se alimenta a los seres humanos. Cubre los requisitos microbianos de la USP (Farmacopea de los EE.UU.) para que se elimine la existencia de la Salmonella y la Escherichia coli. Según fuentes más viejas, cuando está seca, debe poseer un límite de pérdida de no más de 6% de su peso. También debe cumplir la prueba inorgánica y debe arrojar no menos del 90% o más de 110% de las cantidades en la etiqueta de T4 y T3. Las cantidades en la etiqueta deben estar entre el 10% (más o menos) de 38 mcg de T4 y 9 mcg de T3 por cada grano del contenido de tiroides en la etiqueta (60 ó 65 mg según el producto manufacturado). Para leer más detalles, vea el *1995 USP 23 NF 18, págs. 2684-2685 & 1997 USPDI-Volumen III-17ava. Edición, p. IV/518.* Quizás existan nuevas guías.

1. **El Armour** es producido Forest Pharmaceuticals[24]. Fue reformulado en el 2009 y presentó una disminución en el azúcar <u>(glucosa) y un</u> aumento en la celulosa, y se lograron mejores re-

sultados al masticarla. En el 2011, algunas tabletas comenzaron a producirse suaves otra vez Se produce en las siguientes concentraciones: tabletas de ¼, ½, 1, 2, 3, 4 y 5 granos. Las tabletas de 3 y 5 granos están marcadas, un grano equivale a 60 mg y contiene 38 mcg de T4 y 9 mcg de T3, además de cantidades sin medir de T2, T1 y calcitonina. Las últimas tres no son eliminadas, como ocasionalmente los rumores aseguran. Cada tableta contiene:

- Polvo de Tiroides Porcina, Farmacopea de los EE.UU.
- Glucosa, Anhidro (anhidro es cualquier cantidad de agua que ha sido eliminada y que hace que la tableta sea más estable)
- Celulosa Microcristalina, NF
- Almidón Glicolato de Sodio, NF
- Estearato de Calcio NF (estabilizador y lubricante)
- Opadry Blanco (Dióxido de Titanio el cual es utilizado como un agente blanqueador, sin embargo también contiene trazas de PEG (polietilenglicol), Polisorbato 80 e Hipromelosa. Ver a continuación). El Armour no contiene gluten o lactosa, tampoco el Naturethroid o el Westhroid.

2. El Nature-Throid y el Westhroid son distribuidos por RLC Labs,[25] Inc. (antiguamente conocidos como Western Research Labs). El Westhroid-P fue introducido en 2013 y tiene sólo dos rellenos-inulina (de raíz de achicoria) y los triglicéridos de cadena media. Un grano equivale a 65 mg, Naturethroid tiene micro-capas, es fácil de tragar y tiene menos olor. Estas marcas no pueden ser tomadas vía sublingual por los pacientes. El Naturethroid y el Westhroid no poseen maíz, maní, arroz, gluten, soya, levadura, huevo, pescado/mariscos, sabores o colores artificiales.

Los ingredientes enlistados son:

- Dióxido de Silicio Coloidal (de la veta minada: desecante natural para proteger de la humedad)
- Fosfato Dicálcico (de la veta minada, mantiene la tableta unida)
- Lactosa Monohidratada (cantidad rastreable como parte del polvo de hormona tiroidea disecada USP)

- Estearato de Magnesio (de una fuente vegetal como el aceite de palma; agente lubricante para comprimir la tableta)
- Celulosa Microcristalina (base de fibra sintética para proporcionar volumen y cuerpo: también une las hormonas tiroideas, tristemente)
- Croscarmelosa de Sodio (ayuda en la desintegración en el estómago y tristemente ¡ ás celulosa¡)
- Ácido Esteárico (proveniente de una fuente vegetal, típicamente del aceite de palma; mantiene a los ingredientes unidos)
- Opadry II 85F19316 transparente
- Polvo de Tiroides Porcina, Farmacopea de los EE.UU. (USP).

Antes de que Naturethroid fuera reformulado a principios del 2010, se aseguraba que contenía lo anterior, sin embargo el Opadry simplemente se enlistaba como Opadry Blanco (el Dióxido de Titanio se usó como agente balnqueador, pero también contenía trazas de Polietilenglicol, Polisorbato 80 e Hipromelosa). También solía contener:

- Almidón Glicolato de Sodio (derivado sintéticamente de la molécula del almidón; ayuda en la desintegración en el estómago)
- Cera de Carnauba (proveniente de los poros de las hojas de una palma de cera brasileña; proporciona un sellado completo a la tableta)
- Polietilenglicol (sintético; utilizado junto con la Hipromelosa para una capa transparente)

NOTA: En comparación con el Naturethroid antes del cambio, el olor típico de la hormona tiroidea disecada fue descrito como menos intenso. Ahora las tabletas vienen marcadas con "RLC" por un lado y la N sobre 1 en el otro, mientras que antes sólo se veía la NT1 o una referencia al hecho que Time Caps Labs (TCL) solía producir el Naturethroid para los RLC Labs. El calcio como relleno se aumentó de 16 mg a 17 mg, RLC asegura que el anterior contenía Magnesio, Potasio y Sodio (cada uno en menos de 1 mg), mientras que en el nuevo, el potasio ha sido eliminado. Quizás necesite masticar las tabletas para romper la celulosa, la cual los pacientes aseguran se ha vuelto un problema nuevo con el recién formulado Naturethroid.

3. Thyroid-S es de Sriprasit Pharma Co., Ltd. en Tailandia (compañía hermana de Sriprasit Dispensary R.O.P). Los anuncios aseguran que la Sriprasit Pharma es un importador líder de productos farmacéuticos y que ha sido un productor certificado de farmacéuticos por el GMP y el ISO 9002.

Los pacientes informan que están bastante satisfechos con este producto. Según Pongsak Songpaisan de Sriprasit los ingredientes son los siguientes:

- Extracto tiroideo USP
- Lactosa (una azúcar láctea)
- PVP K90 (Polivinilpirrolidona; soluble con el agua; ningún peligro conocido)
- Avicel (celulosa microcristalina; mantiene al producto unido)
- Aerosil (ácido silícico en polvo; ayuda a dispersar los ingredientes)
- Almidón glicolato de sodio (ayuda a disolver/desintegrar la pastilla)
- Estearato de magnesio (agente relleno)
- Eudragit (una capa de liberación prolongada común)
- Methocel (un éter de celulosa soluble en agua-ayuda a unir la pastilla)
- Talco (es un relleno)
- Ponceau 4r lake (aditivo rojo-aluminio)
- Tartrazine lake (aditivo amarillo-aluminio)
- Brilliant blue FCF lake (aditivo azul-aluminio)
- Sunset yellow FCF (aditivo amarillo)
- Dioxido de Titanio (blanco)
- PEG 6000 (polímero soluble al agua; aglutinante)
- Solución dimetilpolisiloxano

En agosto del 2009, un doctor en los Estados Unidos recibió la siguiente lista después de enviar un correo electrónico a Sriprasit: Rellenos utilizados: Maicena, actose, Avicel (celulosa microcristalina), aglutinantes utilizados: PVP K-90 (Polivinilpirrolidorona). Preservativos utilizados:

Metilparabeno, Propil parabeno Contenido en una tableta (extracto tiroideo 60 mg): aproximadamente 38 mcg de Levotiroxina (T4) y 9 mcg de Liotironina (T3) Fuente del extracto: Porcina.

Los pacientes aseguran: Las tabletas del Thyroid-S son color café con una capa dura, no se disuelven muy bien, pero pueden ser masticadas. Tienen un sabor como a papaya similar al "Thiroyd" a continuación.

4. Thiroyd (sí, así es como lo escriben) de Greater Pharma Ltd., un líder Productor Farmacéutico tailandés. Un correo electrónico dirigido a un paciente de parte de Greater Pharma asegura que el "thiroyd" 8.31 microgramos de T3 en un grano; 35 milígramos de T4, lo cual es 0.013% y 0.058% respectivamente. Un paciente tiroideo asevera: Las tabletas del Thiroyd son blancas y tienen un sabor dulce como de papaya o a una fruta similar. Se disuelven muy bien vía sublingual y parecen tener una muy buena potencia. El folleto con información que ha sido adjuntado está escrito en inglés: Greater Pharma Manufacturing Co. Ltd 55/2 Phutthamonthon, Nakhon, Pathom. Como el Thyroid-S, este también se ordena por internet.

5. La hormona tiroidea compuesta de Australia: La hormona tiroidea disecada en Australia es hecha en su mayoría a través de farmacias que preparan los compuestos y usualmente se le llama "extracto tiroideo" (thyroid extract). Un paciente le preguntó al Australian Custom Pharmaceuticals, la farmacia más grande del país que prepara compuestos, acerca de sus ingredientes. Informaron que los únicos ingredientes puestos en las cápsulas son el ingrediente activo (el extracto tiroideo) y la celulosa microcristalina como relleno. 60 mg ACP (equivalente a 1 grano) contiene 33.4 mcg de T4 y 8.37 mcg de T3. Sin embargo, la T4 y la T3 juntas podrían potenciarse la una a la otra proporcionando un efecto terapéutico equivalente a 25 mcg de T3 y 100 mcg de T4 por 60 mg. El extracto tiroideo es derivado del cerdo, y se le compra a un proveedor en el exterior.

6. La "Thyroid" canadiense, anteriormente vendida por Pfizer pero ahora por Erfa[26]. Viene en tabletas de 30, 60 y 125 mg y puede ser tomada vía sublingual, tal como se hacía con Armour. Contienen:

- Tiroides disecada
- Estearato de Magnesio
- Maicena
- Talco
- Azúcar

La Thyroid canadiense de Erfa posee radios ligeramente diferentes que los radios de la USP (Farmacopia de los EE.UU.) de las marcas estadounidenses: En cada tableta de Erfa de 30 mg en la que viene grabado "ECI 30", hay 18 mcg de T4 y 4 mcg de T3 (en comparación a los 19/4.5 en las marcas estadounidenses). Esto equivale a medio grano estadounidense. En cada tableta de Erfa de 60 mg en la que viene grabado "ECI 60", hay 35 mcg de T4 y 8 mcg de T3 (en comparación a los 38/9 en las marcas estadounidenses). Esto equivale a un grano estadounidense. En cada tableta de Erfa de 125 mg en la que viene grabado "ECI 125", hay 73 mcg de T4 y 17 mcg de T3 (en comparación a los 76/18 en las marcas estadounidenses). Esto equivale a dos granos estadounidenses.

El sitio de Erfa en internet es *http://thyroid.erfa.net/*.

7. El Thyreoïdum de Dinamarca de Biofac en Kastrup, Dinamarca. Importado a los Países Bajos por BUFA/Fargo, importadores de productos farmacéuticos.

½ grano = 29 mg (12.7 mcg de T4 y 4.5 mcg de T3)
1 grano = 57 mg (25.3 mcg de T4 y 9 mcg de T3)
2 granos = 114 mg (50.6 mcg de T4 y 18 mcg de T3)

Tiroides porcina. Algunos sitios de internet aseguran que el radio de la T4/T3 puede variar desde un 2.3: 1 a un 3.8: 1 dependiendo del lote. Cumple los estándares de la Farmacopea de los EE.UU. Contiene Celulosa Microcristalina como relleno. También puede contener lactosa, sodio, cloruro, almidón, sacarosa o glucosa.

---

26 *www.erfa-sa.com/thyroid_en.htm*

8. La Thyreogland de Alemania (ahora SD Extrakt) desdeMunchen (Munich), Kloesterl Apoteke, Waltherstrasse, 80337 Muenchen. Teléfono: 089 54343211

1 grano de Armour = 100 mcg de levotiroxina = 40 mcg de Thyreogland. Cápsulas de gelatina transparente con polvo suelto por dentro. Pueden contener estearato de magnesio como relleno. La tableta de 25 mcg especifica (25 mcg de T4 y hacia de 6 mcg de T3) en la etiqueta. También me enviaron: the Kloesterl Apotheke (farmacia) Munich, Teléfono: 0049 (0)89 / 54 34 32 11 ofrece 4 presentaciones diferentes: 25 mcg de T4+5.9 mcg de T3; 50 mcg de T4+11.8 mcg de T3; 75 mcg de T4+17.8 mcg de T3; 100 mcg de T4+23.7 mcg de T3. Los 75 mcg son casi exactamente lo mismo que 2 granos de Armour. También, agregan el aminoácido llamado tirosina en las cápsulas como relleno. Ella recomienda a todos los alemanes que le llamen y que consigan el folleto. Es más o menos la única información acerca de un tratamiento con hormona tiroidea natural disponible en Alemania que uno puede llevarle a un doctor.

También disponible en Alemania: compuesto de tiroides porcina, o conocida como Schilddruesen-Extrakt, en diferentes granos. Se puede obtener de la farmacia Receptura, Altenhoeferallee 3, 60438 Fráncfort, Alemania.

9. La Whole Thyroid de Nueva Zelanda, la cual es la hormona tiroidea disecada compuesta por Pharmaceutical Compounding New Zealand (PCNZ). Sitio de internet: *http://www. pharmaceuticla.co.nz/*.

10. Producto genérico por Acella, bajo el nombre de NP Thyroid: Al finales del 2010 apareció la versión genérica de la hormona tiroidea disecada producida por Acella Pharmaceuticals LLC en Alpharetta, Georgia (antiguamente conocida como Brookstone Pharmaceuticals). Los ingredientes inactivos incluyen el estearato de calcio, el monohidrato de glucosa, maltodextrina y aceite mineral. Viene en intensidades de 30 mg, 60 mg y 90 mg.

Algunos pacientes informan que es mucho más débil que otras marcas, sin embargo están contentos con ella.

11. La hormona tiroidea natural porcina o bovina de Nutri-Meds es una marca de venta sin receta médica. El extracto porcino contiene:

- Hormona Tiroidea Disecada Entera, Concentrada – Porcina
- Tejido Tiroideo Porcino Crudo 130 mg
- Fosfato Dicálcico
- Estearato de Magnesio (Agente Natural de Formación de Comprimidos)

La versión bovina (como la del 2011) contiene:

- Hormona Tiroidea Disecada Entera, Concentrada – Bovino
- Polvo de Arroz
- stearato de Magnesio
- Gelatina (de fuentes fuera del rango) -

Otros comentarios del sitio de Nutri-Meds: "Nuestras glándulas son importadas desde Nueva Zelanda y Argentina, países con un largo historial acerca de alimentar a sus animales con pasto sin utilizar hormonas o antibióticos y no se encuentran cerca de algún país con Encefalopatía Espongiforme Bovina. La gelatina que usamos para nuestras cápsulas proviene de las mismas fuentes. No usamos gelatina USDA (Departamento de Agricultura de los Estados Unidos, por sus siglas en inglés). La consideramos demasiado por debajo de la altura que se espera". Los pacientes indican que los productos tiroideos que se venden sin receta médica, incluyendo a Nutri-meds, son muchísimo más bajos que todas las otras marcas, por lo tanto tienen que tomar mucho más. Sí, probablemente sean un poco buenas. No estoy segura acerca del sustento a largo plazo, aunque algunas personas les gusta.

12. ThyroGold es un producto dietético de hormona tiroidea disecada que se vende sin receta médica formulado por el Dr. John C. Lowe. Contiene polvo tiroideo bovino liofilizado, 300 mg, proveniente de vacas neozelandesas alimentadas con pasto, así como también 25 mg de Coleus forskohlii. A muchos pacientes les gusta, y algunos aseguran que es muy fuerte, por lo tanto todo lo que toman es una cápsula. Si un paciente comienza a tomar Thy-roGold, éste extrae el polvo de la cápsula, la divide, y toma un poco menos, por ejemplo: ¼ del contenido total, subiendo ¼ a la vez.

Explicaciones sobre los Ingredientes:

Divulgación de los Ingredientes Inactivos del Nature-Throid[27TM]:

Cera de Carnauba - Derivada de los poros de las hojas de la palma de cera brasileña. Es utilizada en la etapa final del recubrimiento de la tableta (para proveer un sellado completo).

Dióxido de Silicio Coloidal - Derivado de una veta minada. Es típicamente usado como un desecante natural en una tableta (para proporcionar una barrera contra la humedad).

Fosfato dicálcico - Derivado de una veta minada. Es típicamente usado como un aglutinante en una tableta (para sostener todos los ingredientes durante la compresión).

Hypromelosa (Hidroxipropil Metilcelulosa) - Derivado de una base de celulosa vegetal (típicamente una mezcla de algodón y/o pulpa de madera). Es típicamente usado como un agente granulante en una tableta (para proporcionar volumen y densidad a la tableta para una compresión adecuada), también como parte de una solución de película transparente (con PEG).

Lactosa Monohidratada* - Derivada típicamente de una fuente láctea.

Este ingrediente NO es agregado como un ingrediente separado durante la formulación. Es una base diluyente del polvo tiroideo USP (según una monografía de la USP).

Estearato de Magnesio - Derivado de una fuente vegetal (típicamente aceite de palma). Es típicamente usada como un agente lubricante en una tableta (para ayudar en la compresión adecuada de la tableta).

Celulosa Microcristalina - Fibra sintéticamente derivada (similar a la derivada de las plantas). Es típicamente usada como un agente de relleno en una tableta (para proporcionar volumen).

Polietilenglicol (PEG) - Derivado sintéticamente. Es utilizado con la hidroxipropilmetilcelulosa como parte de una solución de cubierta transparente.

---

27 *www.nature-throid.com/inactive.asp*

Almidón Glicolato de Sodio - Molécula de almidón derivada sintéticamente (similar al almidón de la papa). Es típicamente usada como un agente desintegrante en una tableta (para ayudar a una adecuada desintegración de la tableta en el estómago).

Ácido Esteárico (proveniente de una fuente vegetal, a menudo el aceite de palma). Es típicamente usada como un aglutinante en una tableta (para mantener unidos a todos los ingredientes durante la compresión.

Apéndice B

Restricciones Vegetarianas o Religiosas acerca del uso del cerdo

Existen dos razones principales por las cuales algunas personas podrían preocuparse acerca del hecho de que la hormona tiroidea disecada bajo prescripción proviene de los cerdos: el vegetarianismo y prácticas religiosas.

La práctica del vegetarianismo involucra una fuerte creencia en la abstención del consumo de carne, pescados y aves, lo cual definitivamente incluye al cerdo (productos porcino). La elección de ser vegetariano nace de una variedad de razones: la búsqueda de una mejor salud, creencias religiosas o preocupaciones políticas acerca del trato hacia los animales.

Las restricciones religiosas acerca del consumo del cerdo en específico son encontradas en el Judaísmo y el Islamismo, así como también en algunas prácticas Cristiano-ortodoxas.

En dichos casos, la alternativa a la hormona tiroidea disecada porcina puede encontrarse en la adición de T3 sintética a la T4 sintética. Los productos con T3 se encuentran bajo los nombres de Cytomel, Cytomal/Ti Tre, Tertroxin y el Cynomel mexicano, o simplemente bajo el nombre de liotironina sódica.

Su doctor le puede prescribir cualquiera de los antes mencionados. A pesar de que los pacientes que toman este camino informan que a ellos no le dieron los excelentes resultados que la hormona tiroidea disecada proporciona, sí resulta ser el mejor paso a seguir después de la T4 sola.

Otra alternativa es el uso de la hormona tiroidea disecada bovina de venta sin recenta médica. Nutri-meds es una elección popular cuando se quiere usar la hormona tiroidea bovina, y existen otras más que usted puede investigar en el internet o en su tienda local de productos saludables. Los productos de hormona tiroidea disecada porcina o bovina que se venden sin receta son bastante débiles, por lo tanto usted tendrá que tomar mucho más que la hormona tiroidea disecada porcina que se administra bajo prescripción médica.

Otra alternativa es tomar en consideración la postura tomada por Serene Shick. Serene es vegetariana y Mesiánica. Ella descubrió que tenía muchos síntomas de hipotiroidismo, y realizó una gran investigación. Llegó a la conclusión que la hormona tiroidea disecada era el tratamiento correcto para ella, a pesar de ser vegetariana:

> *Toda la evidencia indica que este es el mejor medicamento para tratar esta enfermedad, sin embargo la mayoría de los doctores quieren prescribir los sintéticos. El Armour es completamente natural, lo cual apela a mí a pesar del hecho de que se deriva de los cerdos. Tal como ustedes ya saben, el ser vegetariana y Mesiánica no se lleva con lo anterior, sin embargo, he llegado a la conclusión de que lo que hace que mi cuerpo/cerebro/templo funcione óptimamente toma mayor importancia sobre el deseo de excluir cualquier producto animal de mi dieta, así como también del mitzvah en contra del cerdo. Es una cantidad verdaderamente pequeña y ya de hecho me estoy sintiendo increíblemente mejor: mi pensamiento está mejor, me siento en mayor control sobre mis emociones, y de hecho, ¡estoy teniendo frecuentes momentos de verdadera alegría! Por lo tanto, estoy segura que ha sido Yavé quien me ha llevado hacia este descubrimiento[28].*

En lo concerniente al Judaísmo, el uso de la hormona tiroidea disecada porcina puede ser mucho más tolerada si la tableta se traga en vez de administrarse de manera sublingual, lo cual puede que no viole las Leyes Alimenticias. Además, ya que el uso de la hormona tiroidea disecada involucra el salvar la vida y la mente, quizás no sea un problema.

---

28 *www.supernaturalself.com/Hypothyroid.htm*

Apéndice C

Definiciones de los Exámenes de Laboratorio, además de Cómo Interpretarlos

La TSH:

Abreviación en inglés para la Hormona Estimulante de la Tiroides. Desafortunadamente, el examen de la TSH ha sido el gran amor del establecimiento médico en la búsqueda del diagnóstico potencial en lo que se refiere a la enfermedad tiroidea. Los profesionales médicos lo consideran como "un indicador confiable de la función tiroidea, así como también una guía precisa para determinar la dosis correcta de los medicamentos para problemas de la tiroides". Es considerado como la medida de la TSH propia, la cual es secretada por la glándula pituitaria para estimular la glándula tiroidea.

El rango normal estándar era de 0.5 a 5.0, con el hipertiroidismo ocurriendo por debajo de 0.5, y el hipotiroidismo ocurriendo arriba de 5.0. En el 2003, la Asociación Americana de Endocrinólogos Clínicos recomendó que el nuevo rango debiera ser 0.3 a 3.04. Hasta este día, algunos laboratorios todavía usan el rango viejo. El rango se establece al revisar a un grupo de voluntarios que están considerados como eutiroideos; es decir, no padecen una enfermedad tiroidea.

Crítica: En repetidas ocasiones los pacientes se han dado cuenta que el resultado del examen de la TSH se ha quedado atrás por años, incluso en la presencia de síntomas obvios de hipotiroidismo, antes de que el resultado se vaya por encima del rango para revelar hipotiroidismo. Además, una vez que se está tomando una dosis óptima de hormona tiroidea disecada, los pacientes observan su resultado del examen de la TSH muy por debajo del rango, aun cuando no presentan ni un ápice de síntomas de hipertiroidismo.

Beneficios: La única área en el que la TSH es útil es en el diagnóstico de una disfunción pituitaria, especialmente en la presencia del hipopituitarismo. Si la TSH está baja, en conjunto con una T3 libre baja o una T4 libre baja, y especialmente ante la presencia de síntomas de hipotiroidismo, lo anterior será una clave de que la pituitaria no está funcionando correctamente.

T3 libre: 'Libre' representa lo que no está unido a una proteína, disponible para su uso y metabólicamente activo. La T3 (triyodotironina) es la hormona tiroidea activa. Si no está tomando un medicamento, un nivel alto podría representar hipertiroidismo y un nivel bajo podría representar hipotiroidismo.

Algunos pacientes y doctores sabiamente recomiendan la utilización de este examen para tener información adicional.

T4 libre: 'Libre' representa lo que no está unido a una proteína y que está disponible para su uso. La T4 (tiroxina) es la hormona tiroidea de almacenamiento cuya función es convertirse en la hormona T3, según se necesite. Si no está tomando un medicamento, un nivel alto podría representar hipertiroidismo y un nivel bajo podría representar hipotiroidismo.

Algunos pacientes y doctores sabiamente recomiendan la utilización de este examen para tener información adicional.

T3 (no recomendada por los pacientes): Sin la palabra "libre" al lado, esta es la T3 total, o la cantidad total tanto de la hormona tiroidea circulante que es utilizable como la que no es utilizable. Esta puede ser útil en el diagnóstico del hipertiroidismo, sin embargo los pacientes y algunos doctores encuentran este examen inútil en el diagnóstico del hipotiroidismo, ya que no se sabe qué parte del resultado representa lo que está disponible para su uso. Además, las mujeres embarazadas tienden, de manera natural, a tener un nivel más alto de T3 total.

T4 (no recomendada por los pacientes): Sin la palabra "libre" al lado, esta es la T4 total, o la cantidad total tanto de la hormona tiroidea de almacenamiento circulante que es utilizable como la que no es utilizable, la cual representa más del 99% de la T4. Esta puede ser útil en el diagnóstico del hipertiroidismo, sin embargo los pacientes y algunos doctores encuentran este examen inútil en el diagnóstico del hipotiroidismo, ya que no se sabe qué parte del resultado representa lo que está disponible para su uso.

T3 Inversa (rT3): Una medida de la forma inactiva de la T3. Normalmente la T4 se convierte en T3 inversa cuando no necesita la cantidad de T4, después de una cirugía o un accidente o durante una enfermedad aguda. Sin embargo, en la presencia de una disfunción suprarrenal, nivel bajo de ferritina o hierro, nivel bajo de B12 y otras condiciones crónicas, la T4 puede convertirse en cantidades excedentes de T3 inversa, lo que a su vez, competirá con los mismos receptores celulares que la T3. Se recomienda que el examen de la T3 inversa se realice al mismo tiempo que el de la T3 libre para así poder comparar el radio. Ver Capítulo 12.

Anticuerpos TPO (peroxidasa tiroidea)/anti-TPO o Anti-tiroperoxidasa: Es una medición de los anticuerpos que atacan a la peroxidasa tiroidea, una enzima que forma parte en la producción de las hormonas tiroideas y de la T4 a la T3. Ayuda a diagnosticar la Enfermedad de Hashimoto en conjunto con el examen de la anti-tiroglobulina (TgAb) que a continuación se mencionará. Los anticuerpos TPO también pueden encontrarse en la Enfermedad de Graves, aunque en cantidades menores. Debe ser menor en el rango.

Anticuerpos Anti-tirglobulina/TgAb: Es una medición de los anticuerpos que atacan a la proteína clave en la glándula tiroides, es decir, la tiroglobulina (esencial para la producción de las hormonas tiroideas T4 y T3). Junto con el anti-TPO, estos ayudan a diagnosticar la Enfermedad de Hashimoto. Debe ser menor en el rango.

Algunos pacientes se topan con que pueden tener resultados normales en un examen de anticuerpos y no estarlo en otro, por lo tanto el anti-TPO y el anti-tiroglobulina (TgAb) son recommendados para diagnosticar la Enfermedad de Hashimoto.

Captación de Resina T3/T3RU (no recomendado por los pacientes): Es un examen que mide el nivel de las proteínas que transportan a las hormonas tiroideas en la sangre. Puede ser utilizado para diagnosticar el hipertiroidismo en conjunto con otros exámenes.

Los pacientes y algunos doctores piensan que este examen es innecesario cuando se sospecha de hipotiroidismo y es un desperdicio de dinero en general.

Índice de Tiroxina Libre (FTI, ITL o T7) (no recomendado por los pacientes): Junto con el de la captación de T4 y T3, este examen le dice qué tanta hormona tiroidea está libre y sin unir. Ha sido reemplazado con el examen de la T4 libre.

Los pacientes y algunos doctores piensan que este examen es innecesario cuando se sospecha de hipotiroidismo y un desperdicio de dinero en general.

La TRH: TRH es la abreviación para "TSH Releasing Hormone" (hormona liberadora de tirotropina). En el cuerpo, la TRH es liberada por el hipotálamo para ordenarle a la pituitaria que libere la TSH. Este examen verá si la TSH sube lo suficiente después de la administración de la TRH. Si su TSH sube demasiado después de que se le administre la TRH, significa que usted quizás tenga hipotiroidismo. Si de antemano usted ya tiene demasiada hormona tiroidea, la TRH administrada no provocará un aumento de la TSH, haciendo que el examen sea sensible para detectar temprano un hipertiroidismo.

Este examen también es utilizado por algunos pacientes con cáncer para ver si están tomando suficiente medicamento o para verificar la función de su glándula pituitaria.

Este examen ya no se usa mucho, ya que los médicos sienten que el examen de la TSH por sí solo lo reemplaza.

La TSI: La TSI (inmunoglobulina estimulante de la tiroides) implicará hipertiroidismo con Graves, así como también la oftalmopatía de Graves o mixedema pretibial (ojos saltones). En vez de destruir el tejido, los anticuerpos TSI reaccionan con los receptores de la TSH, provocando que ellos le digan a la tiroides que produzca mucho más.

Interpretación del examen de laboratorio: Algunos pacientes con la Enfermedad de Hashimoto también pueden tener la TSI elevada sin presentar la Enfermedad de Graves.

Escaneo Tiroideo o Captación de Yodo Radioactivo por la Tiroides: A menudo esta prueba es solicitada por su doctor si existe un agrandamiento en su tiroides. Dicha prueba genera una imagen para ayudar a evaluar nódulos o inflamación.

Existen dos tipos: una simplemente escanea para generar una imagen y la otra es la Captación de Yodo Radioactivo, la cual mide la absorción en la tiroides tras haber tomado una dosis de yodo radioactivo en pastilla. La cantidad de yodo detectada en la tiroides corresponderá a la cantidad de hormona que la tiroides esté produciendo.

Los escaneos ayudan a identificar si los nódulos son fríos o calientes (determinando así probabilidades de cáncer). Los nódulos calientes usualmente no son cancerosos.

Crítica: algunos pacientes han considerado que el escáner se ha utilizado en exageración, ya que era simplemente obvio saber que tenían la Enfermedad de Hashimoto, la cual es tratada con dosis adecuadas de hormona tiroidea disecada, y en muchos casos, con la eliminación del gluten de sus dietas.

Ultrasonido: Esta es una prueba que utiliza las ondas sonoras en una alta frecuencia para producir una imagen de la glándula tiroides y de posibles nódulos.

Éste le indicará a su doctor si los nódulos encontrados son sólidos o están llenos de líquido, así como también su tamaño. La prueba no determina la existencia de cáncer.

Crítica: algunos pacientes han considerado que el ultrasonido se ha utilizado en exageración, ya que era simplemente obvio saber que tenían la Enfermedad de Hashimoto, la cual es tratada con dosis adecuadas de hormona tiroidea disecada, y en muchos casos, con la eliminación del gluten de sus dietas.

Biopsia por Punción de la Tiroides: Este examen implica introducir una aguja muy fina a través de la piel y en la tiroides para obtener una muestra de su tejido y para saber si un nódulo frío es por cáncer o si es benigno.

Se piensa que es seguro, fácil y un método efectivo para saber si se tiene cáncer o no.

CÓMO INTERPRETAR LOS EXÁMENES DE LABORATORIO RECOMENDADOS PARA LA TIROIDES, SUPRARRENALES Y RELACIONADOS:

Examen de Cortisol en Saliva de 24 Horas: Aquellas personas con una función suprarrenal saludable tendrán los siguientes resultados:

8 a.m.: hasta arriba del rango

11 a.m.-mediodía: en el cuarto superior

4-5 p.m.: a mitad del rango

11 p.m. hasta la medianoche: hasta abajo del rango

En las primeras etapas de la disfunción suprarrenal/la disfunción del eje HHS, usted verá resultados mucho, mucho más altos. En las siguientes etapas, cuando las suprarrenales están yéndose por encima, usted observará una mezcla de niveles altos y bajos, especialmente cuando en la mañana no están en su nivel óptimo o bajo. En las etapas más severas usted observará todos los niveles bajos.

Examen de la Anti-tiroglobulina para detectar la Enfermedad de Hashimoto: Generalmente, si este sale por arriba del rango, usted padece la enfermedad tiroidea autoinmune llamada Enfermedad de Hashimoto. Si el resultado sale por debajo de la marca "menos que" o en el rango proporcionado, quizás se encuentre bien, sin embargo necesitará realizarse también el otro examen de anticuerpos (anti-TPO). Si cualquiera de los dos está por debajo o "en" el rango, pero están subiendo, es tiempo de darle un soporte a su sistema inmune. (Ver Capítulo 8)

Estimulación con ACTH: Sus niveles de cortisol se duplicarán si sus suprarrenales no están enfermas.

Aldosterona: Es una hormona suprarrenal que ayuda a regular los niveles de sodio y potasio en el cuerpo. Si usted se encuentra a la mitad o por debajo de la mitad del rango, el cual a menudo es de 4.0 - 31.0 ng/dl, entonces hay una razón para sospechar que sus suprarrenales no están produciendo lo suficiente, ya que las suprarrenales saludables generalmente saldrán en la parte superior del rango.

La aldosterona es mejor examinarla en la mañana sin haber tomado nada de sal por 24 horas. Las mujeres necesitan realizar el examen durante la primera semana después de su periodo, ya que el aumento de la progesterona también puede aumentar la aldosterona. El centro de este rango es de 17.5. La examinación no se debe de realizar en caso de presentar una enfermedad severa (la aldosterona cae como respuesta a una enfermedad severa), durante los períodos de estrés fuerte (la aldosterona aumenta) o justo después de haber realizado ejercicio extenuante (la aldosterona aumenta). El estar embarazada puede provocar que las cantidades de aldosterona se dupliquen.

Vitamina B12: Se busca obtener un resultado del examen de laboratorio de la vitamina B12 hasta arriba del rango. No es un resultado óptimo si simplemente está "en el rango". Si el rango es similar a 180-900, un rango saludable es 800 o más alto. Si está a la mitad del rango, usted se puede beneficiar al tomar pastillas masticables de B12, especialmente de metilcobalamina. Se ha demostrado en algunos estudios que los pacientes con exámenes por debajo de 350 probablemente presentarán síntomas, lo que significa que la deficiencia es muy seria y ha estado sucediendo por años. Se cree que los rangos de los exámenes son mucho más bajos para la B12; en Japón. el rango más bajo es de 500.

El examen de orina del Ácido Metilmalónico, también llamado UMMA (por sus siglas en inglés), puede agregarse ya que es una detección sumamente sensible y si saliese alto revelará una verdadera deficiencia de vitamina B12.

La dehidroepiandrosterona (DHEA): como la madre de todas las hormonas esteroideas y sexuales, una DHEA por arriba de la mitad del rango es algo bueno, pero 8 puede significar que las suprarrenales estan teniendo que compensar por un problema.

Examen de ferritina más todos los exámenes de hierro: Si su ferritina está por debajo de 50, sus niveles están demasiado bajos y pueden estar provocando problemas, así como llevándole hacia una anemia conforme cae por debajo, lo cual le provocará síntomas similares al hipotiroidismo, tales como depresión, fatiga, dolor. Si se encuentra en un nivel entre los 50, entonces usted la va sobrellevando. En el mejor de los casos los pacientes le tiran a un 70-90 como mínimo. Si su ferritina está mucho más alta, podría tener hemocromatosis, una enfermedad genética en la cual se absorbe demasiado hierro, la cual podría ser causada por una inflamación persistente, enfermedad hepática, alcoholismo, diabetes, asma o algún tipo de cáncer. Los hombres a menudo salen más altos que las mujeres sin presentar ninguno de los problemas mencionados.

Debido a que la inflamación puede aumentar la ferritina, usted deseará hacerse otros exámenes de laboratorio. Lo ideal sería que el hierro sérico estuviese alrededor de 110 para las mujeres, o más alto para los hombres. La CTFT (capacidad de fijación de hierro total) debería estar alrededor de un cuarto por arriba del final del rango, idealmente el % de Saturación está entre 25-45 (para los rangos estadounidenses) y en el caso de los hombres debe de estar en la parte superior del rango. El 35% para mujeres es el objetivo .Ver el Capítulo 13 para más detalles.

Folato: También conocido como Ácido Fólico, es una vitamina del complejo B y puede estar bajo en los pacientes con hipotiroidismo. El Ácido Fólico es importante en el desarrollo prenatal, así como también para la salud de las células sanguíneas. Trabaja en conjunto con la vitamina B12 para el uso y la creación de proteínas.

T3 Libre: Aquellas personas tomando una dosis óptima de hormona tiroidea disecada, sin presentar ningún síntoma de hipotiroidismo persistente y teniendo suprarrenales saludables, tienden a tener una T3 libre arriba del rango.

Si usted toma la hormona tiroidea disecada (especialmente si es menos de 3 granos) y encuentra que su T3 libre está alta o por arriba del rango y presenta síntomas de hipotiroidismo persistentes, o incluso síntomas como de hipertiroidismo (ansiedad, temblores), es un indicio de que tiene una disfunción suprarrenal o el hierro/la ferritina bajos.

Si no está tomando medicamentos para la tiroides: 1) Si su T3 libre es alta, podría tener la Enfermedad de Hashimoto y en ese caso necesitará hacerse el examen de los dos anticuerpos para confirmarlo, o también podría tener la Enfermedad de Graves, y en ese caso necesitará el examen de la Inmunoglobulina Estimulante de la Tiroides. 2) Si su T3 libre está a la mitad del rango o por debajo y tiene síntomas de hipotiroidismo, entonces puede tener hipotiroidismo, sin importar qué tan baja esté la TSH. 3) Si su T3 libre está baja y la T4 está alta, entonces necesita encontrar el radio de su T3 inversa. (Ver Capítulo 12)

T4 Libre: Aquellas personas tomando una cantidad óptima de hormona tiroidea disecada generalmente encuentran que sale a la mitad del rango o un poco más arriba, junto con la T3 libre hasta arriba y en la presencia de una función suprarrenal saludable. Si la T4 libre está por encima de 1.4 o cerca de estar arriba del rango, usted podría estar empezando a tener un problema de T3 inversa.

Magnesio (Conteo de Glóbulos Rojos o RBC, por sus siglas en inglés, en vez de sérico): Usted busca que el resultado del magnesio RBC esté a la mitad del rango o un poco más alto.

Potasio: Generalmente, un nivel saludable de potasio estará alrededor de 4.2 donde el rango es 3.5-5.0. Si estuviese muy alto, recibirá el nombre de hipercalemia, y si estuviese muy bajo se llamaría hipocalemia. Puede aumentar ante la presencia de un nivel bajo de aldosterona y después caer.

La Renina: Se realiza junto con el examen de la aldosterona. Si la renina sale elevada en el rango y la aldosterona está baja, tiene una causa suprarrenal. Si ambas hormonas están bajas en el rango, entonces tiene un problema en la pituitaria. Siempre se examina junto con la aldosterona para ver si el problema se debe a las suprarrenales (insuficiencia suprarrenal primaria) o se debe a la pituitaria (insuficiencia suprarrenal secundaria).

T3 Inversa (rT3): Este examen se debe de realizar al mismo tiempo que el de la T3 libre, mida el radio entre las dos al dividir la T3 inversa entre la T3 libre. Los niveles demasiado altos de T3 inversa generarán un radio de 19 o por debajo al sacar el radio (Ver Capítulo 12).

Sodio: Los niveles saludables son aquellos alrededor de 142 con un rango alrededor de 135-145.

Examen de Anticuerpo Anti-Peroxidasa Tiroidea (TPO, por sus siglas en inglés) para detectar la Enfermedad de Hashimoto: Generalmente, si este sale por arriba del rango, usted padece la enfermedad tiroidea autoinmune llamada Enfermedad de Hashimoto. Si el resultado sale por debajo de la marca "menos que" o en el rango proporcionado, puede que se encuentre bien, sin embargo necesitará realizarse el otro examen de anticuerpos, como también el de anti-tiroglobulina mencionado n anteriormente). (Ver Capítulo 8.)

Examen de la CTFT (Capacidad de Fijación de Hierro Total): mide si una proteína llamada transferrina, producida por el hígado, tiene la capacidad de transportar hierro en la sangre. Es utilizada para determinar anemia o un nivel bajo de hierro corporal. Si el resultado obtenido es alto, y no existiese una enfermedad crónica, quizás usted esté anémico.

Examen de la TSH: Los creadores del examen de la TSH inventaron un rango que supuestamente corresponde a la función tiroidea saludable. Por lo tanto, en teoría, si su resultado es más alto que el rango esto implicaría que algo está disparando su TSH real para que esté un poquito más activa en la tiroides. Esto sería una tiroides enferma, llamada hipotiroidismo.

Sin embargo, hay problemas con dicho método de diagnóstico. Primero, se puede tener un resultado normal y claramente tener hipotiroidismo con sus síntomas. ¿Por qué? Porque el examen de la TSH no puede medir si todas las células y tejido están recibiendo las hormonas tiroideas liberadas. Algunos quizás sí (por el resultado normal de TSH) y algunos quizás no (por los síntomas tan obvios). Y segundo, si se tiene la Enfermedad de Hashimoto, los resultados del examen pueden oscilar entre hipo e hiper y el examen puede que esté representando la mitad de dicha oscilación.

La mejor manera de usar el examen de la TSH es en el diagnóstico de un problema en la pituitaria, no tiroideo. Un nivel de TSH muy bajo con una T3 libre baja delata un problema pituitario.

Vitamina D: (25-hidroxivitamina D): Su meta debe ser un mínimo de 60-80 en el rango: un nivel entre 80-100 es considerado un protector contra el cáncer. Muchos pacientes con problemas tiroideos tienen un nivel de vitamina D debido a problemas digestivos por no estar diagnosticados o recibir un mal tratamiento contra la celiaquía o la intolerancia al gluten.

Exámenes de la T7, T3 Total, T4 Total, Consumo, o cualquier otro examen de laboratorio de la tiroides: De acuerdo a los pacientes con problemas tiroideos: una verdadera pérdida de dinero.

Apéndice D

Laboratorios de Análisis Clínicos y Cómo Prepararse para Estos

Lo bueno de la mayoría de estos laboratorios es que usted puede usar los exámenes de prueba para hacer los análisis en su propia casa o puede ir a un laboratorio recomendado. La mayoría no requieren una receta médica.

Los resultados pueden ser compartidos con su doctor para un análisis futuro. Y en relación con las suprarrenales, yo recomiendo que usted lea el Capítulo 5 y 6 para que tenga conocimiento de la materia. He agregado unas notas tras la mención de cada laboratorio. Nota: tanto California, Nueva Jersey y Nueva York han hecho restricciones previas sobre el uso de exámenes de laboratorio con saliva, lo cual al momento que usted lea esto quizás esté o no en vigor. *(La ley sanitaria de California ha solicitado que se presente una orden emitida por su Profesional de la salud, y la ley sanitaria de Nueva York ha prohibido tanto el análisis de muestras recolectadas como las enviadas por correo desde Nueva York, así como también la transmisión de información del laboratorio hacia el solicitante).* Algunas han sido evitadas en cooperación con laboratorios de análisis clínicos individuales. Sin embargo, en caso de que viva en alguno de estos dos estados, querrá investigar al ponerse en contacto con el laboratorio.

Nota: Cuando se trata de examinar saliva, los pacientes se han dado cuenta que los perfiles de hormonas sexuales (estrógeno, progesterona y testosterona) pueden ser confusos bajo ese método. Estos especialmente pueden alterarse en las mujeres que usan cremas tópicas. Tampoco confiamos en los exámenes de saliva en el caso de los anticuerpos tiroideos, ya que los exámenes de sangre han mostrado su presencia, y los de saliva a veces no.

En el caso del cortisol, pareciera que funcionan bien cuando las muestras de saliva fueron enviadas en un envío nocturno.

Para la saliva, siempre utilice el servicio más caro de envío nocturno en su servicio de correos. Los envíos largos pueden provocar la degradación de la muestra de saliva y pueden provocar resultados que no corresponden a sus síntomas.

1. HEALTHCHECK USA:

Paquetes de exámenes de laboratorio diseñados específicamente para lectores de Detengan la Locura Tiroidea. Usted puede elegir el examen de saliva para el cortisol o puede visitar los puntos de LabCorp que se encuentran por todo los Estados Unidos para muestras de sangre. *http://www.healthcheckusa. com/Stop-the-Thyroid-Madness-Tests/639/*

2. DIRECT LABS:

Paquetes de exámenes de laboratorio diseñados específicamente para los lectores de Detengan la Locura Tiroidea. NOTA IMPORTANTE acerca del uso de esta página: necesitará bajar la página justo a la derecha donde dice "Agregue a la Cesta" (Add to Cart) para poder ver todos los exámenes que ofrecen. No hay examen de saliva para el cortisol. *https://www.directlabs.com/ sttm/OrderTests/tabid/12148/language/en-US/Default.aspx*

3. MY MED LAB:

Paquetes de exámenes de laboratorio diseñados específicamente para los lectores de Detengan la Locura Tiroidea. Puede elegir el hacer el examen de saliva para el cortisol (tomar seis muestras en un periodo de 24 horas) o utilizar LabCorp para una muestra de sangre. *https://sttm.mymedlab.com/sttm-profiles/ sttm-thyroid-numbers*

4. CANADÁ:

Los pacientes pueden ordenar en Rocky Mountain Analytical. *www.rmalab.com,* como también en My Med Lab que aparece arriba.

5. FINLANDIA:

Hay pruebas de análisis de Genova Diagnostics a través de MDD Tervcyspalvelut: *http://www.mdd.fi/.*

6. ALEMANIA:

Laboratorio de análisis clínico bastante útil y donde se examina la saliva. *http://www. hormonselbsthilfe.de/*.

7. LAB 21 DEL REINO UNIDO:

Haga clic en "Chemical Biochemistry" para encontrar 'saliva': *http://www. lab21.com/healthcare/index.php#*.

8. RED APPLE CLINIC EN EL REINO UNIDO:

Tiroides, glándulas suprarrenales y otros. *www.redappleclinic.co.uk*

9. HEALTHSCOPE EN AUSTRALIA (conocidos anteriormente como Analytical Reference Laboratories (ARL)

En Melbourne, Victoria (Australia). Llame al 1300 53 688, podrá preguntar por el nombre de un doctor o un naturópata que utilice esos exámenes. *http://www.healthscopepathology.com.au/*

NOTA: varios laboratorios de los antes mencionados le proporcionan el término "Carga de Cortisol" (Cortisol Burden) y un número. La Carga de Cortisol (Cortisol Burden) es el valor promediado de las cuatro lecturas de cortisol en la saliva en el periodo aplicable a ese día en particular. Este le puede indicar si usted está produciendo más o menos que el promedio.

Acerca de los rangos: Cada laboratorio de análisis clínico posee diferentes rangos, por lo tanto es importante evaluar sus resultados en base a los rangos proporcionados por el laboratorio al que usted acudió.

Lugares donde se puede solicitar una Prueba de Descarga de Yodo:

1. Laboratorios Hakala Research: al número 877-238-1779
2. Laboratorios FFP: 838-684-3233 o al 877-900-5556

Cómo prepararse para los exámenes de laboratorio

Tiroides: puede tomar sus medicinas para la tiroides como comúnmente lo hace el día antes, pero no las tome en la mañana o antes de que se realice la prueba de muestra de sangre.

Cortisol en saliva: usted necesitará dejar de tomar todo el cortisol o soporte para las suprarrenales y hierbas de cualquier tipo por hasta dos semanas, si es posible.

Aldosterona: haga un ayuno completo de sal por un mínimo de 24 horas y permanezca en pie y moviéndose por al menos una hora antes de hacer el examen. En las mujeres: Haga la prueba en el día 2 ó 3 de su ciclo menstrual, o justo cuando haya acabado y lo más posible a las 8 a.m.; nunca la realice después de las 10 a.m. Permanezca levantado mientras se toma la muestra de sangre. Examine su sodio y potasio al mismo tiempo.

Electrolitos (Potasio, Magnesio, Sodio, Calcio, etc.): algunas recomendaciones indican que se evite examinarlos el día anterior, otros dicen que simplemente evite hacerlo el día del examen hasta después que el examen se haya hecho. Para la examinación del potasio, recuérdele al técnico del laboratorio que evite usar el torniquete, ya que si se usa de manera prolongada puede dar una lectura falsa de potasio alto.

Vitamina B12: deje de comer o beber antes de irse a dormir la noche anterior; es decir, ayune para la muestra de sangre.

Ferritina/Hierro: deje de tomar cualquier tipo de suplemento de hierro o alimentos ricos en él, por al menos 12 a 24 horas antes del análisis. Algunos doctores le pedirán un ayuno de hierro de cinco días, el cual puede ser una mejor idea.

Vitamina D: ayunar el día del examen.

Hormonas sexuales: si usted ya está tomando suplementos con hormonas, realice su examen 12 horas después de su última dosis, es decir, no tome nada antes del examen. Si usted está tomando hormonas tópicas (en la piel) o vía sublingual, será mejor hacer un examen de sangre que uno de saliva.

Apéndice E

Cómo Encontrar a un Buen Doctor

Una aguja en un pajar puede describir fielmente qué tan difícil resulta para los pacientes el encontrar un buen doctor para recibir un buen cuidado tiroideo y suprarrenal. Es imposible no encontrar un paciente vivo que no se haya topado con doctores que realizan alguno o algunos de los siguientes errores:

- Solicitar exámenes de laboratorio que son sumamente malos para detectar el hipotiroidismo, tales como el de la TSH o la T4 total

- Ver en los exámenes de laboratorio y sus rangos al Dios Todopoderoso

- Prescribir medicamentos que sólo contienen T4

- Ignorar y desconocer por completo la eficacia que posee la hormona tiroidea disecada

- Tener poco conocimiento acerca de la disfunción suprarrenal o cómo tratarla

- No hacer caso a su propio conocimiento acerca del cuerpo en el que vive

- Hacerle tomar otros medicamentos que sólo disfrazan el mal tratamiento tiroideo

- Enviarlo con otros doctores como si la respuesta a sus continuos problemas fuese misteriosa o necesitase de un "especialista" como el endocrinólogo

Sin embargo, si usted trabaja duro y realiza su tarea, podrá encontrar exitosamente a uno que hará la mayoría de las cosas, si no todas, correctamente, tal como se delimita en el Capítulo 3. Lo que los Pacientes Tiroideos Han Aprendido: la Biblia de nuestra Experiencia.

O en el último de los casos, podrá encontrar un doctor que esté abierto a lo que usted ha aprendido de este libro y las experiencias de miles de millones de pacientes con problemas tiroideos. Un buen doctor es aquel que voluntariamente le prescribirá la hormona tiroidea disecada, le examinará la T3 libre y la T4 libre además de ambos anticuerpos, le establecerá sus dosis en base a sus síntomas y sólo sus síntomas, usando los exámenes de laboratorio como complemento para obtener mayor información, le pondrá atención a los síntomas de la disfunción suprarrenal y la tratará adecuadamente antes de aumentar su hormona tiroidea disecada, y será un doctor que permitirá que la relación sea como la de un equipo; su conocimiento combinado con el de usted.

¿Entonces cómo se encuentra a un buen doctor? He aquí una variedad de formas para elegir, y no están ordenadas en un orden en particular.

1) Visitar al Farmaceuta: Una buena manera de encontrar a un buen doctor es acercarse con el Farmaceuta (no a los empleados) de una farmacia grande y preguntar quién comúnmente prescribe hormona tiroidea disecada. La mayoría de los Farmaceutas son amigables y le darán una respuesta. No dude en ir a más de una farmacia. Para probar suerte, revise si hay una Farmacia cercana que prepare los compuestos (conocida en inglés como Compounding Pharmacy) o verifique en el libro de Páginas Amarillas a ver si hay una, o vaya a Google y escriba el nombre de su ciudad y agregue "farmacia que prepare los compuestos". ¡Los doctores que usan esas Farmacias tienden a prescribir la hormona tiroidea disecada, aun si no necesita los compuestos!

2) Busque buenos Grupos de Médicos en línea: Intente en el sitio del American College for the Advancement for Medicine en la dirección *www.acamnet.org/*, o en la página Functional Medicine en la dirección www.functionalmedicine. org/, o doctores que sean certificados por la junta de Medicina Ambiental (Environmental Medicine) en la dirección: *www.aaemonline.org/*.

3) Busque doctores entrenados con el método Broda Barnes: ¡Los doctores entrenados con el método del doctor Broda Barnes entienden la importancia del uso de la hormona tiroidea disecada en el tratamiento! *www.brodabarnes. org/*. También puede escribir un correo electrónico a: *info@BrodaBarnes.org* y ver si le pueden ayudar a encontrar un médico entrenado con el método en el área donde usted vive. Lo malo: quizás le pidan pagar para poder obtener la lista de médicos en su área.

4) Busque un Osteópata: En inglés también se les conoce como "DO's", generalmente los osteópatas pueden ser más abiertos. *www.osteopathic.org/*

5) Listas de doctores que utilizan los Laboratorios para el examen de saliva: Un doctor que utiliza los exámenes de saliva puede ser un doctor más abierto a la idea de la hormona tiroidea disecada, e incluso al cortisol.

6) Retroalimentación de los pacientes: Únase a grupos de pacientes con problemas tiroideos en Yahoo o Facebook para recibir recomendaciones de parte de los pacientes acerca de buenos doctores con los que se hayan topado. También puede existir una lista de doctores privados en dichos grupos.

7) Los doctores más viejos: existe una mayor probabilidad de que algunos de los doctores más viejos que todavía dan consulta médica recuerden el éxito detrás del uso de la hormona tiroidea disecada y quizás estén dispuestos a utilizarla.

IMPORTANTE: *ningún doctor va a ser perfecto. La escuela de medicina / las juntas de expedición de licencias / representantes de farmacias / educaciones continuas los hace imperfectos. Por lo tanto, no importa qué tan maravilloso se vea un doctor, usted debe ser su mejor vocero al estar informado sobre el tema cuando entre por la puerta del consultorio médico. Sea amigable y firme a la vez acerca de lo que considera correcto para usted. Deje de regalar su poder al entrar en el consultorio de un doctor. También es su cuerpo y conocimiento.*

Las cartas a continuación pueden ser usadas también, y ajustarse a su personalidad. La segunda deberá ser abreviada para ajustarse a sus solicitudes específicas.

1. EJEMPLO DE CARTA "ESTIMADO DOCTOR" (para usarse al encontrar un doctor nuevo)

Estimado Dr. _____   ,

Hola. Estoy buscando a un doctor que me permita ser un participante activo en el cuidado de mi salud y que nos vea como un equipo; su conocimiento más el mío. Tengo conocimiento específico acerca del tratamiento para la tiroides, además de poseer información acerca de los problemas generados por un nivel de cortisol bajo y su tratamiento. Además, vivo en mi propio cuerpo y entiendo cómo se siente mucho mejor que cualquier otra persona.

Especialmente me gustaría recibir un tratamiento para mi glándula tiroides de la siguiente manera:

1) la utilización de la hormona tiroidea disecada para tratar mi hipotiroidismo

2) recibir dosificación en base a la eliminación de síntomas, no a través de exámenes de laboratorio

3) cuando se utilicen los exámenes de laboratorio: la T3 libre y la T4 libre, la TSH solamente para detectar un problema pituitario, ambos exámenes de anticuerpos para descartar la Enfermedad de Hashimoto, el examen de ferritina y otros relacionados con el hierro, el de la B12, la vitamina D, además de otros exámenes recomendados por usted para una buena evaluación de salud.

4) la utilización del Método Circadiano T3 (T3CM) o hidrocortisona para tratar mi nivel de cortisol bajo, si se necesita, y el uso de métodos específicos de los que he aprendido si estoy en una dosis fisiológica adecuada para mí.

Si usted se sintiese a gusto con todo lo anterior, entonces somos el uno para el otro. Le adjunto a continuación mi información de contacto, también si lo desea le puedo llamar.

Atentamente,

2. EJEMPLO DE CARTA "ESTIMADO DOCTOR"

(para usarse con el doctor actual si sintiese que tiene caso seguir acudiendo a él o ella): puede que necesite acortarla.

Estimado Dr,   ,

Desde que he estado tomando_____, sigo teniendo los siguientes síntomas de hipotiroidismo: (ver Capítulo 1 para encontrar la lista de síntomas que coinciden con los suyos). Sé que usted puede recomendarme que aumente mi_____, o que tome otras medicinas bajo prescripción para ayudar a aliviar mis síntomas. También sé que me puede recomendar que agregue Cytomel a mi régimen.

Sin embargo Dr. _____, preferiría dirigir mis pasos hacia un medicamento llamado hormona tiroidea disecada, la cual ha sido aprobada por la FDA, esta cumple con los rigurosos lineamientos de la Farmacopea de los EE.UU. (U.S.), y antes de que se usase ampliamente el tratamiento que sólo usa la T4, los pacientes la tomaron con éxito. La hormona tiroidea disecada me proporciona exactamente lo que mi propia tiroides me da: T4, T3, T2, T1 y la calcitonina.

Esto tiene mucho sentido para mí. He escuchado que algunos doctores dicen que la hormona tiroidea disecada no está regulada, es inconsistente, no es confiable o está obsoleta. ¡Sin embargo, los pacientes que conozco que la están tomando no se han topado con nada de eso! Ellos aseguran que se sienten MUCHO mejor al tomarla que tomando los medicamentos que sólo contienen la T4.

Es de mi conocimiento que, cuando comience a tomar la hormona tiroidea disecada, un grano más o menos, es una cantidad segura para iniciar. Después de 1 - 2 semanas de llevar la dosis inicial, deseo aumentarla aproximadamente a ½ grano cada varias semanas de acuerdo a la eliminación de los síntomas, y NO usando el rango de la TSH, ya que la TSH es simplemente una hormona pituitaria, y por lo tanto no mide de manera precisa mis niveles tiroideos con la adición de hormonas tiroideas orales.

Una vez que haya subido hasta los 3 granos, aproximadamente, me gustaría mantener cada dosis por cerca de 4-6 semanas para permitir que la T4 aumente en mi sistema, y entonces pueda obtener exámenes de laboratorio y síntomas mucho más precisos.

En lo concerniente a los exámenes de laboratorio, preferiría mantener un seguimiento de mi T3 libre y T4 libre. Los pacientes que toman la hormona tiroidea disecada aseguran que una vez que se liberan completamente de los síntomas, tienen una T3 libre ubicada en el tope del rango, una T4 libre a medio rango, y una TSH contenida, sin síntoma alguno de hipertiroidismo.

(Cuando me realice exámenes de laboratorio, NO estaré tomando la hormona tiroidea disecada por adelantado para obtener un reflejo mucho más certero de mis niveles de T3). También estaré partiendo mis pastillas en dos o más dosis al día para esparcir la T3 directa durante el día.

También, me gustaría examinar mis glándulas suprarrenales con un examen adrenal de saliva de 24 horas, en vez de un examen de sangre o uno de orina; el antes mencionado examina mi cortisol durante 4 momentos importantes a lo largo de un periodo de 24 horas. Además, quisiera realizarme un examen de ferritina y de hierro, ya que un nivel bajo de ferritina (por debajo de los 40) pareciera ser común, y provoca problemas conforme se desea aumentar la hormona tiroidea disecada.

Por último, deseo que usted y yo podamos ser un equipo, ya que vivo en mi propio cuerpo y puedo ser poseedor de mi propio conocimiento. Si usted pudiese trabajar junto conmigo en lo anterior, creo que haríamos un excelente equipo.

Atentamente,

APÉNDICE F

Interpretando los Resultados de sus Estudios Laboratoriales del Examen de Cortisol en Saliva

La siguiente información ha sido brillantemente creada y compilada por Bob Harvey, un paciente con problemas tiroideos, suprarrenales y con hipopituitarismo, y la misma se basa en los resultados de los exámenes del DiagnosTech, aunque algunos pacientes utilizan otros laboratorios también. Él también utiliza un poco de información de Genova Labs y de ZRT. Su deseo es que usted posea un mejor entendimiento sobre los exámenes de cortisol en saliva y las etapas de su disfunción suprarrenal mientras trabaja junto con su médico. **Por favor, tome en cuenta que este Apéndice no pretende recomendar ningún laboratorio en específico para el examen de saliva.

****

El Dr. Lam menciona en este sitio de internet: *La mejor manera de verificar su salud suprarrenal es midiendo su nivel libre de hormonas suprarrenales clave, tales como el cortisol y DHEA. El examen de saliva es preferible ya que mide la cantidad de hormonas libres y circulantes, en vez de la hormona fijada que comúnmente se mide en un examen de sangre.*

El primer laboratorio en medir los niveles de saliva fue DiagnosTech. Su sitio de internet tiene una lista de doctores que utilizan el laboratorio, y en caso de que se le dificulte encontrar un doctor cerca de usted, usted podrá ordenar directamente una prueba de examinación.

A diferencia de una sola toma de sangre en la mañana, el resultado del examen del Diagnos-Tech muestra la cantidad de cortisol durante 4 momentos del día. Las cosas principales que busca en un examen de cortisol son las siguientes:

1. La cantidad de cortisol, alta o baja.
2. El ritmo. Desea que sea lo más normal posible.

En la primera gráfica el cortisol está un poco más alto de lo normal.

El Doctor Hans Selye ha teorizado que un nivel elevado de cortisol en el cuerpo es la reacción inicial al estrés.

La línea negra muestra que el cortisol de esta persona es mucho más alto de lo normal al inicio y al final del día. El laboratorio imprimirá las cantidades de cortisol de los 4 momentos del día, a diferencia del rango normal.

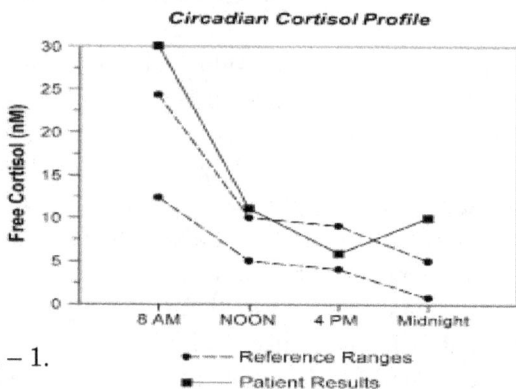

Circadian Cortisol Profile

Figura – 1.

●---- Reference Ranges
■—— Patient Results

ree Cortisol Rhythm

7:00 - 08:00 AM	31	Elevated	13-24 nM
1:00 - Noon	11	Elevated	5-10 nM
4:00 - 05:00 PM	5	Normal	3-8 nM
1:00 - Midnight	9	Elevated	1-4 nM

:ortisol Burden:	56		23-42

Figura – 2.

¿Ve el término "carga de cortisol"? (Ver Figura - 2). Este se refiere a las cantidades combinadas de las 4 muestras de cortisol tomadas a lo largo del día. El valor de "56" de esta persona es mucho más alto que el rango normal (23-42).

Esto no significa necesariamente que la persona va a tener muchísima energía; mucha gente con cortisol alto describen tener síntomas de fatiga, ansiedad e insomnio (similares a los niveles bajos de cortisol).

El cortisol alto puede dañar la conversión de la T4 (la "forma de almacenamiento" de la hormona tiroidea) en T3 (la "forma activa" de la hormona tiroidea).

Los laboratorios DiagnosTech tienen una gráfica que muestra números del 1 - 7. El resultado de esta persona está en la zona "normal" a pesar del cortisol alto en la mañana y la noche, ya que esta gráfica toma las lecturas de los puntos del mediodía y de la tarde, y los promedia para obtener un solo valor y ponerlo en la tabla.

¿Puede ver cómo el promedio de las cantidades del mediodía y del cortisol de las 4 p.m. colocan al cuadrado negro en la "zona normal" de arriba? Está un poco más alto de lo normal, sin embargo, está dentro del rango

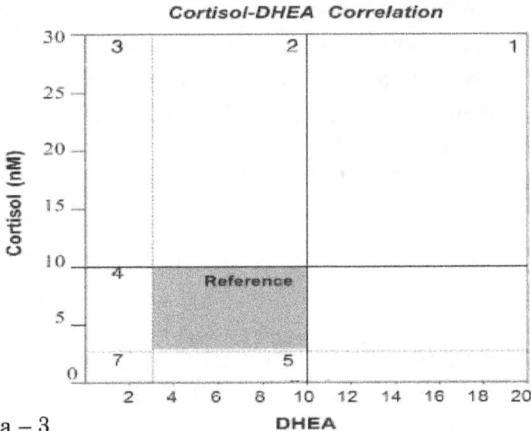

Figura – 3

Esa es la parte más "estable" del día en términos del ritmo del cortisol y también es ahí cuando encuentran a la lectura de la DHEA. La explicación del laboratorio más adelante dice que la correlación del cortisol con la DHEA estaba en la zona de referencia (normal), pero podría seguir habiendo cortisol alto o bajo durante puntos específicos del día.

Observándolo desde una perspectiva más amplia, esta persona tiene cortisol alto y el ritmo no es normal.

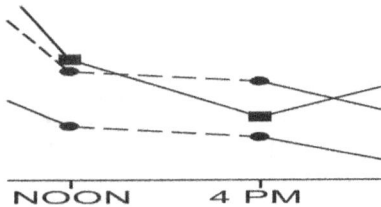

Figura – 4.

DHEA   Dehydroepiandrosterone
        Pooled Value   4   Normal   Adults (M/F): 3-10 ng/ml

Figure 3 shows your cortisol-DHEA correlation was in:
Reference zone
individuals in this zone usually display a balance in the average values
of cortisol to DHEA for the day.

Figura – 5.

Bueno, veamos otro ejemplo en el que la persona tiene cortisol alto.

El cortisol combinado a lo largo del día es de 87, en comparación a un rango normal de (23 - 42). El cortisol de esta persona es el DOBLE más alto del rango normal.

La DHEA de esta persona está un poco más alta que el centro del rango normal, y si usted observa la tabla que se encuentra a continuación verá que el cuadrado negro está a la derecha del centro, pero todavía dentro de la zona normal.

Circadian Cortisol Profile

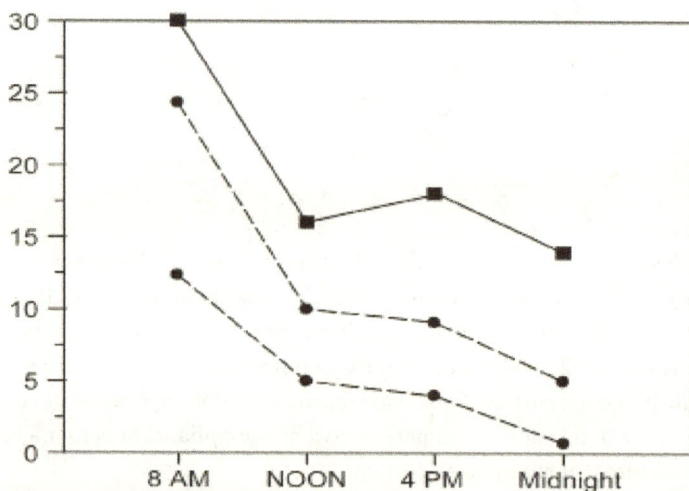

Figura – 6.

Ritmo del Cortisol Libre

07:00 - 08:00 a.m.	39	Elevado 13-24 nM
11:00 - Mediodía	16	Elevado 5-10 nM
04:00 - 05:00 p.m.	18	Elevado 3-8 nM
11:00 - Medianoche	14	Elevado 1-4 nM
Carga de Cortisol:	**87**	**23-42**
DHEA Dehidroepiandrosterona	**8**	**Normal Adultos (M/F): 3-10**

Figura – 7.

Si usted promediase las cantidades de cortisol del mediodía y la de las 4 p.m., podría ver cómo el cuadrado negro termina mucho más arriba de lo normal.

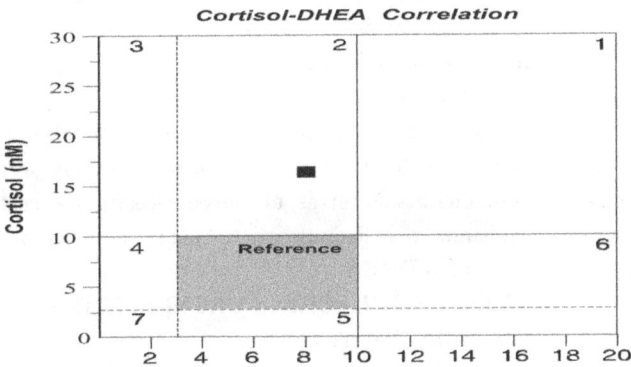

Figura – 8.

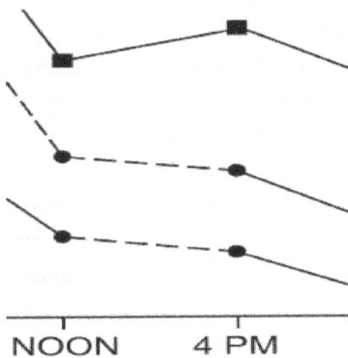

Figura – 9.

Los laboratorios DiagnosTech han determinado que la correlación entre el Cortisol y la DHEA es la "Zona 2", es decir donde el cuadrado negro está ubicado. Si usted le echa un vistazo a la explicación de abajo, esto significa "Adaptado con el desplome de la DHEA". ¿Esto qué significa?

Si los resultados del examen de la DHEA de esta persona fuesen más altos, el cuadrito negro estaría localizado en la "Zona 1". El significado detrás de la Zona 1 que dice "adaptado al estrés" significa que el cuerpo está respondiendo al reto. Las suprarrenales saludables reaccionan al estrés al sacar más cortisol y los niveles de la DHEA aumentarán de una manera similar. En el ejemplo anterior ("Adaptado con desplome de la DHEA), el cortisol de la persona se ha adaptado al estrés pero la DHEA no está manteniendo la producción más alta. Si la DHEA estuviese abajo de lo normal el cuadrito negro estaría en la Zona 3.

La teoría de la reacción de las suprarrenales al estrés es explicada en un sitio de internet por el Dr. Lam[29] e inicia con la fase de "Alarma", aumento del cortisol como una reacción al estrés.

El sitio del Dr. Lam presenta una buena explicación del cómo ambas hormonas suprarrenales (cortisol y DHEA) provienen de la pregnenolona. Durante los momentos de estrés, el cuerpo necesita más cortisol y si esta demanda continúa, más de la pregnenolona irá hacia el cortisol y se producirá mucha menos DHEA.

CLAVE: CORRELACIÓN CORTISOL-DHEA

1. **Adaptado al estrés**
2. **Adaptado con un desplome de la DHEA**
3. **Fase I de Maladaptación**
4. **Fase II de Maladaptación**
5. **Sin adaptación, Reservas Bajas**
6. **DHEA Elevada**
7. **Fatiga Suprarrenal**

Figura -10.

Ahora, por favor échele un vistazo a la gráfica de DiagnosTech de las "7 Zonas" una vez más. ¿Puede imaginar cómo es que la persona está produciendo bastante DHEA en 1 y después se cae al 2 y al 3? La persona sigue teniendo cortisol alto, sin embargo los niveles de la DHEA están disminuyendo.

Conforme la fatiga suprarrenal progresa, el sitio del Dr. Lam hace referencia a la fase de "Resistencia". Él dice que "mientras que los niveles de cortisol a medudo estén bajos la la mañana la tarde, el nivel de cortisol a la hora de usualmente estará normal". Este examen de DiagnosTech es un ejemplo en el que el cortisol de la mañana ha disminuido.

Realmente no sabemos si la fatiga suprarrenal de esta persona fue causada por el estrés, pero encajaría bien en la explicación del Dr. Lam: "con estrés crónico o severo eventualmente las suprarrenales son incapaces de mantener la demanda de cortisol del cuerpo. En tal caso, la producción de cortisol comenzará a declinar de un nivel alto a uno nor-

---

29 *www.drlam.com/A3R_brief_in_doc_format/adrenal_fatigue.cfm*

mal, mientras que la ACTH permanecerá alta. Con la ACTH extendida y fatiga suprarrenal, menos cortisol se produce debido a que las suprarrenales se comienzan a agotar".

ACTH es la abreviación para Hormona Adrenocorticotropa, producida por la glándula pituitaria, la cual estimula las glándulas suprarrenales para que produzcan cortisol. Un examen de sangre de los niveles de la ACTH realizado temprano en la mañana proporcionaría una imagen mucho más completa en el caso de esta persona. Si la ACTH está alta, y aún así el cortisol está bajo, el problema está con las suprarrenales. Pero si el examen revela una ACTH baja, la persona podría tener algún grado de hipopituitarismo.

Circadian Cortisol Profile

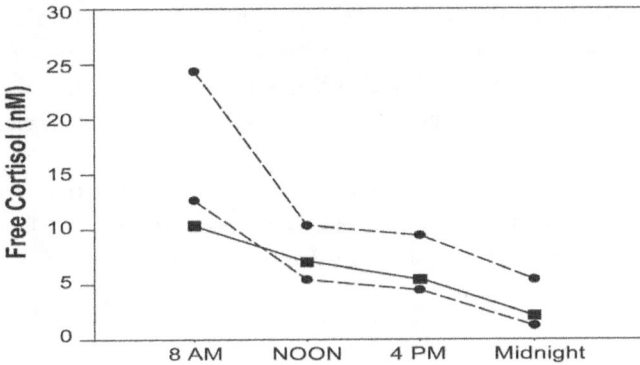

Figura – 11.

Conforme usted lea por completo el artículo del Dr. Lam, él explica que en esta etapa de fatiga suprarrenal los niveles de la DHEA continúan bajando y esta persona sería un ejemplo de esto. El resultado del examen en "2" cae en el rango normal del la DHEA (3-10). ¿Ve cómo esto ha colocado al cuadrito negro arriba del lado izquierdo en lo normal?

Ritmo del Cortisol Libre

07:00 - 08:00 a.m.	10	Deprimido	13-24 nM
11:00 - Mediodía	7	Normal	5-10 nM
04:00 - 05:00 p.m.	4	Normal	3-8 nM
11:00 - Medianoche	2	Normal 1-4 nM	
Carga de Cortisol:	23	23-42	

DHEA Dehidroepiandrosterona 2 DHEA Deprimida Adultos (M/F): 3-10

Figura – 12.

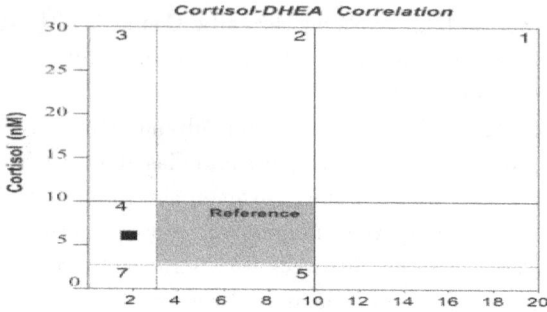

Figura – 13.

Conforme la DHEA de la persona disminuye, el cuadrito negro se mueve hacia la izquierda. ¿Por qué es que el cortisol de esta persona está en el rango normal?   Recuerde que DiagnosTech utiliza el promedio de las lecturas de la mitad del día para determinar dónde colocar los cuadritos negros.

Este examen es de un pariente que tuvo síntomas de fatiga suprarrenal, especialmente el sentirse cansado al despertar, desear café y cosas dulces, y sentirse mejor solamente después de las 6 p.m.[30]

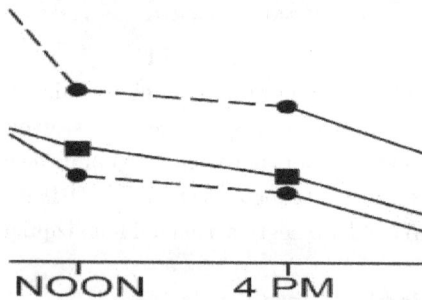

Figure 14

---

30 *http://adrenalfatigue.org/doi.php*

A primera vista, sus exámenes no se ven tan mal. Su carga de cortisol es de 23, en comparación con el rango (23-42). Sin embargo, los síntomas son importantes a la hora de decidir qué hacer. Y recuerde lo queel Dr. Lam dice: "las hormonas suprarrenales están bajas en el caso de la fatiga suprarrenal, sin embargo aún están dentro del rango 'normal' y no están lo suficientemente bajas como para garantizar el diagnosticar la Enfermedad de Addison a través de exámenes de sangre normales. De hecho, sus hormonas suprarrenales pueden encontrarse a la mitad del nivel óptimo y pueden seguir siendo etiquetadas como "normales". Ese nivel "normal" de las hormonas suprarrenales no significa que el paciente esté libre de la fatiga suprarrenal. A los doctores convencionales no se les enseña el significado de la fatiga suprarrenal sub-clínica. Son engañados por los exámenes de sangre, los cuales no son lo suficientemente sensibles como para detectar la fatiga sub-clínica. Como resultado, a los pacientes a los que se les examina la función suprarrenal se les dice que están en lo "normal", cuando en realidad sus glándulas suprarrenales están funcionando por debajo del nivel óptimo y presentan síntomas y señales claras conforme el cuerpo sufre por llamar la atención y recibir ayuda.

"La fatiga suprarrenal afecta a muchas más personas que la enfermedad de Addison. No es reconocida y se ha convertido en una epidemia de proporciones masivas".

Mi pariente evaluó sus síntomas y el hecho de que también tuviera hormonas tiroideas muy bajas. Él no quería comenzar a tomar suplementos para la tiroides sin darle primero soporte a las suprarrenales.

Entonces siguió el protocolo de dosificación que aconseja el Dr. Peatfield con la hidrocortisona (Cortef). De inmediato notó grandes mejorías y ahora ya le está yendo bien. Pudo incluir una prescripción de hormona tiroidea disecada, e incluso le fue mejor, ya que sus temperaturas finalmente llegaron a lo normal.

* * *

He aquí un ejemplo con menos cortisol:

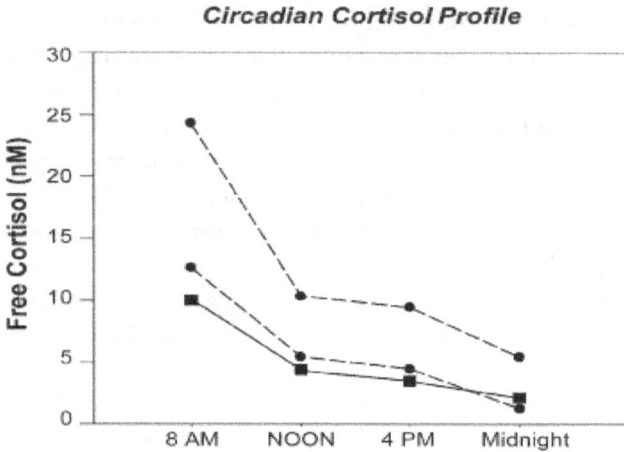

Figura - 15

DiagnosTech se enfocará en el promedio de las lecturas del Mediodía y de las 4 p.m. para determinar en dónde ubicar el cuadrito negro. La DHEA está dentro del rango normal. Esta persona está en el límite de la zona 5, pero el laboratorio no lo considera zona 5, tal como se explica a continuación.

Considero que la mayoría de nosotros podría coincidir que esta persona tiene una producción de cortisol baja. La carga de cortisol (valores combinados) es de 18 (23 - 42 rango normal). El laboratorio menciona que dicha condición es a menudo el resultado del estrés, pero verdaderamente no hay manera cómo decir exactamente lo que causó la condición de esta persona sin antes realizar exámenes de laboratorio adicionales.

Ritmo del Cortisol Libre

07:00 - 08:00 a.m.	10	Deprimido	13-24 nM
11:00 - Mediodía	4	Deprimido	5-10 nM
04:00 - 05:00 p.m.	2	Deprimido	3-8 nM
11:00 - Medianoche	2	Normal	1-4 nM
Carga de Cortisol:	18	23-42	

Figura – 16.

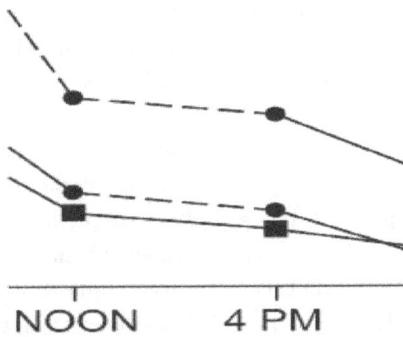

Figura - 17

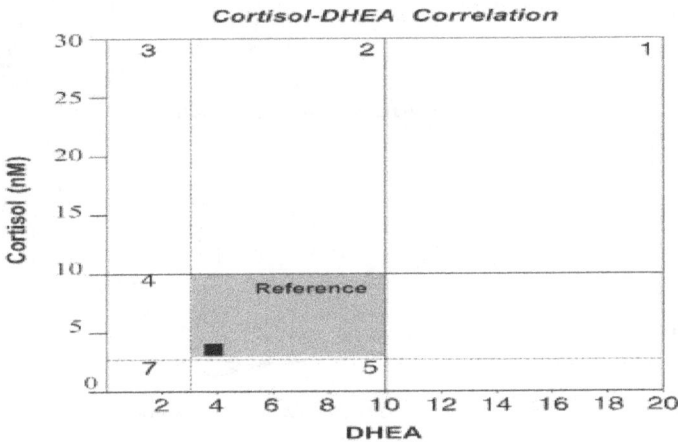

Figura – 18.

DHEA   Dehidroepiandrosterona

Valor Mezclado   4   Normal Adultos (M/F): 3-10 ng/ml

La **Figura 19** muestra que su correlación cortisol-DHEA estaba en:
Zona 5 - Sin adaptación, Reservas Bajas
Esta zona representa una producción de cortisol menor a la óptima
que refleja un declive suprarrenal o una reserva mermada. La reducida demanda de la precursora pregnenolona en el recorrido del
cortisol quizá pueda permitir una producción normal de la DHEA.
Esta condición a menudo es el resultado de una exposición extendida
y crónica a factores estresantes.

Figura - 19

He aquí un ejemplo con aún menos cortisol:

Esta persona presentaba cortisol casi imposible de medir en tres de los puntos del día, con un total combinado en carga de cortisol de sólo 8 (rango 23 - 42).

El promedio de las lecturas del Mediodía y de las 4 p.m. pondría al cuadrito negro lo más bajo que pudiese colocarse, ya que ambas lecturas eran casi imposibles de medir. Pero ya que la DHEA estaba dentro del rango normal, el cuadrito negro va en la zona 5.

¿Ve usted la explicación de arriba que se da para la Zona 5–"Sin adaptación, Reservas Bajas"? Ellos asumen que esta persona estaba sometida a estrés. Si se hubiesen "adaptado" al estrés, estarían sacando niveles altos de cortisol. El cortisol está bajo, por lo tanto ellos están "Sin adaptación".

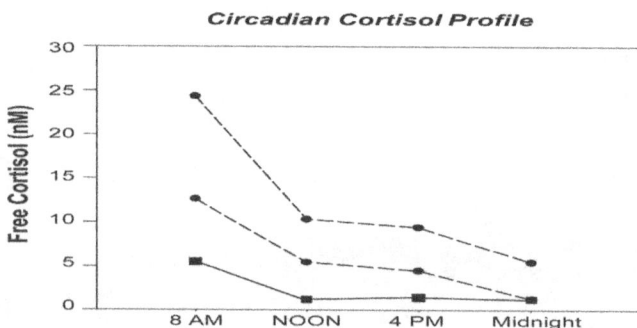

Figura – 20.

Ritmo del Cortisol Libre

07:00 - 08:00 a.m.	5	Deprimido	13-24 nM
11:00 - Mediodía	<1	Deprimido	5-10 nM
04:00 - 05:00 p.m.	<1	Deprimido	3-8 nM
11:00 - Medianoche	<1	Deprimido	1-4 nM

Carga de Cortisol:	8	23-42	
DHEA	4	Normal	Adultos (M/F): 3-10
Dehidroepiandrosterona			

Figura - 21

"Reservas bajas" significa que si la persona se enferma o se aumenta el estrés de alguna forma, la persona carece de "reservas" para sacar la cantidad incrementada de cortisol que el cuerpo necesita. El Dr. Jefferies habla acerca de esto en su libro *Safe uses of Cortisol.*

* * *

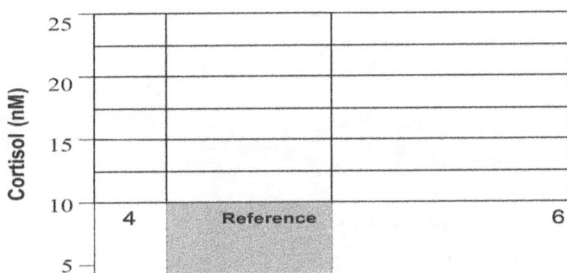

Figura – 22.

CLAVE: CORRELACIÓN CORTISOL-DHEA

1. Adaptado al estrés
2. Adaptado con un desplome de la DHEA
3. Fase I de Maladaptación
4. Fase II de Maladaptación
5. Sin adaptación, Reservas Bajas
6. DHEA Elevada
7. Fatiga Suprarrenal

Figura – 23.

Usted podría pensar que una Zona 6 es peor que una Zona 5, pero no necesariamente.

Esta persona, tiene una "carga de cortisol" perfectamente centrada y normal de 30 (23 - 42), pero la DHEA está mucho más alta de lo normal.

Aquí puede usted observar cómo la DHEA ha empujado al cuadrito negro bien hacia la derecha y si las cantidades de cortisol del promedio del Mediodía y de las 4 p.m. caen dentro del rango normal, entonces es una Zona 6.

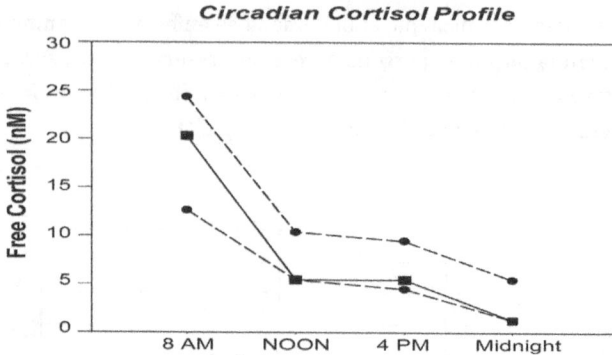

Figura – 24.

Ritmo del Cortisol Libre

07:00 - 08:00 a.m.	20	Normal	13-24 nM
11:00 - Mediodía	5	Normal	5-10 nM
04:00 - 05:00 p.m.	4	Normal	3-8 nM
11:00 - Medianoche	1	Normal	1-4 nM

Carga de Cortisol: 30   23-42
19   DHEA elevada   Adultos (M/F): 3-10
DHEA
Dehidroepiandrosterona

Figura – 25.

Hay ejemplos de exámenes de laboratorio con el cuadrito negro en la Zona 6 que han tenido el cortisol mucho más bajo y yo he visto algunos con el cortisol tan bajo que caen en el área "por debajo de 6" que no tiene ni número de Zona.

La DHEA alta es un problema. El Dr. Peatfield dice que "los altos niveles de cortisol y de DHEA demuestran unas suprarrenales que están bajo estrés. A veces el recorrido del cortisol comienza a disminuir conforme el agotamiento se establece, aun con la DHEA está considerablemente presente. Menos común es que quizás haya una DHEA bastante alta– como respuesta a la estimulación de la ACTH, pero con los recorridos del cortisol respondiendo pobremente. Unos niveles erráticos en ambos son evidencia de una carga y una respuesta dispareja".

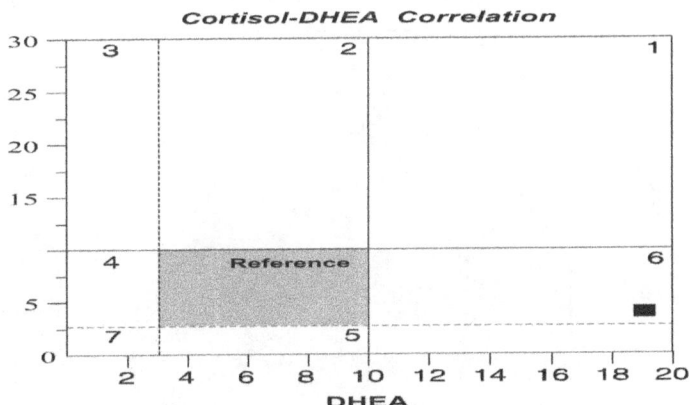

Figura – 26.

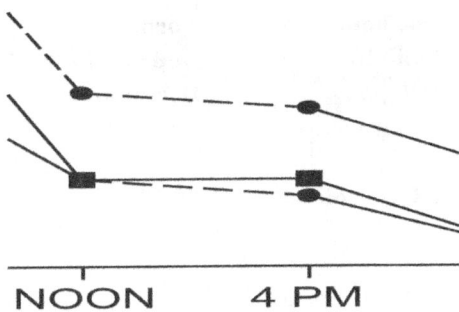

NOON   4 PM

Figura – 27.

* * *

Veamos otro ejemplo, en el caso de esta persona, ella presenta cortisol bajo, especialmente al mediodía; cuando DiagnosTech se enfoca en dónde poner el cuadrito negro.

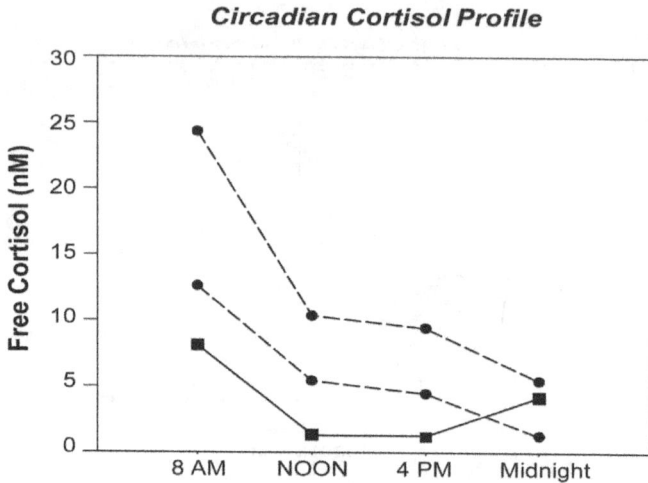

Figura – 28.

Ritmo del Cortisol Libre

07:00 - 08:00 a.m.	8	Normal		13-24 na
11:00 - Mediodía	1	Deprimido	5-10 na	
04:00 - 05:00 p.m.	1	Deprimido	3-8 na	
11:00 - Medianoche	3	Normal	1-4 nM	

Carga de Cortisol: 13   23-42

Figura – 29.

Ya que la DHEA está menor de lo normal, el cuadrito negro termina en la Zona 7.

Bueno, entonces el laboratorio está explicando el Cortisol bajo y la DHEA baja. Dicen que el tomar esteroides podría provocar un resultado del examen de laboratorio como este y las instrucciones que vienen con la prueba de DiagnosTech advierten que el uso de Hidrocortisona, Isocort, etc. afectarán los resultados. Esa es la razón por la cual usted debería realizar estos exámenes de laboratorio ANTES del tratamiento.

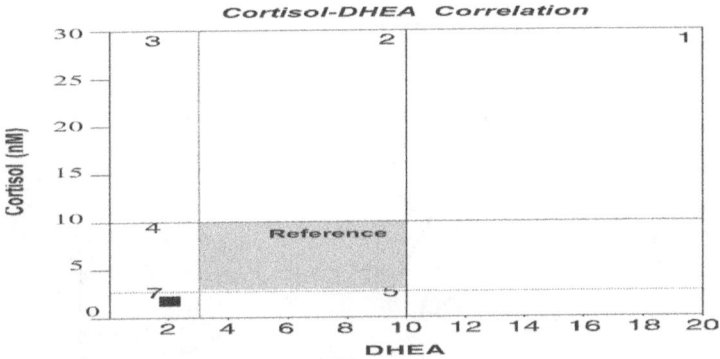

Figura – 30.

DHEA   Dehidroepiandrosterona

Valor Mezclado 2 DHEA Deprimido   Adultos (M/F): 3-10 ng/ml

La Figura 31 muestra que su correlación cortisol-DHEA estaba en:
Zona 7 - Fatiga Suprarrenal

Esta zona representa una fatiga o una supresión de las suprarrenales con déficits declarados en ambas o en sólo la producción del cortisol o la DHEA o en ambas. Aquellos individuos con un eje hipotálamo-hipofisario suprimido causado por un abuso de esteroides exógenos quizá también generen resultados que caigan en la zona 7.

Figura – 31.

En este caso, esta persona tenía una DHEA muy baja. Las personas que padecen hipopituitarismo a menudo presentan un nivel bajo de DHEA en los exámenes de laboratorio, por lo tanto no siempre es una simple cuestión de "estrés" o de suprarrenales fatigadas.

* * *

Veamos otro ejemplo en la "Zona 7". La Zona 7 no siempre presenta una 'raya horizontal'.

Debido al nivel alto de cortisol por las mañanas la producción total de esta persona en el día con un valor de "28" se encuentra dentro del rango normal (23 - 42). Sin embargo la DHEA está por debajo de lo normal.

¿Por qué es que el cuadrito negro fue a dar en la "Zona 7"? Recuerde, DiagnosTech utiliza el promedio de la mitad del día para colocar el cuadrito negro.

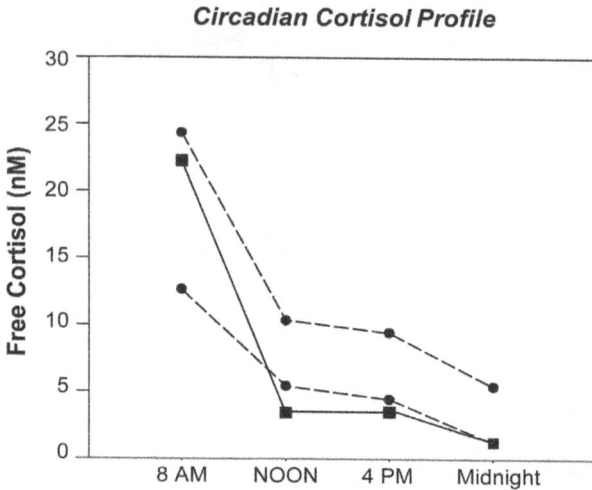

Circadian Cortisol Profile

Figura - 32

Esta persona presenta el nivel del cortisol de la mañana bajo, con niveles normales en el resto del día. El Dr. Lam describe esto en su sitio y esto indica fatiga suprarrenal.

El promedio de los niveles de cortisol del Mediodía y de las 4 p.m. concuerda con el rango normal. La DHEA concuerda con el rango normal, por lo tanto la "Zona" de esta persona está normal. Sin embargo, la carga de cortisol en 19 cae por debajo del rango de referencia (23 - 42). ¿Puede ver cómo el ritmo del cortisol está "aplastado" en comparación con el normal? Esta persona sufría de fatiga.

Ritmo del Cortisol Libre

07:00 - 08:00 a.m.	22	Normal	13-24 na
11:00 - Mediodía	3	Deprimido	5-10 na
04:00 - 05:00 p.m.	2	Deprimido	3-8 na
11:00 - Medianoche	1	Normal	1-4 nM

Carga de Cortisol: 28   23-42

DHEA   2   DHEA Deprimida   Adultos (M/F): 3-10
Dehidroepiandrosterona

Figura – 33.

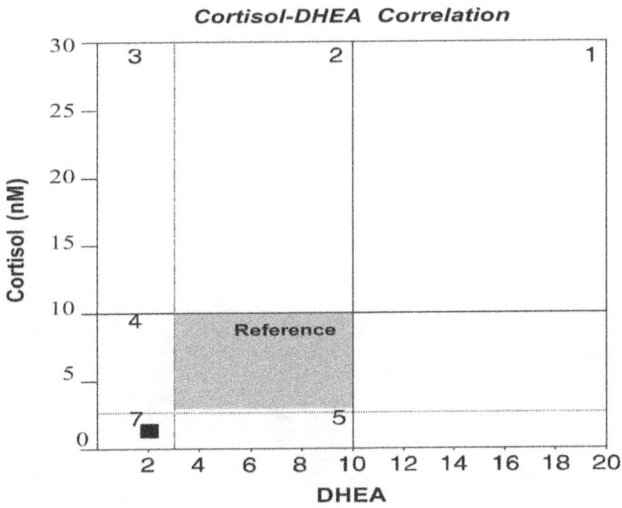

Figura - 34

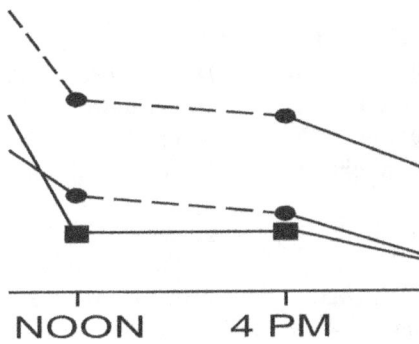

Figura – 35.

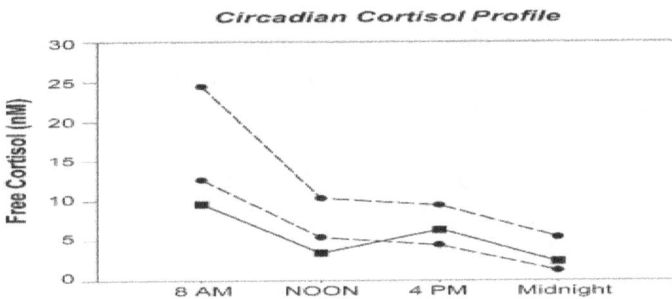

Figura 36

Circadian Cortisol Profile

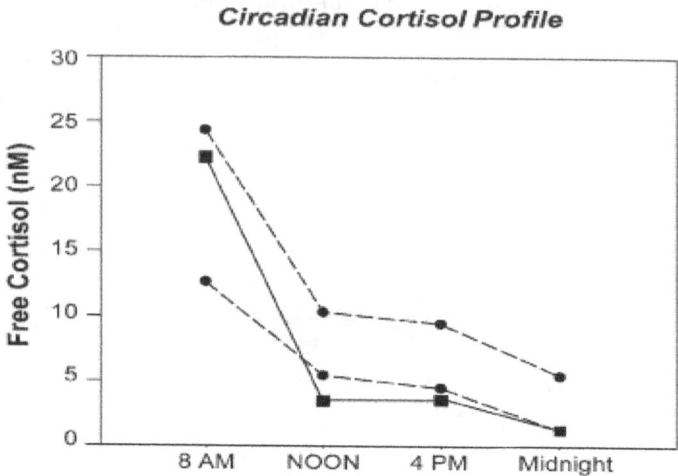

Figura – 37.

Ritmo del Cortisol Libre

07:00 - 08:00 a.m.	9	Deprimido	13-24 nM
11:00 - Mediodía	3	Deprimido	5-10 na
04:00 - 05:00 p.m.	5	Normal	3-8 nM
11:00 - Medianoche	1	Normal	1-4 nM

Carga de Cortisol: 19   23-42

DHEA 8   Normal   Adultos (M/F): 3-10
Dehidroepiandrosterona

Figura 38

He aquí otro ejemplo en una persona que sospechaba tener problemas suprarrenales debido a los síntomas que presentaba. Sus exámenes de laboratorio salieron así:

Nuevamente vemos que las cantidades del promedio del cortisol del mediodía y el de las 4 p.m. están dentro del rango normal y la DHEA ESTÁ BIEN.

Sin embargo la carga de cortisol total está por debajo de lo normal.

Circadian Cortisol Profile

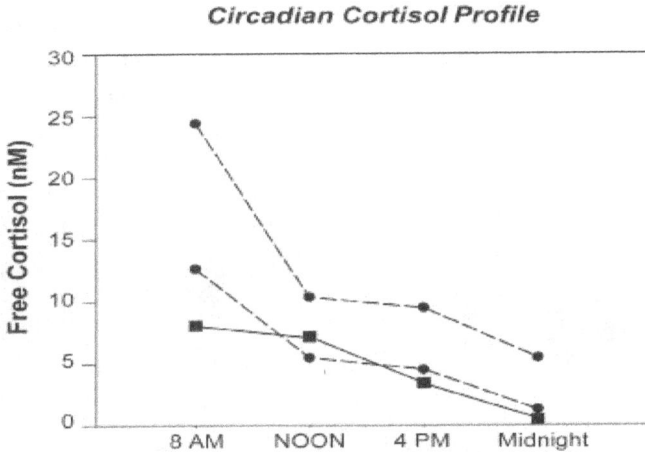

Figura – 39.

¿Ubica donde dice que la lectura final de cortisol es < (menos que) 0.3? Si revisa en Diagnostech.com y lee los artículos técnicos encontrará lo siguiente:

Enfermedad de Addison: < 1nM (cualquier momento)

El enlace para esa parte no se puede hacer "directamente" debido (Exámenes y Paneles) a la forma en que el sitio está configurado: debe de hacer clic en "Tests & Panels" después en "Conceptual Framework" (Marco Conceptual) y después en "Test Specifications" (Especificaciones del Examen). El mismo comentario puede ser encontrado en la página 36 del manual Adrenal Stress Index (de 46 páginas) proporcionado por los doctores, pero yo no le pondría la etiqueta de la Enfermedad de Addison a nadie hasta no realizarse análisis más allá.

Sin embargo, sí hay que tomar en cuenta cuando existe una cantidad de cortisol imposible de medir en cualquier momento del día, ya que ciertamente indica que la persona presenta cortisol bajo. Y tal como dicen los doctores, la persona carece de una "reserva suprarrenal". No están lidiando con sus necesidades de cortisol actuales, por lo tanto ¿cómo pueden producir el cortisol extra que se necesita durante los momentos de enfermedad u otro tipo de estrés como el recibir malas noticias, un accidente, etc.?

Sería un error el simplemente ver la zona de referencia de esta persona y decir que tiene un resultado "normal". Se debe ver el ritmo del cortisol, la cantidad de cortisol que está produciendo y los síntomas del paciente que quizás puedan indicar fatiga suprarrenal (incluyendo un examen de la presión sanguínea al levantarse, etc. (Ver Capítulo 5).

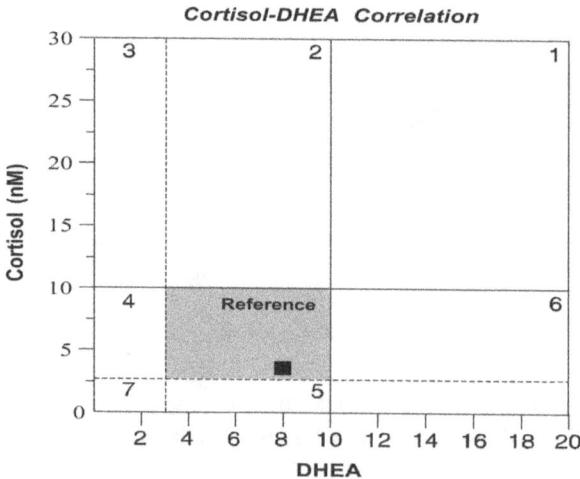

Figura - 40.

Ritmo del Cortisol Libre

07:00 - 08:00 a.m.	8	Deprimido	13-24 nM
11:00 - Mediodía	7	Normal	5-10 nM
04:00 - 05:00 p.m.	2	Deprimido	3-8 nM
11:00 - Medianoche	<0.3		1-4 nM

Carga de Cortisol: 17   23-42

DHEA 7   **Normal**   **Adultos (M/F): 3-10**

Dehidroepiandrosterona

Figura – 41.

* * *

Este examen de laboratorio está al borde del límite. Como puede ver, su carga de cortisol está en el extremo bajo de lo normal y la DHEA está por debajo de lo normal.

Circadian Cortisol Profile

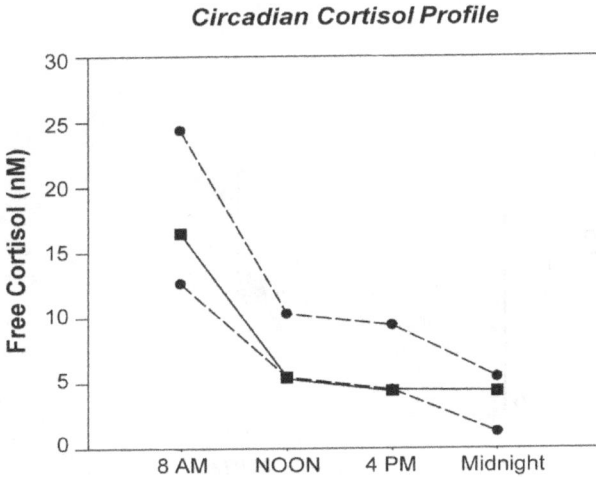

Figura 42

Ritmo del Cortisol Libre

07:00 - 08:00 a.m.	16	Normal	13-24 nM
11:00 - Mediodía	5	Normal	5-10 nM
04:00 - 05:00 p.m.	3	Normal	3-8 nM
11:00 - Medianoche	3	Normal	1-4 nM

Carga de Cortisol: 27   23-42

DHEA   2   Deprimida   **Adultos (M/F): 3-10**

Dehidroepiandrosterona

Figura – 43.

Esta persona entregó una muestra de laboratorio porque ella sospechaba tener fatiga suprarrenal debido a los síntomas que presentaba. Este es un ejemplo en el que el sistema de la zona de DiagnosTech (DiagnosTechs Zone) es útil. Las cantidades de cortisol del mediodía caen dentro del rango normal (de hecho, todos sus puntos de cortisol están dentro de lo normal). Sin embargo, la DHEA está baja y si usted cree en la teoría propuesta por el D. Selye, el Dr. Lam, el Dr. Peatfield y otros más, este es un indicador que las suprarrenales están fatigadas.

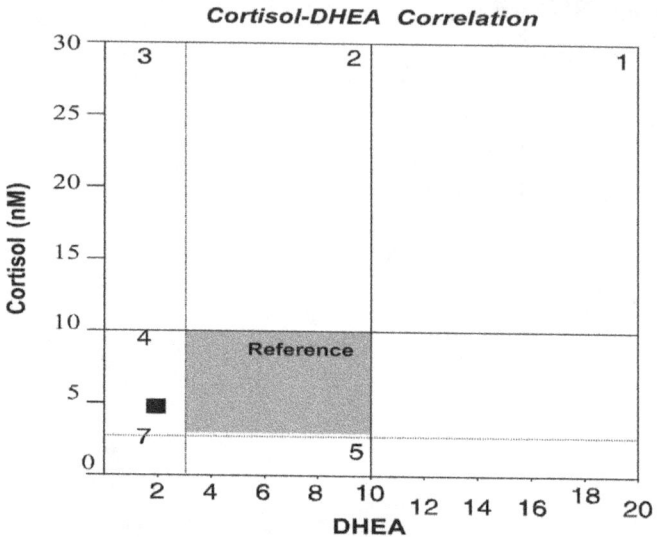

Figura – 44.

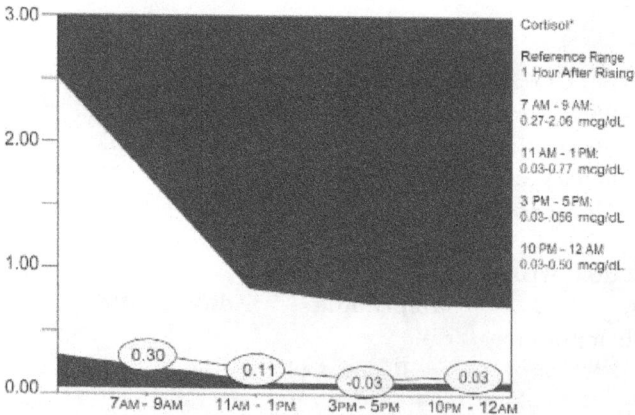

Figura – 45.

Hasta ahora nos hemos enfocado en los exámenes de cortisol de Diagnos-Tech, sin embargo existen otros laboratorios que hacen estos análisis. Uno de los populares es Genova (antes conocido como Great Smokies Diagnostic Labs).

Mi doctor tenía cajas de Genova en su oficina, cuando le dije que quería hacerle análisis a mis suprarrenales me entregó una de sus cajas.

Estaba bastante segura que tenía fatiga suprarrenal. Había tenido los síntomas de fatiga crónica por 21 años junto con una enfermedad viral bastante severa (Epstein Barr).

¿Ve cómo es que el rango de Genova de cortisol "normal" está alcanzando la parte de hasta abajo de la figura 45? Pareciera que se baja hasta "cero" en la medición del cortisol. Yo tuve un cortisol imposible de medir a las 4 p.m. y ni tan siquiera aparece aparecer fuera del rango en la figura.

No hay mención alguna de la carga de cortisol. Los exámenes de laboratorio de Genova muestran la DHEA así. La mía estaba un poco por debajo de la línea central.

Hormone	Reference Range		Reference Range
DHEA 7am - 9am		120	14-277 pg/mL
DHEA / Cortisol Ratio x 10,000		400	35-435

Figura – 46.

Ahora, compare mis exámenes que presentan lecturas imposibles de medir o apenas medibles, con los de una mujer que se hizo los exámenes en DiagnosTech y que se muestran a continuación. Ella ha presentado síntomas evidentes de fatiga suprarrenal durante varios años. Después de este examen de laboratorio su doctor le prescribió Cortef.

Como usted puede ver, su carga de cortisol de "11" es casi la mitad del extremo bajo de lo normal (23 - 42). Sus lecturas más bajas a cualquier momento del día son de "2" y hemos visto algunos ejemplos de DiagnosTech en "1" y algunos que no eran medibles (expresados como <, lo que significa "menos que"). Es muy fácil comparar con el rango "normal" por la forma en que DiagnosTech representa las lecturas de cortisol. Cuando el resultado es bajo usted puede evaluar QUÉ tan bajo.

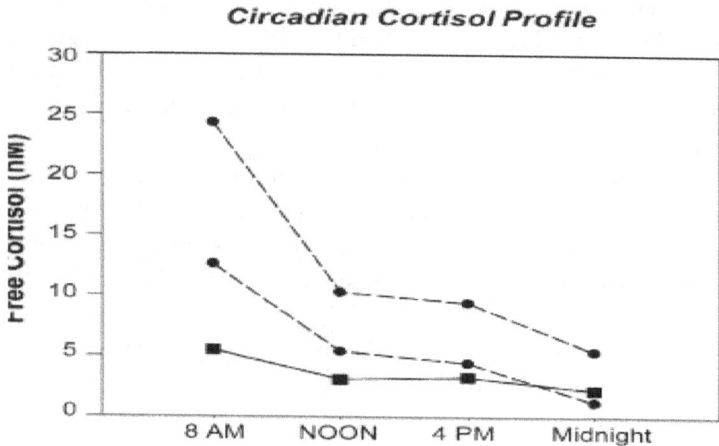

Figura - 47.

Ritmo del Cortisol Libre

07:00 - 08:00 a.m.	5	Deprimido	13-24 nM
11:00 - Mediodía	2	Deprimido	5-10 nM
04:00 - 05:00 p.m.	2	Deprimido	3-8 na
11:00 - Medianoche	2	Normal 1-4 nM	

Carga de Cortisol: 11   23-42

DHEA 3   Al límite   Adultos (M/F): 3-10
Dehidroepiandrosterona

Figura - 48.

Yo tengo mi opinión personal acerca de que el rango de los laboratorios Genova es demasiado amplio y que los niveles bajos de cortisol son difíciles de evaluar. Les llamé dos veces para discutirlo, les dejé mensajes con quien fuera que la recepcionista me pasaba y nunca me llamaron devuelta.

Esta es una correlación Cortisol- DHEA. Para mí, esto parece mucho más útil que el radio DHEA/Cortisol de Genova. Puedo ver de primera vista si el cortisol está alto o bajo. Puedo ver si la DHEA está alta o baja.

La relación entre los dos está claramente expresada.

* * *

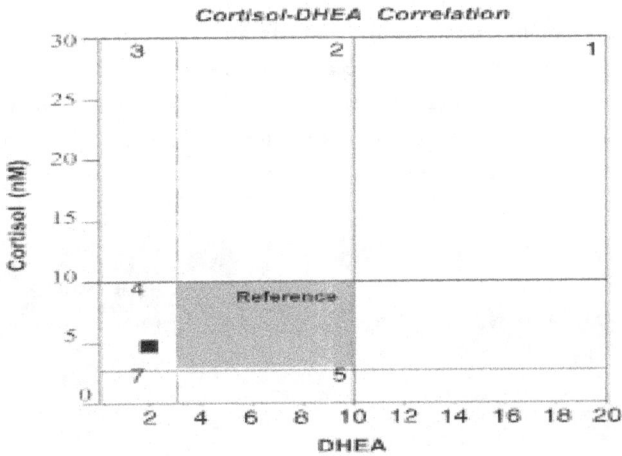

Figura – 49.

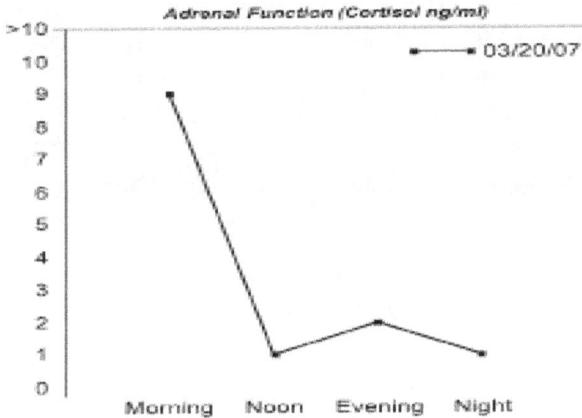

Figura – 50.

Ahora veamos un ejemplo de los laboratorios ZRT Labs.

Este miembro también me dio permiso de publicar su gráfica (la información personal la removí) y los síntomas descritos de fatiga suprarrenal. Tras haber recibido sus resultados del laboratorio, él decidió tratar sus suprarrenales con Isocort.

Esta persona presenta un ritmo errático, sin embargo pareciera que en lo general tiene una producción de cortisol adecuada. No veo que ZRT comente acerca de n la carga de cortisol. Una de las cosas buenas de ZRT es que hacen que el paciente llene un cuestionario y el reporte comentará acerca de sus síntomas, así como también la medición del cortisol.

Hormone Test	In Range	Out Of Range	Units	Range
Estradiol (saliva)	1.0		pg/ml	0.8-2.2
Progesterone (saliva)	26		pg/ml	12-100
Testosterone (saliva)	80		pg/ml	44-148 (Age Dependent
DHEAS (saliva)	8.5		ng/ml	2-23 (Age Dependent)
Cortisol Morning (saliva)	9.0		ng/ml	3.7-9.5
Cortisol Noon (saliva)		1.1L	ng/ml	1.2-3.0
Cortisol Evening (saliva)		2.2 H	ng/ml	0.6-1.9
Cortisol Night (saliva)	0.5		ng/ml	0.4-1.0
Free T4 (blood spot)	2.5		ng/dL	0.7-2.5
Free T3 (blood spot)		2.1 L	pg/ml	2.5-6.5
TSH (blood spot)	1.8		uU/ml	0.5-3.0
TPO (blood spot)		2247 H	IU/ml	0-150 (70-150 borderline)

Figura – 51.

Apéndice G

VÍAS DE CONVERSIÓN del Colesterol a sus Hormonas

EL COLESTEROL
se convierte en
PREGNENOLONA
(con la ayuda de las hormonas tiroideas)

y después se puede convertir en
1) PROGESTERONA
o
2) DHEA

1) La PROGESTERONA se puede convertir en:
a) ALDOSTERONA o...
b) CORTISOL o...
c) ANDROSTENEDIONA o...
d) TESTOSTERONA

2) La DHEA se convierte en ANDROSTENEDIONA

LA ANDROSTENEDIONA
se convierte en:
1) ESTRÓGENO y 2) PROGESTERONA
(que también puede provenir de los ovarios)
o en
2) TESTOSTERONA
(que también puede provenir de los testículos)

Glosario

Ácido Glicirrícico:
Molécula encontrada en la planta de regaliz, la cual extiende la vida del cortisol al inhibir la enzima responsable de desactivar al cortisol en los riñones.

Adaptógeno:
Cualquiera de muchas hierbas usadas para ayudar al cuerpo a lidiar con el estrés y rejuvenecer las glándulas suprarrenales.

Aldosterona:
Esteroide producido por las suprarrenales que regula el sodio y el potasio.

Anticuerpos:
Proteínas sanguíneas producidas por su sistema inmune como respuesta a algún problema.

Antidepresivo:
Tipo de medicamento que se prescribe para tratar la depresión.

Antitiroglobulina:
Anticuerpo que es dirigido en contra de la proteína llamada tiroglobulina, es de importancia para la producción de hormonas tiroideas.

Armour:
El nombre de una marca de hormona tiroidea porcina disecada de origen natural producida por los Forest Laboratories.

Autoinmune:
Se refiere al sistema inmune volviéndose loco, atacando sus propias células y tejidos, como en el caso de la enfermedad Celíaca, la Diabetes tipo 1, el Lupus, la Artritis Reumatoide, etc.

B-12:
Vitamina que mantiene saludables a los nervios y glóbulos rojos.

Bocio de la Tiroides:
Agrandamiento de la glándula tiroides.

Bote de Basura:
Lugar en el que muchos pacientes tiroideos han echado sus medicamentos con T4 después de haber tomado la hormona tiroidea disecada y recuperaron la vida nuevamente.

Burro Suprarrenal:
Forma en que los pacientes llaman a sus doctores cuando dictaminan que sólo la Enfermedad de Addison o el síndrome de Cushing son problemas suprarrenales.

Calcitonina:
Hormona producida por la tiroides, la cual ayuda a prevenir niveles muy altos de calcio en la sangre y que mejora la fuerza de los huesos.

Carbohidratos:
Compuestos orgánicos en los alimentos que proporcionan energía, incluyen azúcares simples como la glucosa o azúcares complejos como la celulosa o el almidón.

Corticosteroide:
Tipo de hormona suprarrenal esteroide, la cual, tal como el cortisol, es antiinflamatoria.

Cortisol:
Hormona corticosteroide producida por las glándulas suprarrenales, también se le conoce como la hormona del estrés; en individuos sanos su nivel más alto es durante la mañana y el más bajo durante la hora de dormir.

CFHT:
Significa Capacidad de Fijación de Hierro Total, o Capacidad de Fijación Total de la Transferrina, y mide la capacidad de la proteína transferrina de realizar su trabajo, el cual consiste en transportar hierro al hígado, a la médula ósea y al bazo. Tendrá un nivel alto cuando el hierro esté bajo.

Cytomel (liotironina sódica):
Nombre de la T3 sintética de la marca Jones Pharma.

Deiodinasa:
Enzimas de los tejidos periféricos, pero principalmente del hígado, la cual ayuda a la conversión de la T4 a T3 al quitar un átomo de yodo del anillo externo de la T4. La T3 inversa se produce cuando un átomo de yodo se remueve del anillo interno.

Detengan la Locura Tiroidea
Término acuñado por la autora y creadora del sitio Janie Bowthorpe para describir la revolución por un mejor tratamiento tiroideo.

DHEA:
Hormona secretada por las glándulas suprarrenales, la cual es un precursor de la testosterona.

Disfunción suprarrenal:
Término que describe todos los problemas con las suprarrenales, lo que incluye una combinación de niveles altos y bajos, además de bajos. A veces incluye un nivel bajo de aldosterona.

D.O:
Abreviación en inglés para "Doctor en Osteopatía" (Doctor of Osteopathy).

Dominio Estrogénico:
Condición en la cual la hormona femenina, conocida como estrógeno, se encuentra en un nivel demasiado alto en comparación con los niveles de progesterona y sin oposición.

Eltroxin:
Nombre de la marca del medicamento de T4 sintética (levotiroxina, tiroxina).

Embaucado:
Sentimiento provocado en los pacientes con problemas de la tiroides cuando se enteran que todos los antidepresivos, los medicamentos para el colesterol y algunos otros quizás no hubieran sido necesitados si hubiesen estado tomando hormona tiroidea disecada.

Endocrinólogo:
Doctor que se especializa en el Sistema Endocrino, especialmente Bigabob.

Enfermedad de Addison:
Enfermedad en la que existe una mala función de las glándulas suprarrenales, provocada comúnmente y en su mayoría por una destrucción autoinmune, la cual genera una producción baja de cortisol.

Enfermedad de Graves:
Hipertiroidismo autoinmune, es decir hiperactividad de la glándula tiroides.

Enfermedad de Hashimoto:
Ataque autoinmune a la glándula tiroides, el cual puede traer como resultado el bocio y que provoca oscilaciones entre el hipertiroidismo y el hipotiroidismo.

Estrógeno:
Esteroide que actúa principalmente como una hormona femenina que opera ya sea como estradiol, estriol o estrona.

Estúpidamente:
La forma en que el examen de laboratorio de la TSH descubre el hipotiroidismo.

Estúpido:
Término dado por un paciente a su doctor cuando le dijo que estaba bien y que se quedara tomando un grano de hormona tiroidea disecada por seis semanas antes de hacer un aumento en la dosis.

Eutiroidismo:
Estado normal en la función tiroidea.

Examen de Estimulación Rápida con ACTH (ACTH STIM):
Examen que mide el nivel de cortisol antes y después de una inyección de ACTH sintética.

Examen de la Globulina Fijadora de Tiroxina:
Es un examen que mide el nivel de las proteínas que fijan a las hormonas tiroideas en la sangre.

Fatiga Suprarrenal:
Condición en la que se presenta una función suprarrenal perezosa y que provoca niveles de cortisol bajos, y a veces, aldosterona.

Fatiga Suprarrenal Primaria:
Función suprarrenal perezosa que genera un nivel de cortisol bajo.

Fatiga Suprarrenal Secundaria:
Función suprarrenal perezosa provocada por hipopituitarismo o la incapacidad de enviar el mensajero de la ACTH para estimular a las suprarrenales a que produzcan.

Ferritina:
Proteína de almacenanmiento de hierro.

Fibromialgia:
Una condición que se caracteriza por un dolor generalizado de los músculos y articulaciones y entre sus síntomas incluye fatiga, desórdenes de sueño y depresión.

Florinef (acetato de fludrocortisona):
Corticosteroide de prescripción médica con un algo de potencia glucocorticoide pero con una potencia mineralcorticoide mucho mayor utilizada en los casos de niveles bajos de aldosterona.

Fosfatidilserina:
Nutriente el cual la mitad se encuentra en nuestras células cerebrales; el suplemento es derivado de la soya y se dice que estimula la energía cerebral, además de que disminuye los niveles altos de cortisol.

Glándula Pituitaria:
Pequeña glándula localizada en la base del cerebro que envía mensajeros estimulantes hacia otras glándulas, incluyendo a la tiroides y las suprarrenales.

Glándulas Endocrinas:
Glándulas que secretan hormonas en la sangre, incluyendo la hormona pituitaria, el páncreas, las gónadas, la tiroides y las suprarrenales.

Glándulas suprarrenales:
Pequeñas glándulas que se asientan encima de cada riñón y son las responsables de nuestra respuesta ante el estrés, además de otras funciones importantes. Producen cortisol, adrenalina, aldosterona y DHEA, además de estrógeno, progesterona, testosterona y otras hormonas.

Glucocorticoides:
Hormona suprarrenal esteroide de las cuales la más abundante es el cortisol.

Hepatitis:
Virus de transmisión sanguínea que afecta el hígado de forma negativa, a menudo provocado por el uso de medicamentos intravenosos o nasales, tatuajes, relaciones sexuales sin protección o por prácticas sociales.

Hidrocortisona (HC):
Medicamento de cortisol sintético.

Hierro sérico:
La menor cantidad de hierro circulante que está fijado por la proteína transferrina.

Hipertiroidismo:
Condición en la que se presenta una actividad excesiva de la función tiroidea y de las hormonas.

Hipotálamo:
Pequeña glándula en el cerebro que manda mensajes a la pituitaria para estimular las glándulas suprarrenales y la tiroides.

Hipotiroidismo:
Condición en la que se presenta una actividad disminuida de la función tiroidea y de las hormonas.

Hipotiroidismo subclínico:
El término para designar la forma más ligera de hipotiroidismo, sin

embargo este es a menudo diagnóstico por un doctor que confía solamente en el resultado del examen de la TSH en vez de los síntomas.

Hormona Tiroidea Disecada:
Término que denomina la tiroides porcina que ha sido disecada y pulverizada, la cual contiene exactamente lo que la tiroides humana produce; T4, T3, T2, T1 y calcitonina.

Hormona Tiroidea Natural:
Otro nombre que recibe la hormona tiroidea disecada.

Imbécil:
Como un paciente con problemas tiroideos describe a su doctor después de que le dice que la hormona tiroidea disecada es obsoleta.

Índice de Tiroxina Libre (o F7):
Indica qué tanto está presente en comparación con la globulina; se le considera un examen de laboratorio obsoleto.

Insuficiencia Suprarrenal:
Condición en la que se presenta una producción baja de cortisol provocada por la Enfermedad de Addison, es una condición progresiva a menudo causada por un ataque autoinmune.

Insulina:
Hormona producida por el páncreas que permite que las células tomen glucosa.

Isocort:
Suplemento suprarrenal de venta sin receta médica muy popular que está hecho de glándulas de ovejas.

Levothroid:
Nombre de la T4 sintética producida por Forest Laboratories.

Levotiroxina:
Término genérico que se le da a todos los medicamentos que sólo contienen T4 sintética.

Levoxyl:
Nombre del medicamento que sólo contiene T4 sintética elaborado por King Pharmaceuticals.

Liotironina:
Término genérico que se le da a todos los medicamentos que sólo contienen T3.

Litio:
Medicamento bajo prescripción médica usada para tratar el desorden bipolar y que inhibe la función tiroidea.

Malhumorado:
Forma en que se pone un paciente cuando más de un doctor proclama que está "normal".

Medicamento que sólo contiene T4:
Nombre de aquellos medicamentos que sólo contienen tiroxina como es el caso del Synthroid, Levoxy, Eltoxin, Oroxine, etc.

Medrol (metilprednisolona):
Medicamento sintético bajo prescripción médica utilizado para tratar la inflamación y mejorar los síntomas de ciertos desórdenes.

Melatonina:
Hormona que regula nuestro ritmo circadiano y que provoca somñolencia.

Metabolismo:
Reacción química la cual brinda energía.

Mineralcorticoides:
Tipo de hormona esteroide suprarrenal la cual estimula la retención de sodio y el equilibrio de fluidos, como el caso de la aldosterona.

Mixedema:
Hinchazón y engrosamiento de la piel y los tejidos causando hipotiroidismo.

Naturethroid:
Marca de hormona tiroidea porcina disecada manufacturada por los RLC Labs, antiguamente conocidos como Research Labs.

Naturopatía:
Forma alternativa de medicina con un enfoque holístico, la cual puede incluir homeopatía, hierbas, acupuntura, aromaterapia y ot.

Nódulo:
Nódulo pequeño y anormal en la tiroides, la mayoría son benignos y un 10% de ellos son cancerosos.

Nutri-Meds:
Marca de una hormona tiroidea disecada de venta sin receta médica, puede ser bovina o porcina.

Oroxine:
Marca australiana (igual que Eutroxsig) de T4 sintética.

Osteopatía:
Enfoque médico que hace énfasis en el rol del aparato locomotor ante la salud o la enfermedad.

Osteoporosis:
Enfermedad en la que se desperdicia el calcio, lo que hace a los huesos frágiles y fáciles de fracturarse.

Palidez:
El color que adquiere la cara de un paciente cuando el doctor le dice que tiene la TSH muy baja.

Palpitaciones:
Latido del corazón anormal; latidos repentinamente más fuertes.

Peroxidasa Tiroidea (TPOab, por sus siglas en inglés):
Enzima que resulta importante en la formación de la hormona tiroidea.

Porcentaje de Saturación:
Examen de laboratorio que mide el hierro sérico dividido entre la CTFT. En caso de estar bajo, indica una deficiencia de hierro.

Potasio:
Mineral esencial encontrado en muchos alimentos y que es químicamente similar al sodio pero que equilibra los niveles de sodio.

Pregnenolona:
Hormona esteroide, también recibe el nombre de prohormona.

Progesterona:
Hormona esteroide involucrada en la menstruación y en el embarazo.

Prueba de Descarga de Yodo:
Examen de orina utilizado para determinar si los niveles de yodo son suficientes.

Prolapso de la Válvula Mitral (MVP, por sus siglas en inglés):
Condición coronaria en su mayoría benigna, la cual provoca tener una válvula mitral blanda y una ligera regurgitación.

Renina:
Proteína liberada en respuesta a la disminución en los niveles de sal.

Resistencia Celular a las Hormonas Tiroideas:
Síndrome en el que existe una respuesta celular pobre hacia las hormonas tiroideas, provocando el que el paciente necesite dosis más altas para obtener el mismo efecto que con dosis más bajas.

Selenio:
Microelemento importante para tener una buena salud, el cual estimula la conversión de la T4 en T3.

Síndrome de Cushing:
Desorden de las glándulas suprarrenales que provoca una producción de cortisol en exceso.

Síndrome de Fatiga Crónica:
Condición que muchas personas piensan que simplemente es hipotiroidismo que no ha sido tratado o que no recibe un tratamiento correcto.

Síndrome de Wilson:
Condición en la que se presentan niveles altos de T3 inversa y una temperatura corporal baja, el término fue dado por un médico del mismo nombre.

Synthroid:
Forma de T4 sintética manufacturada por Abbott Laboratories.

T3:
La forma activa de la hormona tiroidea, también recibe el nombre de triyodotironina.

T3CM:
Abreviación en inglés que significa Método Circadiano T3 para las Suprarrenales.

T4:
La forma de almacenamiento de la hormona tiroidea, también llamada tiroxina.

T3 Inversa:
La forma inactiva de T3 producida por la conversión de la T4; el cuerpo la produce cuando necesita disminuir su T4.

Tarado:
Forma en que internamente, los pacientes han descrito a sus doctores cuando él/ella doctor rechazó sus síntomas persistentes de hipotiroidismo mientras tomaban una medicina que sólo contenía T4.

Terapia Electro-convulsiva (EST, por sus siglas en inglés):
Tratamiento con voltaje, el cual se pensaba disminuía la depresión.

Testosterona:
Hormona esteroide secretada por los testículos en los hombres, y por los ovarios en las mujeres.

Tiroides:
Glándula en forma de mariposa, posee un papel principal en los niveles de energía y buena salud.

Tiroiditis:
Otro término usado para la Enfermedad de Hashimoto o la inflamación de la tiroides.

Tiroxina:
Nombre de la T4, es decir la hormona tiroidea de almacenaje.

Triyodotironina:
Nombre de la T3, es decir la hormona tiroidea activa.

TRH (hormona liberadora de tirotropina):
Hormona liberada por el hipotálamo para enviar mensajes a la glándula pituitaria.

TSH:
Hormona Estimulante de la Tiroides, ella es secretada por la pituitaria para estimular a la tiroides.

Unithroid:
Nombre de la T4 sintética manufacturada por Jerome Stevens Pharmaceuticals.

Westhroid:
Marca de hormona tiroidea natural disecada manufacturada por los RLC Labs, Inc (antiguamente conocidos como Western Research Labs).

Yodo:
Elemento encontrado en la naturaleza que es de vital importancia para tener buena salud, y del cual las hormonas tiroideas están principalmente compuestas.

Yodo Radioactivo (RAI, por sus siglas en inglés):
El uso del yodo radiactivo en el tratamiento del hipertiroidismo, este disminuye la actividad de la glándula tiroides. Un gran número de pacientes con problemas tiroideos que están a favor del bloqueo de los medicamentos, lo consideran innecesario y poseedor de demasiados efectos secundarios.

Referencias

Academia de Osteópatas (Academy of Osteopaths): Sitio de internet: *http://www.academyofosteopathy.org*

Fatiga Suprarrenal: Sitio de internet: *http://adrenalfatigue.org/*

Alevizaki, Maria, Emily Mantzou, Adriana T. Cimponeriu, Calliope C. Alevizaki y Dimitri A. Koutras: la TSH quizás no sea un buen indicador para una terapia adecuada de reemplazo de hormonas tiroideas. 20 de junio de 2005, sitio de internet: *www.springerlink. com/content/y28n557300582h33/*

Asociación Estadounidense de Endocrinólogos Clínicos (American Association of Clinical Endocrinologists): Sitio de internet: *www.aace.com/*

Colegio Estadounidense para el Avance de la Medicina (American College for the Advancement of Medicine): Doctores

Armour. Sitio de internet: *www.acam.org/dr_search/index.php*

Arem, Ridha, M.D. The Thyroid Solution: A Mind Body Program for Beating Depression and Regaining Your Emotional and Physical Health. Nueva York: Ballantine Books, 2000

Información de Armour: Sitio de internet: *www.armourthyroid.com*

Barnes, Broda O., M.D., y Lawrence Galton: Hypothyroidism: the Unsuspected Illness. Nueva York: Harper & Row, 1976
Sitio de internet: *www.BrodaBarnes.org*

Chatzipanagiotou, S, J.N. Legakis, F. Boufidou, V. Petroyianm, C. Nicolaou: Prevalencia de anticuerpos de clase específica Yop en pacientes con tiroiditis de Hashimoto. 2001 Sitio de internet: *www.blackwell-synergy.com/doi/pdf/10.1046/j.1469-0691.2001.00221.x?cookieSet=1*

Brownstein, David, M.D. Overcoming Thyroid Disorders: West Bloomfield, Michigan. Medical Alternatives Press. 2002
Asociación de Esprue Celíaco (Celiac Sprue Association): Sitio de internet: *www.csaceliacs.org/*

Información de Cytomel: Sitio de internet: *www.kingpharm. com/kingpharm/*

Derry, David M.D: Correo electrónico para Janie Bowthorpe 2006

Derry, David, MD, Ph.D.: Breast Cancer and Iodine: How to Prevent and How to Survive Breast Cancer. Trafford Publishing, 2001

DiagnosTechs, Inc: Sitio de internet: *www.diagnostechs.com/ main.htm*

Direct Laboratory Services, Inc: Sitio de internet: *www.direct-labs.com/*

Durrant-Peatfield, Barry, M.B., B.S., LR.C.P., M.RCS: The Great Thyroid Scandal and How to Survive It. Londres, Reino Unido Barons Down Publishing, 2002.

Durrant-Peatfield, Barry, M.B., B.S., LR.C.P., M.RCS: Suggestions for an Approach to the Management of Thyroid Deficiency. Sitio de internet: *www.tpa-uk.org.uk/mgt_of_thyroiddef3.php*

Durrant-Peatfield, Barry, M.B., B.S., LR.C.P., M.RCS: Your Thyroid and How to Keep It Healthy. Londres, Reino Unido, Hammersmith Press Limited; segunda edición revisada

Enciclopedia Britannica: George Redmayne Murray: *www.britannica.com/eb/article-9054362/George-Redmayne-Murray*

Endocrine Web: Sitio de internet: *www.endocrineweb.com/ hypo1.html*

Erfa Canadian Thyroid: Sitio de internet: *www.erfa-sa.com/thyroid_en.htm*

Genova Diagnostics: Sitio de internet: *www.gdx.net/home/*

Goodman, Louis S., y Alfred Gilman: The Pharmacological Basis of Therapeutics. Toronto: The MacMillan Company, 1941, 1970, 2006

HealthCheck USA. Sitio de internet: *www.healthcheckusa.com/*

Heinrich, Thomas, W, MD, Garth Graham, MD: Hypothyroidism Presented as Psychosis: Myxedema Madness Revisited. Primary

Care Companion Journal of Clinical Referencias 261 Psiquiatría 2003:5. Sitio de internet: *www.psychiatrist.com/pcc/pccpdf/ v05n06/v05n0603.pdf*

Holmes, Diana Tears Behind Closed Doors, Segunda edición: Wolverhampton, Reino Unido: Normandi Publishing Ltd, 2002

Honeyman-Lowe, Gina, y John C. Lowe: Your Guide to Metabolic Health. Lafayette, Colorado: McDowell Health- Science Books, 2003

Jorde, R., J. Sundsfjord. Serum TSH Levels in Smokers and Non-Smokers: The 5th Tromsø Study. Exp Clin Endocrinol Diabetes 2006; 114: 343-347 DOI: 10.1055/s-2006-924264. Sitio de internet: *www.thieme-connect.com/ejourals/abstract/eced/ doi/10.1055/s-2006-924264*

Kendall, Edward C. Journal of Biological Chemistry: Lam, Michael, MD. Sitio de internet: *www.drlam.com/A3R_brief_in_doc_ format/adrenal_fatigue.cfm*

Información de Levoxyl: Sitio de internet: *www.levoxyl.com*

Lowe, John D. DC: Sitio de internet: *www.drlowe.com*

Lowe, John D., DC. Anexo a: Four 2003 Studies of Thyroid Hormone Replacement Therapies: Logical Analysis and Ethical Implications, 2003..Sitio de internet: *www.drlowe.com/frf/ t4replacement/addenda.htm*

Grupo de Yahoo de Usuarios de Hormona Tiroidea Natural: Sitio de internet: *http://health.groups.yahoo.com/group/Natu ralThyroid-Hormones*

Información de Naturethroid: Sitio de internet: *www.rlclabs.com*

Información sobre los Premios Nobel: Sitio de internet: *http:// nobelprize.org/*

Northrup, Christiane, MD: Sitio de internet: *www.drnorthrup. com/*

NPTech Clinical Laboratory: Sitio de internet: *www.pathlab.com.au/*

Rack, SK y EH Makela: Hypothyroidism and depression: a therapeutic challenge. The Annals of Pharmacotherapy: Vol. 34, No.. 10, págs. 1142-1145, 2000 Harvey Whitney Books Company. Sitio de internet: *www.theannals.com/cgi/content/abstract/34/10/1142*

Red Apple Clinic, Ltd: Sitio de internet: *www.redappleclinic.co.uk*

Swartout, Hubert O., MD, DNB, Ph.D.: Modern Medical Counselor, Washington, DC Review y Herald Publishing Association 1951

Pathlab: Sitio de internet: *www.pathlab.com.au/*

Rind, David, MD: Sitio de internet: *www.drrind.com*

Rousset, Bernard A. Ph.D., John T. Dunn, M.D: Thyroid Hormone Synthesis and Secretion, Chapter 2, *www. thyroidmanager.org/Chapter2/2-frame.htm,* 13 de abril de 2004

Shomon, Mary, David M. Derry M.D., Ph.D: Rethinking the TSH Test: Una entrevista con el doctor David Derry (M.D., Ph.D.), *www.thyroid-info.com/articles/david-derry.htm*

Simoni, Robert D., Robert L. Hill, y Martha Vaughan. The Isolation of Thyroxine and Cortisone: the Work of Edward C. Kendall. J. Biol. Chem., Vol. 277, Número 21, 10, Mayo 24, 2002

Sriprasit Pharma Co. Ltd: Sitio de internet: *www.sriprasit.com/en/us/index.asp*

Información de Synthroid: Sitio de internet: *www.synthroid.com*

Entrada sobre: la Tiroxina: *http://en.wikipedia.org/wiki/Thyroxine*

United States Pharmacopia: Sitio de internet: *www.usp.org/aboutUSP/*

Información de Unithroid: Sitio de internet: *www.unithroid.com*

Información de Westhroid: Sitio de internet: *www.rlclabs.com*

Wilson, James L. ND. Adrenal Fatigue, The 21st Century Stress Syndrome: Petaluma, California. Smart Publications; Primera edición, 2002

Ybarra, T. R. Britons Discover Synthetic Thyroxin: New York Times, Dic. 12, 1927

ZRT Laboratory: Sitio de internet: *www.zrtlab.com/*

Fuentes

A pesar de que Detengan la Locura Tiroidea es un libro único dirigido de paciente a paciente, aquí les adjunto más información útil para agregarle a lo que ya han aprendido aquí, o simplemente para hacer énfasis en ello. Y ya que la educación es la clave para los cambios importantes, esta sección incluye una compilación de ese tipo de fuentes.

**Para ordenar cualquiera de estos libros para incluir en su biblioteca personal, vaya a la siguiente página dentro del sitio de Detengan la Locura Tiroidea (STTM, por sus siglas en inglés) y haga clic en cualquiera de los títulos: www.stopthethyroidmadness.com/books

LECTURAS COMPLEMENTARIAS:

Recovering With T3: My Journey with Hypothyroidism to Good Health Using the T3 Thyroid Hormone por Paul Robinson.

El paciente Paul Robinson del Reino Unido compiló esta excelente información sobre el uso del tratamiento que sólo incluye T3, basándose en su experiencia, así como también en investigación. Además, presenta una manera singular de fomentar una función suprarrenal mucho más saludable por medio del uso de la T3 en las primeras horas de la mañana, la cual recibe el nombre de Protocolo Circadiano T3. El Dr. John C. Lowe escribió lo siguiente.

Your Thyroid and How to Keep It Healthy por el Dr. Barry Durrant-Peatfield. MB BS LRCP MRCS

Esta es la Segunda Edición del libro del Dr. Peatfield "The Great Thyroid Scandal and How to Survive It", y proporciona gran información acerca de la tiroides, el hipo e hipertiroidismo, el yodo, las hormonas femeninas y la testosterona, además de las suprarrenales.

Safe Uses of Cortisol por William McK. Jefferies, M.D., F. A. C. P.
Este último es para el "estudiante de las suprarrenales" que desea conocer más y ha sido altamente recomendado por Janie. Incluye recomendaciones terapéuticas y aspectos importantes de la cortisona o el cortisol en pacientes con alergias crónicas, desórdenes autoinmunes y fatiga crónica. Esta información sólo se puede comparar con piedras preciosas.

Pets at Risk: From Allergies to Cancer, Remedies for an unsuspected Epidemic por Alfred J. Plechner DVM y Martin Zucker
Si lo cree o no, este libro para veterinarios habla sobre mascotas y tiene muy buena información sobre las suprarrenales que puede aplicar en los humanos. Pechner describe un problema en los sistemas endocrino e inmune, incluyendo a las suprarrenales, el cual causa un montón de problemas que involucran el tratamiento con medicinas alópatas, así como también una dieta.

Fatiga Suprarrenal: The 21st-Century Stress Syndrome por James L. Wilson, N.D., D.C., Ph.D.
Un libro de fácil y amigable lectura sobre problemas suprarrenales, los cuales son comunes en los pacientes hipotiroideos. El libro inicia con un panorama sobre la función de las suprarrenales y cómo son susceptibles a la fatiga crónica debido a nuestros estilos de vida contemporáneos súper estresados. Continúa cubriendo información sobre cómo el lector puede saber si tiene fatiga suprarrenal y sobre múltiples estrategias de tratamiento.

Why Do I Still have Thyroid Symptoms When my Lab Tests are Normal por Datis Kharrazian
Más que nada dirigido a profesionales de la salud que a pacientes, este libro está repleto de excelente información acerca de la Enfermedad de Hashimoto y la necesidad de evitar el gluten. Él explica que la porción de gliadina de gluten es similar a las células tiroideas, y por ende, el ataque del gluten tal como la tiroides. Kharrazian hace énfasis en sus éxitos en lograr equilibrar el sistema inmune.

Your Guide to Metabolic Health, en coautoría por la Dr. Gina Honeyman, DC y el Dr. John Lowe, DC.

Este instructivo libro esboza la deficiente salud metabólica, la cual incluye a la energía baja, dolores y reumas, depresión, mala memoria y mala concentración, ansiedad, malestar general, etc. y aborda muy buena información sobre dos de las más comunes causas; resistencia a las hormonas tiroideas y un hipotiroidismo sin tratar o con un mal tratamiento. Otras causas incluyen desequilibrios en las hormonas sexuales y el estrés, deficiencias nutricionales, una dieta poco saludable, una mala condición física, entre otras cosas.

Hormones, Health, and Happiness: A Natural Medical Formula for Rediscovering Youth por Steven F. Hotze, M.D.

En un programa constituido por 8 puntos, Hotze describe un nuevo modelo de cuidado de la salud que utiliza hormonas bioidénticas y otros tratamientos naturales. Dicho programa va en contra del enfoque médico prevaleciente en el que se trata los síntomas de forma individual con las "anti" medicinas ya conocidas, tales como los antibióticos, los antihistamínicos y antidepresivos, en vez de subrayar las causas de la mala salud.

Hypothyroidism: The Unsuspected Illness por Broda O. Barnes, M.D. y Lawrence Galton

Un título clásico de 1976. Este libro es de fácil lectura y es pionero en explicar la glándula tiroides, el cómo funciona y los problemas que su disfunción puede generar. Incluye historias en detalle de casos de pacientes, quienes a menudo fueron dejados sin esperanza alguna y a quienes se descubrió que sus problemas estaban relacionados con hipotiroidismo, y al final fueron curados por las simples y efectivas técnicas del Dr. Barnes, que incluían tomas de la temperatura basal y el uso de la hormona tiroidea disecada.

Hypothyroidism Type 2: The Epidemic por Mark Starr, M.D.

Una explicación clara y entendible sobre el por qué mucha

gente hoy día sufre de hipotiroidismo a pesar de tener exámenes de laboratorio "normales". Posee información sobre la causa y el tratamiento exitoso de la obesidad, ataques cardíacos, depresión, diabetes, derrames cerebrales, dolores de cabeza, fatiga crónica, entre otras cosas. El Dr. Starr, en su descripción sobre el Hipotiroidismo de Tipo 2, nos presenta abrumadora evidencia que muestra que la mayoría de los estadounidenses sufren dicha enfermedad, la cual es provocada por factores ambientales y hereditarios.

The Great Thyroid Scandal and How to Survive It
por el Dr. Barry Durrant-Peatfield, MB, BS, LRCP, MRCS
Es un excelente análisis de la enfermedad tiroidea y las alternativas de tratamiento que utilizan extractos glandulares naturales (hormona tiroidea disecada) y soporte para las glándulas suprarrenales, como el cortisol. El libro le lleva paso a paso a través del diagnóstico y el tratamiento de las enfermedades tiroideas y le revela cómo es que la medicina moderna pobremente comprende la enfermedad tiroidea.

Overcoming Thyroid Disorders por el Dr. David Brownstein
Este libro está orientado holísticamente en lo que respecta al tratamiento del hipotiroidismo y muestra cómo es que un programa de tratamiento natural que consiste en la hormona natural disecada, otras hormonas naturales, vitaminas, minerales, modificaciones en la dieta y la desintoxicación pueden tratar exitosamente muchas condiciones. Incluye más de 30 casos reales provenientes de su propia consulta. Es un libro sumamente útil.

The Hormone Solution: Stay Younger Longer with Natural Hormone and Nutrition Therapies por Thierry Dr. Hertoghe M.D.
Este libro presenta un programa eficaz para contrarrestar la pérdida de la memoria, el aumento de peso, la masa muscular baja, la pérdida de cabello y muchos otros síntomas del envejecimiento. Él recomienda el uso de hormonas naturales junto con una dieta saludable, además de suplementos que contengan ciertos minerales y vitaminas. El doctor describe a las 15 hormonas

principales y cruciales encontradas en el cuerpo y cómo cada una ayuda a recuperar a las otras.

The Thyroid Solution: A Mind Body Program for Beating Depression and Regaining Your Emotional and Physical Health por Arem Ridha, M.D.

Examina el abecedario de la enfermedad tiroidea, incluyendo al diagnóstico y la terapia, aunque se enfoca en la importancia de la tiroides en lo que respecta a la cognición y las emociones. Nos explica la conexión entre el estrés y el desequilibrio tiroideo; cómo el desequilibrio tiroideo afecta nuestras emociones, vida sexual y relaciones, y cómo lidiar con los efectos de dicho desequilibrio. Debido a que los problemas tiroideos primordialmente afectan a las mujeres, una sección completa aborda con los problemas de salud femeninos, tales como la infertilidad, los abortos, la depresión postparto, el síndrome premenstrual y la menopausia.

Thyroid - Guardian of Health por Philip G. Young, M.D.

En general este libro que sirve de referencia, examina el impacto que la función insuficiente de la tiroides tiene en las personas y el cómo el hipotiroidismo es pasado por alto frecuentemente. Incluye historia, los factores ambientales y presentaciones clínicas comunes del hipotiroidismo, los exámenes de sangre y sus fallas. También discute la relación de la tiroides con las hormonas suprarrenales.

Tears Behind Closed Doors por Diana Holmes

Este libro es un análisis de un problema médico severo (hipotiroidismo sin tratar o bajo un mal tratamiento) y es el resultado de la cruzada de la autora en su intento por prevenir el que otras personas pasen por el infierno emocional y físico que ella atravesó. Es un relato personal con un toque positivo que le dará solaz y le inspirará.

Salt: Your Way to Health por David Brownstein

El Dr. Brownstein no sólo desacredita el mito de que la la dieta baja en sal disminuye la presión, sino que le proporciona al lector razones claras y concisas para añadir sal sin refinar al régimen alimenticio diario. Él demuestra cómo una ingesta de sal adecuada resulta necesaria para el funcionamiento del sistema inmune y hormonal, y este también incluye al funcionamiento adecuado de la función suprarrenal.

Could It Be B12?: An Epidemic of Misdiagnoses por Sally M. Pacholok RN y Jeffrey J. Stuart DO
   Un degenerador silencioso que acecha a millones de estadounidenses quizás como usted... así es como da inicio este excelente libro que aborda el tan común problema de la deficiencia de la vitamina B12. El libro describe las diferentes manifestaciones de un nivel bajo de vitamina B12; incluyendo el que puede imitar a la Esclerosis Múltiple (MS, por sus siglas en inglés) u otros desórdenes neurológicos, así como también puede provocar enfermedades mentales, discapacidades del aprendizaje, dificultades en la función inmunitaria, entre otras cosas. Una lectura obligada para aquellos que sospechan tener un nivel bajo de vitamina B12.

The Metabolic Treatment of Fibromyalgia por John C. Lowe
   Este aclamado libro nos recuerda a un libro de texto gordo y repleto de investigaciones e información médica, también nos revela cuán meticuloso e inteligente fue el Doctor Lowe. Aborda en gran detalle la explicación del tratamiento, cómo los pacientes responden bien a la combinación de la T4 y la T3, e incluso teniendo un resultado del examen "normal". También hace mención de importantes prácticas alimenticias en el tratamiento.

SITIOS DE INTERNET (no llevan un orden en particular):

http://www.drplechner.com/ Un muy genial sitio que aborda el estatus suprarrenal y el tratamiento de animales realizado por el Dr. Alfred Plechner que muy bien puede ser comparado con uno para los humanos.

www.drrind.com ¡Uno de nuestros sitios favoritos! Este posee una gráfica descargable e instrucciones para tomar la temperatura, definitivamente una visita obligada.

www.drlam.com Visite este sitio sobre fatiga suprarrenal. ¡Tiene un excelente análisis! También cubre la conexión entre la fatiga suprarrenal y la resistencia a la insulina y el dominio estrogénico. Tiene muy buenos consejos sobre cómo comer cuando se tiene fatiga suprarrenal.

www.thyroid-rt3.com Sitio de internet sobre la T3 Inversa creado por Nick Pie

www.thyroidmanager.org Actualizaciones y artículos que cubren todas las facetas de los desórdenes tiroideos, además se puede encontrar la referencia sobre cómo la tiroides produce un equivalente de 3 - 5 granos, o 94 - 110 μg de T4 y 10 - 22 μg de T3 diariamente

www.naturalthyroidchoices.com Sitio de internet de Stephanie, ella ganó la batalla contra el cáncer de la tiroides, además de contener información sobre los niños y la tiroides.

www.breastcancerchoices.org/ Este sitio de internet muestra una fuerte conexión entre el uso del yodo (el cual también beneficia nuestra tiroides) y la salud de los senos..

www.drlowe.com Sitio de internet del Dr. Lowe, quien siempre ha estado acertado en lo relacionado con la enfermedad tiroidea y el uso de la hormona tiroidea disecada. Proporciona muy buena información sobre el por qué la hormona tiroidea disecada es buena para su corazón.

www.drginahoneyman.com Sitio de internet del Dr. Honeyman, quien dirige el Centro para la Salud Metabólica (Center for Metabolic Health) y quien es coautor del libro sobre la salud metabólica del Dr. Lowe..

http://altsupportthyroid.org/ Extenso sitio de internet sobre la tiroides, el cual contiene una compilación de información sobre la TSH suprimida

www.thyroidresearch.com Este completo sitio de autoría de Edna del Reino Unido, proporciona una abundancia de información sobre artículos e investigación relacionados con la tiroides

www.tuberose.com/Adrenal_Glands.html Un excelente análisis sobre las suprarrenales

www.earthclinic.com Un sitio sumamente interesante lleno de tratamientos naturales alternativos, entre dichos tratamientos se encuentra en del vinagre de manzana y muchos más

www.tpa-uk.org.uk El sitio de apoyo a los pacientes tiroideos, Thyroid Patient Advocacy del Reino Unido, trabaja por aumentar la conciencia social en lo que respecta al diagnóstico adecuado y el tratamiento adecuado de esta enfermedad

www.armourinfo.freeuk.com El sitio de internet de Sheila Turner en el Reino Unido proporciona información descargable e imprimible para proporcionarle a su doctor

www.convert-me.com/en/convert/length Si usted necesita hacer conversiones de grados Fahrenheit a Centígrados (o necesita saber la conversión de CUALQUIER medida); recomiendo mucho este sitio

www.thyroidscience.com El sitio de carácter científico del Dr. John C. Lowe está dedicado a la verdad sobre el tratamiento de la tiroides.

Grupos de PACIENTE A PACIENTE (no tienen un orden específico y son SÓLO PARA PACIENTES):

NOTA: Este libro no está recomendando estos sitios como un sustituto de la relación con un buen doctor. Son sólo para propósitos informativos. Por lo tanto, la autora y editora de este libro no se hacen responsables por las decisiones que usted tome al utilizar dichos sitios; son su responsabilidad, o quedan entre usted y su doctor.

GRUPOS EN FACEBOOK

Grupos principales:
https://www.facebook.com/groups/stopthyroidmadness/

Español:
http://www.facebook.com/groups/STTMSpanish/

Suprarrenales:
https://www.facebook.com/groups/STTMAdrenalsDiscussion/

Sólo T3 (T3-only)/CT3M:
https://www.facebook.com/groups/T3onlySTTMdiscussion/

Canadá:
https://www.facebook.comgroups/CanadiansSTTM/

Europa:
https://www.facebook.com/groups/STTMEuropeAustralia/

Problemas con el Gluten (Gluten Issues):
https://www.facebook.com/groups/STTMGlutenIssues/

Padres de Niños con Hipotiroidismo (Parents of Hypo Children):
https://www.facebook.com/groups/ParentsofHypothyroidChildren/

Español:
http://www.facebook.com/groups/STTMSpanish/

Hormonas Sexuales:
http://www.facebook.com/groups/STTMsexhormones/

Sin Tiroides (Without a Thyroid):
https://www.facebook.com/groups/STTMWithoutAThyroid/

Australia:
https://www.facebook.com/groups/STTMAustralia/

Negocio de DLLT (sólo para anuncios de DLLT, STTM por sus siglas en inglés):
https://www.facebook.com/StoptheThyroidMadness

OTROS GRUPOS

http://health.groups.yahoo.com/group/NaturalThyroidHormones/ Este grupo de yahoo existe desde el 2002, y se enfoca en el uso de las hormonas tiroideas disecadas y otras marcas. Usted deberá solicitar hacerse miembro y dar una explicación detallada del por qué desea hacerlo.

http://health.groups.yahoo.com/group/nthchildren/ Un grupo específicamente enfocado en los padres o tutores legales de niños con hipotiroidismo. Necesitará solicitar hacerse miembro.

http://health.groups.yahoo.com/group/NaturalThyroid-HormonesEUROPE Grupo de discusión sobre la hormona tiroidea disecada o la T3, sólo para los habitantes de países europeos.

http://health.groups.yahoo.com/group/thyroidpatientadvo-cacy/ Manejado por Sheila, vocera de pacientes tiroideos, y se enfoca específicamente en el Reino Unido.

www.realthyroidhelp.com Este es un sitio de internet con foros basados en personas que padecen hipotiroidismo y en asuntos relacionados. Necesitará registrarse antes de poder postear.

http://health.groups.yahoo.com/group/iodine/   Administrado por un paciente con cáncer tiroideo que derrotó al cáncer, este es un grupo que se enfoca en el uso del yodo para tener una buena salud.

http://health.groups.yahoo.com/group/thyroidless/ Para aquellas personas que no poseen una tiroides, ya sea debido por haber recibido tratamiento con yodo radioactivo, por que les fue removida con cirugía o por alguna otra razón, este grupo es administrado por la vivaz Sam, quien ha recuperado su salud y bienestar gracias a la hormona tiroidea disecada y gracias al sustento provisto a sus suprarrenales.

http://health.groups.yahoo.com/group/atomicwomen/ Un muy amigable grupo en el que se discute el yodo radiactivo como terapia para la Enfermedad de Graves.

CAMISETAS y STICKERS para pasar la voz:

www.stopthethyroidmadness.com/t-shirt Aquí puede ordenar sus camisetas para dar regar la voz a los problemas tiroideos; serán como sus propias tarjetas de presentación para pasar la voz, además hay otros productos relacionados con la tiroides para regar la voz otros pacientes.

Indice

Symbols

24 horas 58, 61, 62, 92, 97, 108, 113, 117, 126, 144, 145, 178, 182, 192, 212, 215, 222, 232, 281, 288, 290, 296

A

ablación endometrial 246
absorción 19, 60, 68, 90, 102, 116, 129, 170, 214, 218, 223, 226, 227, 232, 233, 279
Aceite de coco 254
Aceite de Hígado de Bacalao 257
Aceite de Krill: 258
Aceite de Pescado 257
Acella 45, 46, 68, 269
acetato de fludrocortisona 139, 330
ácido clorhídrico 67, 218, 226
ácido estomacal 90, 116
ácido glicirrícico 125
ácido graso 127, 256
Ácido Lipoico 256
acné 237, 245, 247
ACTH 25, 61-62, 79, 88, 91, 92, 115, 119, 121, 236, 280, 303, 310, 330
Addison 85, 86, 87, 88, 91, 114, 305, 317, 328, 329, 332
Agotamiento 36, 37
agotamiento severo 145
Aguacates 253
agua contaminada 172
Agua de coco 254
aire 36, 39, 69, 90, 243
Albahaca 128
Albaricoques 253
aldosterona 82, 94, 100, 103, 129, 135, 137 - 140, 146, 218, 260 -

262, 281, 283, 329, 330 - 331, 333
Alemania 39, 45, 46, 214, 269
Alergias 37
alérgicas 50, 258
alérgicos 84, 154
almendras 222, 253
Almendras 252
alopecia 26, 52, 329
Alopecia Areata 155, 329
American Journal of Medicine 163
amígdalas 245
Amigdalectomía 164
amigdalitis crónica 245
amina 48
amiodarona 162
ancestros 44
anemia 219, 226, 228, 282, 284
Anemia Perniciosa 172, 226
anemia por deficiencia 226
anémica 28, 245
anémico 284
angioplastía coronaria 34
ansiedad 52, 66, 84, 122, 129, 155, 179-180, 184-186, 192, 195, 205, 207, 211, 243, 245-247, 256, 262, 283, 298, 343
ansiedad extrema 122
ansiolítico 178
ansiolíticos 175, 176
anticuerpo 167, 228
anticuerpo anti-endomisio 228
anticuerpo anti-gliadina 228
anticuerpos 57-58, 70, 71, 80, 88, 98, 159, 167-173, 182, 216, 234-237, 260, 277, 279-280, 283-284, 287, 292, 294, 337
anticuerpos tiroideos 57, 98, 171, 182, 287
antidepresivos 33, 152, 175-179, 181, 183-186, 203-204, 243, 329, 343
antioxidante 128, 255, 256, 257, 258, 259

¿Acaso este libro ha cambiado su vida?

¿Encontró información que no ha podido encontrar en otro lugar?

¿Desea que otras personas tengan esta información?

Por favor, visite el sitio de la editorial en la página:

www.laughinggrapepublishing.com/

Si desea ordenar más copias de este libro para obsequiar a sus amigos o familiares, así como también ordenar camisetas, stickers y mucho más, visite:

www.stopthethyroidmadness.com/t-shirt

www.ingramcontent.com/pod-product-compliance
Lightning Source LLC
Chambersburg PA
CBHW020524270326
41927CB00006B/431